医海缀叶

——全国名老中医叶海学术思想与临证精华

指　导　叶　海

主　审　金　甬　万全庆

主　编　韩晶晶　许旻鸣

副主编　张　辽　郑玉文

编　委　楼红侃　周丹庆　王科艇

　　　　毛佳鸿　程海鹰　王珍珍

　　　　韦　黎　叶　君

U0273897

全国百佳图书出版单位

中国中医药出版社

·北　京·

图书在版编目（CIP）数据

医海缀叶：全国名老中医叶海学术思想与临证精华 / 韩晶晶，许旻鸣主编 . —北京：中国中医药出版社，2021.4
ISBN 978 – 7 – 5132 – 6508 – 9

Ⅰ . ①医… Ⅱ . ①韩… ②许… Ⅲ . ①中医伤科学—中医临床—经验—中国—现代 Ⅳ . ① R274

中国版本图书馆 CIP 数据核字（2020）第 216014 号

中国中医药出版社出版

北京经济技术开发区科创十三街 31 号院二区 8 号楼
邮政编码 100176
传真 010-64405721
保定市中画美凯印刷有限公司印刷
各地新华书店经销

开本 880×1230 1/32 印张 9.5 彩插 0.25 字数 223 千字
2021 年 4 月第 1 版 2021 年 4 月第 1 次印刷
书号 ISBN 978 – 7 – 5132 – 6508 – 9

定价 68.00 元
网址 www.cptcm.com

社 长 热 线 010-64405720
购 书 热 线 010-89535836
维 权 打 假 010-64405753

微信服务号 zgzyycbs
微商城网址 https://kdt.im/LIdUGr
官 方 微 博 http://e.weibo.com/cptcm
天猫旗舰店网址 https://zgzyycbs.tmall.com

如有印装质量问题请与本社出版部联系（010-64405510）

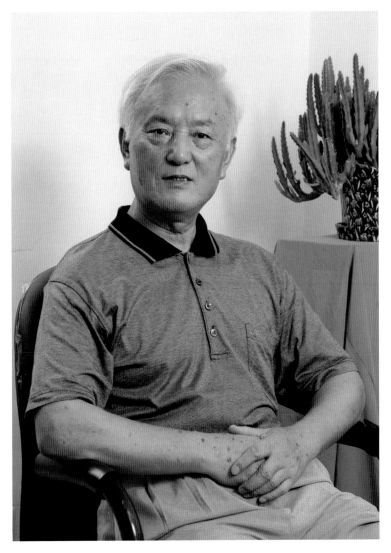

◎ 全国名老中医叶海近照

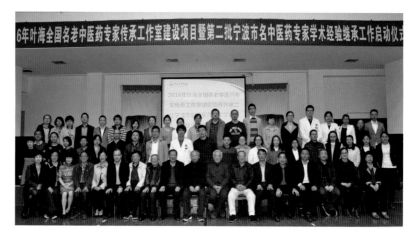

◎ "叶海全国名老中医药专家传承工作室"启动仪式

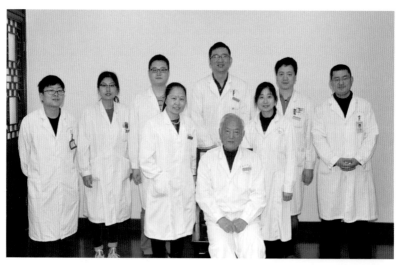

◎ "叶海全国名老中医药专家传承工作室"部分成员合影

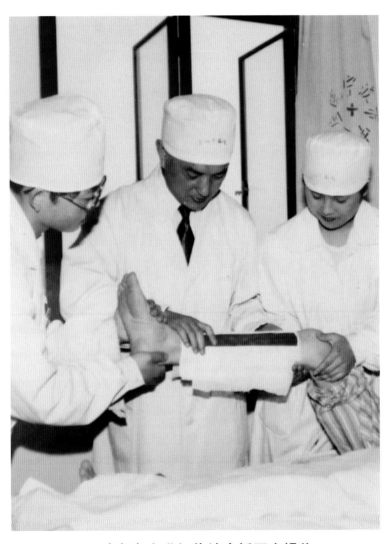

◎ 叶海先生进行传统夹板固定操作

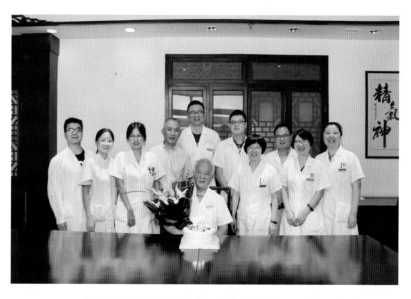

◎ 2018年首届中国医师节 叶海先生与医院同事合影

凡大医治病，必当安神定志，无欲无求，先发大慈恻隐之心，誓愿普救含灵之苦。若有疾厄来求救者，不得问其贵贱贫富，长幼妍媸，怨亲善友，华夷愚智，普同一等，皆如至亲之想，亦不得瞻前顾后，自虑吉凶，护惜身命。见彼苦恼，若己有之，深心凄怆，勿避险巇、昼夜、寒暑、饥渴、疲劳，一心赴救，无作功夫形迹之心。如此可为苍生大医，反此则是含灵巨贼。

孙思邈《大医精诚》节录　辛卯季冬于莱海书

◎ 全国名老中医叶海手书《大医精诚》

序

叶海教授是我十分敬仰的骨伤科前辈。他是浙江中医药大学的前身——浙江中医学院的首届毕业生，后来成为浙江省名中医、宁波市中医医院主任中医师、浙江中医药大学兼职教授、浙江省名中医研究院研究员、第二批全国老中医药专家学术经验继承工作指导老师、全国名老中医药专家传承工作室指导老师，享受国务院政府特殊津贴。

叶海教授为人谦逊，好学善思，功力深厚，德艺双馨。杖朝之年，依然活跃在临床第一线。他是我省现代中医骨伤学科的开拓者和推动者，在中医骨伤学科的沃土上辛勤耕耘了60余年，宝刀不老。

我认识叶海教授，缘于他与沈敦道、陆海善整理编写《陆银华治伤经验》（人民卫生出版社于1984年出版发行）一书。这本书是叶海教授在大学毕业后不久，受我省卫生厅派遣，跟随浙江省骨伤名家陆银华先生学习两年后，根据陆先生应诊时的口述内容和临床病案整理而成。宁波陆氏伤科薪火相传，至今已有300余年，是我省著名的伤科学术流派，在全国骨伤流派中也占有一席之地。其传人陆银华先生得家传之精华，行医60余载，忙于诊务，无暇著述，幸得叶海教授等人的大力协助，才使得陆氏伤科得到系统而全面的整理和总结。

"学而思，则学因思而益精；思而学，则思因学而有据。"叶海教授在《陆银华治伤经验》的编写中，既完整地保存了享誉沪甬浙东的陆氏伤科的原貌，又对其源流和主要特色进行了梳理和提炼，是一本在全国骨伤界影响很大、被奉为流派经典的优秀专业书籍，2012年仍获再版。直到今天，《陆银华治伤经验》作为陆氏伤科的传承代表作，依然是指导我临床的圭臬。叶海教授在骨伤名家流派的学术经验的整理和传承上功不可没，也为其后来的学术创新打下了坚实的基础。

今年喜逢叶海教授八十大寿，他偕同弟子精心编著了《医海缀叶——全国名老中医叶海学术思想与临证精华》这部学术专著。在书中，我们不仅可以看到其传承陆氏治伤经验的升华，还可以细细地品味叶海教授在近60年的临床工作中所形成的感悟和经验。是书既无华丽的刻意修饰，更无点滴的虚浮隐晦，是一本非常实用、贴近临床的骨伤内治专著。

理论创新需要长期的实践积累，需要对实践经验进行谨慎严密的思考。理论创新的作用和价值是不言而喻的。《医海缀叶——全国名老中医叶海学术思想与临证精华》一书详细介绍了叶海教授独创的中医骨伤经纬辨证理论和临证辨治方法。

经纬辨证理论是叶海教授在对中国古代哲学思想和历代医家对骨伤疾病发生发展规律认识的基础上，经过长期的临床实践而形成的一种全新的辨证方法。由于骨伤疾病常以局部的畸形、疼痛、麻木、瘀肿、出血等局部病变为主，通过对搜集的临床资料进行整理分析，将临床主症或者检查结果设定为"纬线"，将病因病机设定为"经线"，这样设置的经线和纬线会交叉产生多个要"点"，将这些要点连接起来，疾病的真实"面"貌也就随之浮出水面。经纬辨证方法就是用设"纬"、辨"经"、定"点"、集

"面"的方法来指导临床治疗，非常值得读者细细揣摩。

善变以应对，取效为上；组方有规矩，验方可贵。叶海教授具有非常丰富的临床经验和极强的总结提炼能力，创立了独具风格、特色鲜明的理伤治则治法，并创制了理法方药相统一的有效经验方。他把血证分为创伤性血证和非创伤性血证两大类，对前者以"止、化、和、补"为纲进行治疗，对后者则施以"消、清、和、补"诸法；在《医宗金鉴》正骨八法的基础上，他把四肢骨折闭合复位手法细分为"摸、牵、端、提、旋、折、屈、伸、分、合、摇、接、按、摩、推、拿"16法；针对骨伤常见的痰瘀证，他总结出"化痰祛瘀六法"，即化痰行瘀蠲痹法、解毒清痰化瘀法、息风豁痰祛瘀法、益气化痰祛瘀法、降浊化痰祛瘀法和软坚散结解毒法；对痹病治疗，他归纳出"治痹八法"，即祛风散寒通络止痛法、疏理气机通络止痛法、活血行瘀化痰通络法、除湿消肿舒筋通络法、益气豁痰通利骨节法、养血搜风解痉镇痛法、滋肾壮骨养精益髓法和补气回阳化痰通络法；他将治疗痹病的常用中药，分为温里散寒、疏肌解表、祛湿疏经、益气通脉、温肾健骨、清热解毒、消痰散结、活血逐瘀、镇静止痛、消食理气、虫类搜风、藤类、骨类与胶类药等13大类。书中还详细介绍了叶海教授在临床常用的85首验方，只要辨之准，认之确，投之辄见效。可以毫不夸张地说，《医海缀叶——全国名老中医叶海学术思想与临证精华》是一本中医骨伤内治临证指南。

《医海缀叶——全国名老中医叶海学术思想与临证精华》体现了叶海教授60年来对中医骨伤学科"传承精华、守正创新"的不懈追求。他无私的传帮带，充满了对后学的提携和关爱。

携卷登山唱，流韵壮东风。叶海教授壮心不已，用自己60余年的临证足迹，为后辈学者指明了一条传承、创新、发展之路，必将推动中医骨伤学科的高质量发展。

值此书付梓之际，我谨以本文表示祝贺，同时祝叶海教授健康长寿。

浙江省中医药学会　肖鲁伟　谨识

庚子年冬于杭州

前 言

叶海，男，浙江省温州市人，生于1940年8月，1965年8月毕业于浙江中医学院(现浙江中医药大学)中医医疗系。师从浙东著名伤科大家陆银华先生，又得到上海伤科名家、魏氏骨伤科传人李国衡教授的悉心指导。

现为浙江省宁波市中医医院主任中医师，浙江省中医药大学特聘教授，浙江省名中医研究院研究员，第二批全国老中医药专家学术经验继承工作指导老师，全国名老中医药专家传承工作室指导老师，享受国务院政府特殊津贴。

叶老长期从事各类复杂性骨折、骨病及软组织损伤的临床、科研和教学工作，他将陆氏伤科和魏氏伤科的学术精华结合创新，形成了独具特色的骨伤疾病诊疗思辨理论和经验，并向多名资深西医专家学习，博采众长，临床思辨能力得到反复磨炼与提升。"经纬辨证理论"，是叶老在长期骨伤科疾病诊疗中，面对患者复杂的局部及整体临床资料，总结出的一套独具骨伤科特色的诊疗思辨方法，能指导临床实践，使疾病的诊断和治疗有据可循，且证据链环环相扣、严密有序；创新性地提出了以"止、化、和、补"为纲治疗创伤性血证，而以"消、清、和、补"为纲治疗非创伤性血证；细辨伤科痰瘀交结证的病因病机，总结出化痰行瘀蠲痹法、解毒清痰化瘀法、息风豁痰祛瘀法、益气化痰祛瘀法、降浊化痰祛瘀法、软坚散结解毒法之"骨伤科化痰祛瘀六法"；根据病因，分血虚风袭、肾虚入骨、气虚痰滞、阳虚血凝、痰瘀互结、风寒侵袭、湿注关节、气机痹阻八型辨治痹病，审因用药，既重内服，兼顾外治，自拟治痹诸方；对骨伤科疑难杂症有深入研究，主张内调随时固本，顾护脾胃以化生气血，补益肝肾以充养筋骨，灌溉五脏六腑，使四肢百骸皆得濡养，运用宁心安神、行气和血、利水消肿等法，治标求本以消诸证。

本书分六章，详细介绍了叶老的重要学术思想"经纬辨证理论"产生的渊源、形成过程、立论依据、应用概况，以及该理论在构建骨伤科疾病中医诊疗体系中的特殊意义；总结了叶老骨伤科临证经验中的精髓：血证论、痰瘀论、痹病论，以及叶老内外并重，保守治疗骨折的独特经验；辑选了叶老的临床伤科常用方35首、骨病常用方20首、杂病常用方30首；通过数据挖掘法，分析叶老治疗骨伤科疾病的辨证思路与用药经验，整理出常用经验药对共计14类106对；精选骨折、骨关节退行性病变、筋伤、骨病、杂病类典型医案28则，每则医案均详细记录了患者基本情况、主诉、病史及症状、查体、辅助检查、中西医诊断、辨证分析与立法、处方、医嘱、复诊记录，每则病案后均附有整理者的按语，介绍学习体会，适合广大中医骨伤医师及中医爱好者阅读。

本书在编写过程中，得到浙江省中医药学会会长、原浙江中医药大学校长肖鲁伟教授的悉心指导，并提出许多宝贵的修改意见与建议，借此表示衷心感谢。

编者

2020 年 10 月

目　录

第一章　经纬辨证理论 …………………………………………… 1

一、经纬辨证理论探述 ………………………………………… 1

（一）理论渊源 ……………………………………………… 1

（二）形成过程 ……………………………………………… 3

（三）立论依据 ……………………………………………… 3

（四）应用概况 ……………………………………………… 5

二、经纬辨证理论在构建骨伤科疾病

中医诊疗体系中的特殊意义 ……………………………… 6

三、现代医学为构建经纬辨证理论提供重要依据 ………… 7

四、经纬辨证心法述要 ………………………………………… 8

（一）理论要点 ……………………………………………… 8

（二）强调以人为本，从本论治 ………………………… 9

五、经纬辨证理论临床应用举要 …………………………… 10

（一）膝骨性关节炎 ……………………………………… 10

（二）腰椎间盘突出症 …………………………………… 16

（三）骨质疏松症 ………………………………………… 20

（四）股骨头缺血性坏死 ………………………………… 26

（五）小结 ………………………………………………… 29

第二章　骨伤科临证治略 …………………………………… 32

一、伤科血证论 ……………………………………………… 32

（一）血的生理 …………………………………………… 32

（二）伤科之外伤血证 ·· 35

（三）伤科之非外伤性血证 ·· 48

二、伤科痰瘀论 ·· 49

（一）伤科痰瘀证的病理机制 ···································· 50

（二）伤科痰瘀证的病理特性 ···································· 58

（三）伤科痰瘀证的辨证要点 ···································· 61

（四）骨伤科常见痰瘀证的诊治 ································· 65

三、伤科痹病论 ·· 69

（一）痹病的渊源和概述 ··· 69

（二）伤科痹病的概念与范围 ···································· 70

（三）痹病的病因病机 ·· 73

（四）伤科痹病常见证型及诊治 ································· 78

（五）治疗痹病的临床经验 ·· 83

（六）治疗痹病的常用药物 ·· 85

第三章　接骨续筋机要 ··· 88

一、接骨续筋内调之机 ··· 88

（一）护脾胃，固本源 ·· 89

（二）益肝肾，强筋骨 ·· 90

（三）宁心神，定惊悸 ·· 92

（四）和气血，平阴阳 ·· 93

（五）调水液，利关节 ·· 93

二、接骨续筋外治之要 ··· 95

（一）基本正骨手法的运用 ·· 95

（二）小夹板外固定术的运用 ···································· 105

（三）功能锻炼的步骤与要求 ···································· 109

三、叶氏内调外治法治疗骨折经验 ······························ 112

（一）骨折的三期用药原则 ·· 112

（二）骨折延迟愈合、不愈合的治疗经验 ····················· 114

（三）骨折后期并发症的治疗 ··· 117

第四章　经验用方 ··· 124

一、伤科常用方 ·· 124

1. 治腰第一方（疏风宽腰汤） ······································ 124

2. 治腰第二方（化瘀平腰汤） ······································ 125

3. 治腰第三方（益肾固腰汤） ······································ 125

4. 治腰第四方（疏肝舒腰汤） ······································ 125

5. 加味补阳还五汤 ·· 126

6. 参附回阳汤 ·· 126

7. 川羌活汤 ·· 127

8. 荆芥止痛汤 ·· 128

9. 荆芥解毒汤 ·· 128

10. 破血四物汤 ·· 128

11. 养血四物汤 ·· 129

12. 八珍汤 ··· 129

13. 理气活血汤 ·· 130

14. 止痛逐瘀汤 ·· 130

15. 血府逐瘀汤 ·· 131

16. 复元活血汤 ·· 131

17. 膈下逐瘀汤 ·· 132

18. 少腹逐瘀汤 ·· 132

19. 通窍活血汤 ·· 132

20. 疏气豁痰汤 ·· 133

21. 荆芥头痛方 ·· 133

22. 头晕六味汤 ·· 134

23. 二龙一珠汤 ·· 134

24. 归脾汤 ·· 135

25. 还少丹 ·· 135

26. 三七止血方 ·· 136

27. 地榆汤 ·· 136

28. 通利止血方 ·· 137

29. 小蓟饮子 ·· 137

30. 橘核荔枝汤 ·· 137

31. 海底方 ·· 138

32. 睾丸伤方 ·· 138

33. 紫荆膏 ·· 139

34. 四黄散 ·· 139

35. 海桐皮外洗方 ··· 140

二、骨病常用方 ·· 140

1. 苓芍六味汤 ·· 140

2. 玉女煎 ·· 141

3. 清热三妙汤 ·· 141

4. 加味三妙汤 ·· 142

5. 仙方活命饮 ·· 142

6. 软坚散结汤 ·· 142

7. 夏棱和痹汤 ·· 143

8. 羌活胜湿汤 ·· 143

9. 蠲痹汤 ·· 143

10. 温阳蠲痹汤 ·· 144

11. 蠲痹解痛汤 ·· 144

12. 益气通痹汤 ································· 145

13. 防风汤 ····································· 145

14. 乌头汤 ····································· 145

15. 薏苡仁汤 ································· 146

16. 阳和汤 ····································· 146

17. 补肾壮骨汤 ····························· 147

18. 壮阳健骨汤 ····························· 147

19. 补气荣骨汤 ····························· 147

20. 独活寄生汤 ····························· 148

三、杂病常用方 ································· 148

1. 消风散 ····································· 148

2. 清热消风汤 ····························· 149

3. 温胆汤 ····································· 150

4. 半白汤 ····································· 150

5. 开郁汤 ····································· 150

6. 加味小柴胡汤 ························· 151

7. 柴胡疏肝汤 ····························· 151

8. 一贯煎 ····································· 152

9. 川芎茶调散 ····························· 152

10. 天麻钩藤饮 ··························· 152

11. 龙胆泻肝汤 ··························· 153

12. 大定风珠汤 ··························· 154

13. 六味地黄汤 ··························· 154

14. 左归丸 ··································· 155

15. 右归丸 ··································· 155

16. 二仙汤 ··································· 156

17. 平胃散 ···································· 156

18. 参苓白术汤 ······························ 156

19. 三仁汤 ···································· 157

20. 八正散 ···································· 157

21. 五皮散 ···································· 158

22. 五苓散 ···································· 158

23. 猪苓汤 ···································· 159

24. 可保立苏汤 ······························ 159

25. 五子衍宗丸 ······························ 159

26. 六仁三生汤 ······························ 160

27. 导赤散 ···································· 160

28. 止嗽散 ···································· 161

29. 泻白散 ···································· 161

30. 牵正散 ···································· 162

第五章 经验药对 ······················· 163

一、蠲痹类药对 ···························· 163

1. 防风、白芍 ······························ 163

2. 防风、葛根 ······························ 164

3. 防风、荆芥 ······························ 164

4. 防风、黄芪 ······························ 165

5. 防风、白术 ······························ 165

6. 防风、五加皮 ··························· 165

7. 桂枝、白芍 ······························ 166

8. 川芎、白芷 ······························ 166

9. 麻黄、熟地黄 ··························· 166

10. 羌活、独活 ···························· 167

11. 羌活、细辛 ……………………………………… 167

12. 荆芥、细辛 ……………………………………… 167

13. 柴胡、葛根 ……………………………………… 168

14. 秦艽、鳖甲 ……………………………………… 168

15. 秦艽、威灵仙 …………………………………… 169

16. 木瓜、牛膝 ……………………………………… 169

17. 桂枝、桑枝 ……………………………………… 170

二、清热类药对 ……………………………………… 170

1. 黄芩、牡丹皮 …………………………………… 170

2. 黄芩、白芍 ……………………………………… 170

3. 黄芩、白术 ……………………………………… 171

4. 黄芩、柴胡 ……………………………………… 171

5. 黄芩、大黄 ……………………………………… 171

6. 黄柏、知母 ……………………………………… 172

7. 黄柏、苍术 ……………………………………… 172

8. 土茯苓、重楼 …………………………………… 173

9. 金银花、连翘 …………………………………… 173

10. 紫花地丁、蒲公英 ……………………………… 174

11. 栀子、牡丹皮 …………………………………… 174

12. 石斛、生地黄 …………………………………… 174

13. 玄参、生地黄 …………………………………… 175

14. 麦冬、沙参 ……………………………………… 175

15. 淡竹叶、白茅根 ………………………………… 175

16. 淡竹叶、芦根 …………………………………… 176

17. 生石膏、细辛 …………………………………… 176

18. 薄荷、蝉蜕 ……………………………………… 176

19. 桔梗、甘草 …………………………………………… 177

三、温经类药对 …………………………………………… 177

1. 附子、干姜 …………………………………………… 177

2. 附子、肉桂 …………………………………………… 178

3. 附子、人参 …………………………………………… 178

4. 高良姜、香附 ………………………………………… 179

四、活血类药对 …………………………………………… 179

1. 桃仁、红花 …………………………………………… 179

2. 三棱、莪术 …………………………………………… 179

3. 当归、川芎 …………………………………………… 180

4. 茜草、泽兰 …………………………………………… 180

五、止血类药对 …………………………………………… 181

1. 白及、三七 …………………………………………… 181

2. 芦根、白茅根 ………………………………………… 181

3. 侧柏叶、地榆 ………………………………………… 182

4. 小蓟、白茅根 ………………………………………… 182

5. 蒲黄、五灵脂 ………………………………………… 183

6. 大黄、三七 …………………………………………… 183

六、理气类药对 …………………………………………… 183

1. 川楝子、延胡索 ……………………………………… 183

2. 郁金、延胡索 ………………………………………… 184

3. 郁金、香附 …………………………………………… 184

4. 枳实（壳）、厚朴 …………………………………… 185

5. 柴胡、枳壳 …………………………………………… 185

6. 瓜蒌仁、薤白 ………………………………………… 186

7. 柴胡、升麻 …………………………………………… 186

七、化痰软坚类药对 ･･････････････････････ 187

　　1. 姜半夏、胆南星 ･･････････････････ 187

　　2. 白附子、制南星 ･･････････････････ 187

　　3. 白附子、白僵蚕 ･･････････････････ 188

　　4. 半夏、天麻 ･･････････････････････ 188

　　5. 半夏、浙贝母 ･･････････････････ 188

　　6. 浙贝母、生牡蛎 ･･････････････････ 189

　　7. 海蛤壳、海浮石 ･･････････････････ 189

　　8. 天竺黄、海浮石 ･･････････････････ 190

　　9. 枳壳、竹茹 ････････････････････ 190

　　10. 麻黄、白芥子 ･･････････････････ 190

　　11. 海藻、昆布 ････････････････････ 190

　　12. 穿山甲、皂角刺 ････････････････ 191

八、退肿类药对 ････････････････････････ 191

　　1. 薏苡仁、通草 ････････････････････ 191

　　2. 牛膝、车前子 ････････････････････ 192

　　3. 茯苓、泽泻 ････････････････････ 192

　　4. 大腹皮、桑白皮 ････････････････ 193

　　5. 苏木、泽兰 ････････････････････ 193

九、补益类药对 ････････････････････････ 193

　　1. 鹿角胶、龟甲胶 ････････････････ 193

　　2. 熟地黄、鹿角胶 ････････････････ 194

　　3. 仙茅、淫羊藿 ･･････････････････ 194

　　4. 女贞子、墨旱莲 ････････････････ 194

　　5. 人参、黄芪 ････････････････････ 195

　　6. 黄芪、当归 ････････････････････ 195

7. 黄芪、牡蛎 ································· 195

8. 金樱子、芡实 ····························· 196

9. 益智仁、乌药 ····························· 196

10. 益智仁、沙苑子 ························· 196

11. 杜仲、续断 ····························· 197

十、和中类药对 ····························· 197

1. 枳壳、白术 ····························· 197

2. 白术、茯苓 ····························· 197

3. 神曲、谷芽 ····························· 198

4. 山楂、谷芽 ····························· 198

5. 鸡内金、谷芽 ························· 199

十一、虫类药对 ····························· 199

1. 僵蚕、蜂房 ····························· 199

2. 僵蚕、蝉蜕 ····························· 199

3. 蝉蜕、全蝎 ····························· 200

4. 僵蚕、蜈蚣 ····························· 200

5. 全蝎、蜈蚣 ····························· 201

6. 乌梢蛇、蜈蚣 ························· 201

十二、息风类药对 ························· 202

1. 天麻、钩藤 ····························· 202

2. 龙骨、牡蛎 ····························· 202

十三、通便类药对 ························· 202

1. 肉苁蓉、火麻仁 ····················· 202

2. 郁李仁、火麻仁 ····················· 203

3. 大黄、枳实 ····························· 203

4. 大黄、火麻仁 ····················· 203

　5. 大黄、桃仁 ……………………………………… 204

十四、安神类药对 …………………………………… 204

　1. 酸枣仁、柏子仁 ………………………………… 204

　2. 酸枣仁、知母 …………………………………… 204

　3. 酸枣仁、茯神 …………………………………… 205

第六章　医案举隅 ………………………………… 206

一、骨折医案 ………………………………………… 206

　1. 左腓骨远端及距骨骨折 ………………………… 206

　2. 左足舟状骨、左距骨撕脱性骨折 ……………… 208

　3. 右足第三跖骨远端陈旧性疲劳性骨折 ………… 212

　4. 右距骨缺血性坏死 ……………………………… 214

　5. 左侧肱骨中段骨折不愈合 ……………………… 217

　6. 腰3椎体爆裂性骨折伴马尾神经损伤 ………… 221

　7. 肋骨骨折 ………………………………………… 224

二、颈腰椎、膝关节退行性病变医案 ……………… 227

　1. 颈椎病 …………………………………………… 227

　2. 腰椎间盘突出症 ………………………………… 233

　3. 半月板损伤、腰椎间盘突出症 ………………… 238

　4. 右膝关节滑膜炎 ………………………………… 240

三、筋伤医案 ………………………………………… 242

　1. 冈上肌肌腱炎 …………………………………… 242

　2. 肩袖损伤 ………………………………………… 244

　3. 左小腿后侧软组织损伤 ………………………… 247

　4. 跟腱炎 …………………………………………… 251

　5. 双侧腕管综合征 ………………………………… 254

四、其他骨病医案 …………………………………… 257

1. 左胫骨、股骨骨髓炎 …………………………… 257

2. 股骨头缺血性坏死 ……………………………… 261

3. 强直性脊柱炎 …………………………………… 267

五、杂病医案 …………………………………………… 271

1. 急性淋巴管炎 …………………………………… 271

2. 皮下血肿 ………………………………………… 274

3. 变应性血管炎 …………………………………… 276

4. 带状疱疹 ………………………………………… 279

5. 成人斯蒂尔病 …………………………………… 282

第一章 经纬辨证理论

【提要】经纬辨证理论，是叶海教授（以下尊称"叶老"）在长期骨伤科疾病诊疗中，面对纷繁复杂的临床资料，总结出的一套独具骨伤科特色的诊疗思辨方法。该理论能够指导临床医生迅速抓住主要矛盾，准确判断疾病本质，全面把握疾病发展规律，明确设定诊疗目标，合理选择理法方药，使疾病的诊断与治疗有据可循，且证据链环环相扣、严密有序。本章阐述了经纬辨证理论产生的渊源、形成过程、立论依据、应用概况以及该理论在构建骨伤科疾病中医诊疗体系中的特殊意义，并将理论与临床实践相结合，选取四类常见骨伤科疾病，展示该理论在临床中的实际应用方法。

一、经纬辨证理论探述

（一）理论渊源

生活于中华大地上的远古先民，在与大自然的博弈中，遭遇恶劣的自然环境，加之原始的饮食习惯和繁重的体力劳作，从而发生大量疾病。先民们为求生存，必然要与威胁生命的疾病进行艰难斗争，不断探索医治疾病的方法。从偶然的发现，到长期有意识的经验积累，"砭石""毒药""灸焫""九针""导引按跷"逐渐产生，成为中医基本治疗方法的源泉。从距今 1 万年前的旧石器时代晚期的山顶洞人，到距今 7000 年前的宁波河姆渡先民，在其遗址中，均出土了大量的矿物与动物、植物遗存，其中大部分是药用的。

随着时间的推移，人类的认识也从感性认识，逐渐转换到"物质是第一性"的理性认识，于是出现了"一元论"。"一元论"作为中医辨证理论最本源的思维，强调客观存在的主要致病因素，而忽略了复杂体质、隐性症状、病情传变等多层次的影响因素，认为占决定性和主要地位的症状是唯一的，其他症状随之而产生转变。这种直线型的辨证思路，容易使辨证结果和治疗方法带上医者思维的主观片面性，同时缺少对辨证层次的剖析。

通过长期的医疗实践和对疾病的辨证治疗，古代医家的认识得到了深入发展，逐渐完成了从"一元论"到气血辨证、脏腑辨证、经络辨证、卫气营血辨证及三焦辨证等多维辨证体系的转变，中医经典辨证方法日渐丰满。

中医传统辨证思维，以阴阳五行学说为纲要，在实践的基础上，通过援物比类等直觉认识和推衍，遵循司外揣内、见微知著、知常达变的原理及整体审察、诊法合参、病证结合的基本原则，经望、闻、问、切等诊断手段，从不同侧面了解和收集病情资料，通过参照互证，进行综合判断，更全面、更准确地进行辨别、分析、综合、判断、归纳，从而达到辨证求本的目的。

同样运用推理的方法，根据两种疾病之间在某些特征上的相似（或不相似），做出它们在其他特征上也可能相似（或不相似）的推论。《黄帝内经》提出"同病异治"，即同一疾病，可因人、因时、因地的不同，或由于病情的发展、病机的变化以及邪正消长的差异，采取不同的治法。后人在此基础上提出"异病同治"，即不同的疾病在其发展过程中，如果出现相同的病理变化或具有相同的证候，则可采用相同的方法进行治疗。

综上，中医传统理论中无处不在的类比思维，使得"经纬辨证"在中医临床体系中更加有据可循。

（二）形成过程

中医传统辨证思维，借助于语言文字，运用概念、判断、推理等思维形式，揭示人体内外的本质联系及疾病变化规律。通过传统四诊和骨伤科的"视、触、动、量"，结合发病节气、自身体质，用类比思维，从病因、病机、病位、病性、病势等不同方面及角度，对所能获得的不同临床资料加以综合分析，进行具有哲学引导作用的推理和判断，提供辨证辨病、处方用药的依据。

叶老在长期骨伤科疾病诊疗中，针对患者繁杂的涉及局部和整体的临床资料，总结出一套独特的诊疗思辨方法，能准确高效地梳理线索，以"交汇分析"的方法明确诊断。他认为：从某种程度上讲，临床获得的所有信息犹如一条条无形的"经线"及"纬线"，通过"经纬交汇"确定辨证要"点"，无数个"点"构建出患者个体专属的特征性"面"貌。这种由"点"到"面"综合分析的思辨过程，类似于刑侦手段中的给犯罪嫌疑人画像，在蛛丝马迹中寻找可串联的证据链，以明确疾病的位置、性质、态势，推理出原因和机理，最终确立治疗方案并遣方用药。

叶老归纳的"经纬辨证"理论，独具骨伤科特色，与内科辨证不尽相同，能够迅速抓住主要矛盾，准确判断疾病本质，全面把握疾病发展规律，明确设定诊疗目标，合理选择理法方药，使疾病的诊断与治疗有据可循，且证据链环环相扣、严密有序。

（三）立论依据

经纬，《说文解字》解释为：织布机上的纵丝与横丝。北宋大诗人文同《织妇怨》有佳句"皆言边幅好，自爱经纬密"。后引申为道路，南北为经，东西为纬。在地理学上，又把所假想的通过南北极而与赤道成直角的东西分度线称为经线，与赤道平行的分度线称为纬线。

然而，"经纬辨证法"所说的"经纬"，并不是单纯指纵横交叉的两条线，更类似于织机上的经纬与丝线。纬线由一根根横丝组成，经线由前后二根纵丝组成一组，共由 N 组组成。随着纬线每一次运动，每组经线上的纵丝前后位置更换一次，反复往返而成。其经线，犹如人体疾病的阴阳、虚实、内外、寒热等属性，围绕纬线，相反相成，相互交替，相互转化。

叶老认为，"经纬"与"纵横"有本质区别。"横"的本义是指门前的木栅栏，引申为横贯，与纵相对。"纵横"，也即竖一条，横一条，相互垂直，后泛指地理学上的南北方向与东西方向。经纬与纵横的区别在于：经纬是立体的，三维的，而纵横是平面的，二维的。叶老借鉴用于经纬辨证，快速定点定面，将其融会贯通到中医骨伤及风湿类疾病的临床诊疗中，正是将中医的整体观念、辨证论治与经纬多维的特征相结合，进而找出它们之间的契合点，依托经纬定位定性的特征，把独特的思辨方法应用到临床诊疗过程中，从而产生一种新的辨证论治理论体系。这种独创的中医理论体系，既宗于传统辨证论治的"整体与局部相结合"，又异于传统诊疗规范中的辨病辨证的按部就班，将灵活跳跃式思维贯穿于辨病、辨证、诊断、治疗等各个方面，实操性强，对指导临床诊治大有启迪。本书根据叶老多年的临床经验，总结归纳了"经纬辨证"的基本理论和运用技巧。

（四）应用概况

中医骨伤学是中医学的重要组成部分，但骨伤疾病的病因病机、治则治法，又有别于中医其他诸科，因此中医骨伤科是一门相对独立的中医专科。"辨证论治"现代概念的倡导者任应秋先生明确提出："了解和掌握辨证论治这一方法，就成为继承和发扬祖国医药学遗产的一个非常重要的问题。"他的用意是把中医理论与临床的特色高度概括为辨证论治，从而阐明中医诊疗有别于西医理论。在当前手术占比居高的骨伤科，如何发扬中医临床特色，关键在于辨证方法。

叶老认为：中医骨伤科施治首在辨证，需通过"望、闻、问、切、动、量"六诊和一些特殊查体方法，收集症状、体征等临床资料，再通过综合分析，辨清局部病痛的原因、部位、性质、程度以及与患者整体气血脏腑经络盛衰的关系，概括为能涵盖疾病全貌的某种证，再根据这一辨证结果，确定相应的治则治法。

叶老在长期临床诊疗中，面对骨伤患者涵盖局部与整体的繁杂的临床资料，用这套设"纬"——辨"经"——定"点"——集"面"的辨证方法，准确高效地梳理线索，交汇分析，以明确诊断。"纬"是相对确定的因素，"经"则具有不同特质，每一条纬线上都骑跨着2条或2条以上的经线。譬如：以疼痛论，如果"纬"指疼痛部位，那么"经"就是疼痛性质。以腰椎间盘突出症引起的腰痛为例，将腰痛设定为1条纬线，其疼痛的性质有冷痛、刺痛、酸痛、麻痛，各分别是1条经线；对于某个特定的病患个体，在4条经线中，有且只有1条经线与之对应；经纬交叉确定1个要"点"，这个"点"对应的证，或是风寒痹阻（冷痛），或气滞血瘀（刺痛），或肝肾亏虚（酸痛），或气血失和（麻痛）。同理，设定另 1 条纬线——腰椎间盘突出症引起的下肢牵掣痛，也可根据下肢的疼痛性质，区分出 4 条甚至更多的经线；对于该病患而言，这一经纬的交集又产生 1 个属于他本人的特征要"点"。由此，经纬交叉、多因素交织产生多个要"点"，串联这些"点"，形成诊断证据链的集合，勾画出患者独有的疾病多维立体形象。设的纬线越多，确定的特征"要点"就越密集，勾画的疾病图像也越接近现实；反之，辨别经线不准确，产生的"点"就与现实不符，导致误诊。

二、经纬辨证理论在构建骨伤科疾病
中医诊疗体系中的特殊意义

中医骨伤科作为一个特殊专科，其疾病的发生、发展有别于中医其他学科，常用的卫气营血辨证、气血辨证、三焦辨证、脏腑辨证及经络辨证等整体辨证方法，在骨伤科临床中，不足以揭示疾病本质。骨伤科疾病既可由外力、外感六淫、邪毒感染、虫兽伤害等外部因素所致，也可与内伤七情、瘀血痰浊、长期劳损、脏腑气血失调等内部因素相关。不论病因何在，骨伤科疾病多以局部的症状、体征及局灶病变为首要表现，这是必然的、主要的、常见的；而兼有的身体其他部位的相关病变表现及整体情况，是或然的、次要的、兼见的。在诊疗过程中，就必然需要将局部辨证与整体辨证相结合。

不仅如此，骨伤科疾病的外部表现尚有主次、缓急、真伪之分；其局部的症状、体征尽管易于寻找，但往往并不唯一，多部位、多位点的局部病损也可能同时存在。这些散在的临床诊断资料，在没有形成关联前，并不能反映疾病的本质属性。何况，在骨伤科临床诊疗中，尚有较多患者合并有内科疾病，而这些疾病在患者发病时往往处于潜伏状态，尚未有明显的征象，从而导致容易误判疾病的本质。所以，局部与整体、辨病与辨证、必然与或然、主要与次要、定位与定向、分期与分型等多维因素的结合就显得尤为重要。在诊断骨伤科疾病时，将多维因素有序、有机结合，有利于全面了解疾病本质，准确辨证，更好地指导临床施治，提高诊疗效果。叶老建立的经纬交叉、多因素交织、证据链串联、诸要点集合的多维立体的"经纬辨证"理论体系，为中医骨伤科疾病诊疗提供了捷径。

三、现代医学为构建经纬辨证理论提供重要依据

传统中医收集望、闻、问、切四诊所得之外部信息，加以分析辨证，推论机体内部情况及病因病机，体现的是一种宏观思维。中医辨证论治以"证候"为基础，而"证候"的高维度和高阶复杂性给证候的规范化、内涵研究和诊断标准的建立带来了极大的困难，因此更偏重于医者的经验，这就大大降低了辨证的可操作性、精确性和标准化。且临床上许多疾病的初期，外部特征不典型，患者也无明显的自觉症状，医者更是无法"司外揣内"。

传统医学的这种缺陷，恰巧能被现代医学检查手段，如超声波、X线检查、计算机断层扫描（CT）、磁共振（MRI）及各类血清学检测等所弥补。传统医学多凭借临床经验"见微知著"，但仍存在局限，例如，筋伤不能明确是肌腱撕裂还是肌腱炎，骨伤不能断定对位对线是否良好，对于各类骨病、痹病、痿病的原发病因更是莫衷一是。现代医学"精准医疗"体系下精准的疾病诊断，主要依赖于诊断仪器和分析技术等纯技术手段，并遵循循证医学

研究方法和个性化医学理念，同时借助于现代医学信息学的发展，建立精准的疾病信息诊断管理系统，能准确做出鉴别诊断，明确损伤部位、性质、程度、类型。

现代医学体系注重微观层次，传统中医学强调宏观整体。在坚持中医辨证论治宏观经典辨证的同时，也要肯定精准医疗下微观辨证对"证候"诊断的重要辅助作用，"经纬辨证"理论是两者联合运用的重要体现。在中医理论指导下，运用现代医学手段，进行宏观－微观辨证治疗，已经成为现代中医的必然选择。

将微观之层次归为"纬线"，而宏观之整体属于"经线"，两者结合进行辨证论治，有助于认清疾病的发生、发展规律以及疾病的预后与转归，进而加深对中医证候本质及证候标准的探究，使诊断更趋于客观化、规范化，而减少主观性、随意性。传统与现代、宏观与微观的相辅相成、有机结合，为构建经纬辨证理论提供了重要依据，体现了对传统中医辨证论治的传承与发展。

四、经纬辨证心法述要

（一）理论要点

纬经者，纲纪也。纬乃辨证之纲要，经乃辨证之纪理。从《墨子·尚同》"譬若丝缕之有纪，网罟之有纲"中可知，"纪"指织物的有序编织，《说文解字》说："纪，别丝也。"在总纲的统领下，丝缕井井有条，交织而成。将经纬理论深化，则"纬"线和"经"线在中医骨伤诊疗过程中无处不在，且具有无限可分性。

以病程论，"纬"指同一疾病，"经"可指不同分期，例如，定"髀枢痹"（股骨头坏死）为"纬"，辨别其"经"则为：或是病情初起、以实为主的初期，或是关节坏死、虚实夹杂的中期，或是关节变形、以虚为主的后期。

以病因论，"纬"指同一部位，则"经"可指不同病因。例如，定"鹤膝风"（膝关节肿痛）为"纬"，辨别其"经"则为：类风湿性关节炎、结核性关节炎、痛风性关节炎、银屑病关节炎等。

以诊断论，"纬"指同一种疾病，则"经"可指不同分型。例如，定距骨颈骨折为"纬"，辨别其"经"，则分为4型。Ⅰ型：无移位距骨颈骨折；Ⅱ型：距骨颈骨折合并距下关节后脱位；Ⅲ型：距骨颈骨折合并距下关节及踝关节脱位；Ⅳ型：合并距下关节、踝关节、距舟关节半脱位或者脱位。通过辨别经线，可以预判距骨缺血坏死概率，决定最佳治疗方案。

以病机论，"纬"指同一症状，则"经"可指不同证候。例如定"痹病"（多关节疼痛）为"纬"，辨别其"经"则有风、寒、湿、热、虚、瘀、痰之主证。

以治疗论，"纬"指同一治疗大法，则"经"可指不同遣方用药。例如，定"活血祛瘀法"为"纬"，则别其"经"为血府逐瘀汤证、通窍活血汤证、膈下逐瘀汤证、少腹逐瘀汤证、身痛逐瘀汤证、补阳还五汤证。

（二）强调以人为本，从本论治

叶老常说："治病之法千百，求本之道则一。"要先审查疾病发生、发展之规律，从根本上去治疗，一拔其本，主症悉除。

"治病求本"是中医学的重要治则，主要体现在两个方面：一是寻找病证本质，然后针对本质进行治疗；二是指"以人为本"，既关注人患的病，更重视患病的人。"治病求本"也是中医学的重要特质，中医之道本是治人之道，而非单纯治病之学。

《黄帝内经》重视"以病人为本"。《素问·汤液醪醴论》曰："病为本，工为标，标本不得，邪气不服，此之谓也。"《素问·移精变气论》曰："标本已得，邪气乃服。"认为医生的专业知识、理论水平再高超，如果偏离了对患者身心状态、病证本质的把握，则"邪气不服"；医生的遣方用药、手法技巧再娴熟，如果没有患者愿意遵嘱配合，没有患者身体的气机转化，则"邪气不服"。这两条精辟的论断提示：在治疗疾病的过程中，患者是本，医生是标，必须使标本相得，才能顺利祛除疾病。《黄帝内经》以人为中心，用同源性、联系性思维对生命、健康、疾病等重大医学问题作出的深入思考，是经纬辨证理论的坚实根基。

经纬辨证理论尤其强调在诊治过程中"人与病的结合"，寻找诊断依据，明确诊断，根据不同患者的临床特征梳理经纬。以"病的人"为本，以"人的病"为标。它具有"两观"，横向观：同一疾病在不同人群、不同时期、不同环境下，表现出不同的症状、证候；纵向观：疾病阶段与生命过程不可分割，人处于不同疾病阶段，其转归也有显著差异。

由此可见，经纬辨证理论体系既不抛弃传统，也不脱离现代；既能说清阴阳之理，又可谈论岐黄之道；坐以布方药之阵，起而择手术治疗。应用于中医骨伤科疾病的诊治，能得心应手；普及到中医内、外、妇、儿诸科，乃至现代医学中更精细的亚科，同样也能应用自如。经纬相兼扬不传之道，立竿见影乃医家秘籍。

五、经纬辨证理论临床应用举要

（一）膝骨性关节炎

患者主诉以膝关节僵硬、疼痛、活动受限为主；体征有膝关节肿胀、压痛，活动时有摩擦感或"咔嗒"声，病情严重者可有肌肉萎缩及关节畸形；X线片检查表现为膝关节间隙不等宽或变窄，骨质疏松，骨质增生，关节变形，软骨下骨板硬化和骨赘形成等；CT显示不同程度的膝关节骨质增生、关节内的钙化和游离体，也可伴有半月板损伤。

梳理经纬：

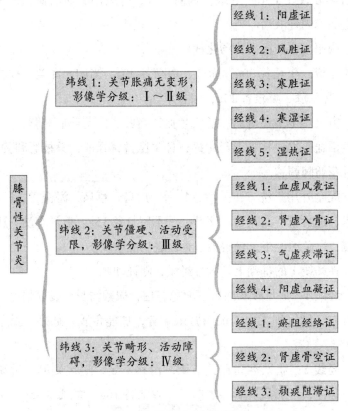

◎ 图1 膝骨性关节炎经纬辨证图

结合患者临床症状与患膝X线影像学检查，划分纬线。

以患膝X线影像学检查分级判断疾病严重程度，标准参考

Kellgren-Lawrence 放射学诊断标准：①0级：正常；②Ⅰ级：轻微骨赘，关节间隙正常；③Ⅱ级：明显的骨赘，关节间隙可疑狭窄；④Ⅲ级：中等量骨赘，关节间隙狭窄，有硬化性改变；⑤Ⅳ级：大量骨赘，关节间隙明显变窄，严重硬化性病变及明显畸形。

【纬线1】临床症状可见膝关节胀痛或压痛，活动时有摩擦感、"咔嗒"声，外观无明显肿胀、变形，膝关节屈伸也无明显障碍，放射学分级处于Ⅰ～Ⅱ级。病尚轻浅，叶老用养血活血、疏风通络之品，内外兼治。

内服方：养血四物汤化裁。

组成：生黄芪30g，赤芍、白芍各20g，当归、泽兰、桂枝各10g，怀牛膝、桑枝各15g，清甘草5g。

方义：生黄芪为君，益气生血，当归、白芍养血充营，赤芍、泽兰活血舒筋，桂枝温经止痛，怀牛膝益肾强筋，桑枝通利关节，清甘草益脾调和。

配合外用熏洗方：羌活、独活、川乌、草乌、海桐皮、三棱、莪术、透骨草、路路通、艾叶、王不留行各15g。煎汤熏洗、药渣热熨，以疏通经络，松解关节，促进功能恢复。

在纬线1的基础上，区分经线，随证加减。

经线1：症见腰膝酸软，面色苍白，尿频清长，畏寒怕冷，舌淡苔白，脉沉细无力，证属肾阳虚者，加鹿角胶、仙茅、淫羊藿各15g。

经线2：症见疼痛在关节周围游移不定，遇风则剧，舌淡苔白，脉浮，证属风胜者，加防风、独活各10g，海风藤15g，细辛3g。

经线3：症见关节冷痛，畏风畏寒，四肢不温，舌黯淡苔白，脉弦紧，证属寒胜者，加麻黄、淡附片^{先煎}各6g，炮姜10g。

经线4：症见关节重着，或有肿胀，得温肿退，舌淡胖，苔白腻，脉濡缓，证属寒湿者，加防己、苍术各10g，海桐皮15g。

经线5：症见患膝红热，痛不可触，遇热则剧，得冷舒缓，舌红，苔黄腻，脉滑数，证属湿热者，加苍术、黄柏、知母各10g。

【纬线2】临床症状以膝关节僵硬、疼痛、活动受限为主，可伴有膝关节肿胀、轻微变形，病情严重者可有患侧下肢肌肉萎缩，放射学分级处于Ⅲ级。

在纬线2的基础上，辨体辨证，定"经"立方。

经线1：素体血虚，症见关节疼痛游移不定，遇风痛剧，或拘急不得屈伸，伴有少气懒言，乏力，自汗，心悸，失眠，舌体淡嫩，苔白，脉浮缓，证属血虚风袭，治拟养血搜风，解痉镇痛。

方药：荆芥止痛汤。

组成：（从略，参见第四章）

方义：（从略，参见第四章）

经线2：素体肾虚，症见关节肿胀、疼痛，尿频，腰膝酸软，口干舌红，脉沉细数；或面色黧黑或苍白，尿频清长，阳痿，怯寒，舌淡苔白，脉沉细无力，证属肾虚髓空（肾精不足，髓海失充），治拟滋肾壮骨，养精益髓。

方药：补肾壮骨汤。

组成：（从略，参见第四章）

方义：（从略，参见第四章）

经线3：素体气虚，症见关节酸重冷痛，乏力，神疲，喜温喜熨，面色苍白或萎黄，懒言少语，食少纳呆，脘腹饱满，舌淡苔白，脉濡缓，证属气虚痰滞。治拟益气豁痰，通利骨节。

方药：参苓白术散化裁。

组成：党参、炒白术、茯苓、炒扁豆、怀山药、薏苡仁、莲子肉各 15g，防风、延胡索、枳壳、怀牛膝各 10g，清甘草 5g。

方义：党参、炒白术、茯苓益气健脾；怀山药、莲子肉、炒扁豆、薏苡仁健脾化湿；枳壳行气化滞；怀牛膝益肾蠲痹；防风、延胡索祛风止痛；清甘草健脾和中，调和诸药。

经线 4：素体阳虚，关节呈针刺或刀割样疼痛，痛处伴有肿胀，皮色滞黯，或见形寒畏冷，腰膝酸软，步行时足软欲跌，舌体淡胖，可见散在瘀点，脉细弱带涩，证属阳虚血凝型。治拟补气回阳，化瘀通络。

方药：参附回阳汤。

组成：（从略，参见第四章）

方义：（从略，参见第四章）

【纬线 3】 临床症状以膝关节僵硬、明显畸形，活动严重障碍，放射学分级处于Ⅳ级。

方药：温阳蠲痹汤。

组成：（从略，参见第四章）

方义：（从略，参见第四章）

注：痹久不愈，血脉瘀阻，津液凝聚，痰瘀互结，闭阻经络，深入骨骱，出现关节肿胀畸形，叶老擅用活血化瘀及虫类药物，搜剔经络。

在纬线 3 的基础上，区分经线，随证加减。

经线 1：症见膝关节麻痛久而不除，舌质红赤，舌边瘀斑，证属瘀阻经络，治拟化瘀通络，加皂角刺、乳香、没药各 10g。

经线 2：症见膝关节畸形，骨关节结构破坏严重，骨质疏松，证属肾虚骨空，治拟搜风壮骨，加透骨草、自然铜[先煎]各 10g，补骨脂 15g。

经线 3：症见膝关节畸形，以关节积液，骨质增生为主，证属顽痰阻滞，治拟豁痰散结，加制南星、白芥子各 10g，穿山甲^{先煎}5g。

另视病情轻重，配合适宜外治方法。可进行患侧膝关节内注射、患侧膝关节冲洗、针灸、推拿、小针刀等治疗。患者应改变生活方式、运动方式，减轻体重，使用步行辅助工具，穿矫形鞋，穿戴支具等，以减轻临床症状。

附：膝关节滑膜炎、膝关节周围滑囊炎

定义：滑囊、滑膜充血、水肿、渗出，关节积液。

主要症状：膝关节疼痛、肿胀、发热，膝关节屈伸不利，严重者膝关节僵硬。

叶老认为：风湿热毒流注膝关节而致热痹，日久正气不足，寒湿留滞骨间，凝聚为骨痹。

梳理经纬：

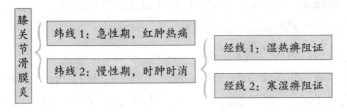

◎ 图2 膝关节滑膜炎经纬辨证图

【纬线1】急性期，局部红肿热痛，屈伸受限。

治法：清热解毒，疏风散热。

方药：荆芥解毒汤化裁。

组成：荆芥 10g，连翘 10g，土贝母 15g，薄荷^{后入}5g，防风 10g，金银花 15g，赤芍 15g，红花 3g，泽兰 10g，川牛膝 15g，生甘草 5g。

方义：荆芥、薄荷、防风疏风透表以散热；连翘、金银花清热解毒；土贝母、川牛膝清热消肿，赤芍、红花、泽兰行血，防止血瘀化热。

【纬线 2】慢性期，局部反复肿痛，时消时作。

经线 1：反复发作，肿胀明显，湿热痹阻。

治法：祛风散湿，清热消肿。

方药：加味三妙汤化裁。

组成：苍术 15g，黄柏 10g，川牛膝 15g，知母 10g，土茯苓 20g，重楼 15g，泽泻 15g，制川乌[先煎]10g，汉防己 10g，生甘草 10g。

方义：苍术辛散，黄柏苦燥，知母苦寒，三者合用，长于清解湿热且不伤津液；土茯苓、重楼清热解毒，凉血消肿；防己、泽泻利水退肿；制川乌祛风止痛；川牛膝祛风除湿，引药下行；生甘草清热解毒，调和诸药。

经线 2：反复发作，肿胀轻而疼痛重，寒湿痹阻。

治法：温经通络，益气消肿。

方药：黄芪桂枝汤化裁。

组成：生黄芪 20g，赤芍 20g，白芍 20g，桂枝 10g，党参 15g，炒白术 15g，薏苡仁 20g，橘红 5g，橘络 5g，大腹皮 15g，炮穿山甲[先煎]5g，制附子[先煎]10g，延胡索 10g，川牛膝 15g，清甘草 5g。

方义：生黄芪、党参、炒白术益气健脾，桂枝、芍药、制附子温经和营；薏苡仁、大腹皮、川牛膝利水消肿；橘红、橘络理气通络；炮穿山甲通经搜风；延胡索通络止痛；清甘草调和诸药。

（二）腰椎间盘突出症

患者主诉以腰痛、一侧或双侧下肢麻木疼痛为主；体征有腰肌痉挛，腰部活动受限，相应腰椎节段压痛、叩痛等；CT 或 MRI

显示腰椎间盘突出，硬膜囊、神经根等周围组织或受压，排除椎管内其他占位性病变，确诊为"腰椎间盘突出症"。

其病理机制为：椎间盘退行性改变及损伤，引起纤维环破裂，髓核突出，刺激或压迫神经根或马尾神经，出现一系列症状或体征。

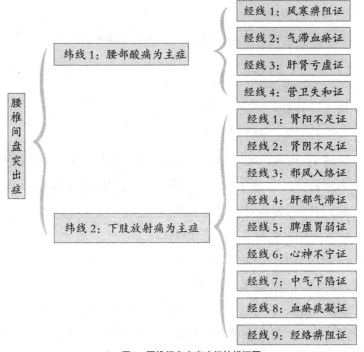

◎ 图3 腰椎间盘突出症经纬辨证图

【纬线1】病程相对较短，局部症状以腰部酸痛重胀为主，下肢放射痛不明显，特殊查体可见直腿抬高试验及加强试验（＋）。病性属于虚实夹杂，以虚为主。代表方分别为治腰第一方～治腰第四方，结合经线辨证选用。

经线1：疼痛以冷痛为主，受寒或阴雨天加重，得温痛减，患者或有风湿类疾病病史，舌质黯，苔白，脉沉迟。证属风寒痹阻，治当祛风除湿，活血止痛。

代表方：治腰第一方（疏风宽腰汤）。

组成：（从略，参见第四章）

方义：（从略，参见第四章）

经线2：疼痛以刺痛为主，夜间加重，痛有定处，痛处拒按，腰肌僵硬，俯仰转侧不利，近期或有腰部闪挫病史，舌质红，舌边或有瘀斑，苔薄，脉细弦或涩。证属气滞血瘀，治当活血祛瘀，行气止痛。

代表方：治腰第二方（化瘀平腰汤）。

组成：（从略，参见第四章）

方义：（从略，参见第四章）

经线3：疼痛以酸痛为主，遇劳则作，缠绵不愈，患者年老体衰或久病过劳，时有耳鸣目糊，舌质淡，苔薄，脉沉弱。证属肝肾亏虚，治当补益肝肾，强筋健腰。

代表方：治腰第三方（益肾固腰汤）。

组成：（从略，参见第四章）

方义：（从略，参见第四章）

经线4：腰部牵痛，沉沉然不舒，或有单侧臀部牵掣感，体质尚平和，舌质淡红，苔薄，脉弦或沉。证属枢机不利，营卫失调，治当调理气机，舒经活络。

代表方：治腰第四方（疏肝舒腰汤）。

组成：（从略，参见第四章）

方义：（从略，参见第四章）

【**纬线2**】病程相对较长，局部症状以下肢放射痛为主，或并发有骶髂、髋、膝关节疼痛，痛症明显，特殊查体可见踝及趾背伸力下降（腰5神经根受累），膝踝反射障碍（腰4神经根受累），跟腱反射障碍（骶 1 神经根受累）等。病性为虚实夹杂，以实为主。

代表方：荆芥止痛汤化裁。

组成：熟地黄、党参、怀牛膝各 15g，茯苓、炒白芍各 20g，荆芥、延胡索各 10g，制川乌^{先煎}9g，细辛 3g，炒稻芽 30g，陈皮、清甘草各 5g。

方义：熟地黄、怀牛膝益肾蠲痹；党参、茯苓补脾益气；炒白芍、清甘草和血缓急；荆芥、细辛祛风除痹；延胡索、制川乌温经止痛；陈皮、炒稻芽健脾和中。

叶老在上方基础上，根据患者兼有症状，经线辨证时常进行临证加减：

经线 1：肾阳不足者，加仙茅、淫羊藿、鹿角片^{先煎}各 15g。

经线 2：肾阴不足者，加杜仲、桑寄生各 15g，龟甲^{先煎}24g。

经线 3：邪风入络者，加乌梢蛇 12g，僵蚕 10g，蜂房 6g。

经线 4：肝郁气滞，血虚便秘者，加制大黄^{后下}、巴戟天各 10g。

经线 5：脾虚胃弱，大便溏薄者，加葛根、芡实各 20g，炒白术 15g。

经线 6：心神不宁，影响睡眠者，加酸枣仁、首乌藤各 15g，灯心草 3g。

经线 7：中气下陷，尿频肢肿者，加益智仁、沙苑子、茯苓皮各 15g，通草 6g。

经线 8：血瘀痰凝，伴有下肢血栓者，加全蝎^{研粉吞}、蜈蚣^{研粉吞}各 3g，穿山甲 5g。

经线 9：经络痹阻，下肢末端麻痛明显者，加独活、秦艽各 10g，川牛膝 15g。

附：闪腰（急性腰扭伤）

定义：劳伤之人，肾气虚损，风邪乘虚，猝入肾经而致腰痛，致病快速，势如闪电，故名"闪腰"。然多数医家以气血论治"闪腰"，鲜有以"风"辨治者。叶老以"治腰第一方"化裁。

组成：独活10g，防风10g，细辛3g，川续断15g，桑寄生15g，怀牛膝15g，降香10g，枳壳10g，延胡索10g，小茴香5g，炒稻芽30g，陈皮5g，清甘草5g。

方义：独活入太阳、少阴之气分以搜风，细辛入肝、肾二经之血分以治风，防风祛风通络，枳壳理气，降香入血，小茴香温经，延胡索止痛，川续断、桑寄生、怀牛膝强筋健腰，炒稻芽、陈皮、清甘草调和脾胃。

加减：腰部拘急，痛不可仰者，加制川乌[先煎]9g，制草乌[先煎]9g，小活络丹；腰冷如坐水中，得温则减，遇寒加剧者，加炙麻黄10g，桂枝10g（或肉桂[冲]3g），淡附片[先煎]10g；腰胀，重困不适者，加川萆薢30g，海风藤30g，木瓜10g，生薏苡仁30g；腰痛及背，板滞不利者，加威灵仙15g，乌药10g。

（三）骨质疏松症

骨质疏松症是一种以骨量低下，骨微结构破坏，导致骨脆性增加，易发生骨折为特征的全身性骨病（世界卫生组织，WHO）。常见症状为腰背痛、身材短缩、驼背，甚至出现病理性骨折。

骨质疏松症分为原发性和继发性两大类。原发性骨质疏松症又分为绝经后骨质疏松症（Ⅰ型）、老年性骨质疏松症（Ⅱ型）和特发性骨质疏松（包括青少年型）3种。因其他疾病或药物等诱发的骨质疏松症，称为继发性骨质疏松症。临床中最多见的是绝经后骨质疏松症及老年性骨质疏松症。

《素问·宣明五气》说："肾主骨。"《素问·阴阳应象大论》说："肾生骨髓。"肾主骨，肾藏精，精生髓，髓居骨中，骨赖髓以充养。骨的生长、发育，质地的强劲抑或脆弱，与肾精关系密切。肾精充足，则骨髓的生化有源，骨骼得到髓的充分滋养而坚固有力。反之，如肾精亏虚，髓不充而骨不养，骨骼产生病变。

肝主筋、藏血，具有贮藏血液和调节血量的功能。筋的营养，均有赖于肝血的维系。肝血不足，则筋肉拘挛，关节屈伸不利。

脾主运化，主管消化饮食和运送水谷精微，灌溉五脏六腑，充养四肢百骸。《素问·太阴阳明论》说："今脾病不能为胃行其津液，四肢不得禀水谷气，气日以衰，脉道不利，筋骨肌肉皆无气以生，故不用焉。"这充分说明筋骨肌肉正常与否，取决于脾运化水谷精微的功能。脾气健运则水谷消化、吸收、运输的功能旺盛，筋骨肌肉强壮而有力；反之，脾失健运，则气血生化不足，筋骨肌肉失其所养而衰萎。

津液有滋润濡养的作用。津液充盈，流注于关节则关节滑利，输渗于骨髓则骨骼滋润。若津液耗损，则关节屈伸不利，骨骼松脆易折。

通过融会以上中医经典论述，叶老传承创新，擅于运用脏腑辨证和气血津液辨证理论遣方用药。他认为，通过中医辨治，提升肾主骨生髓，肝主筋，脾主运化以及精、气、血、津、液对骨的滋养作用，可调节体内激素水平，加强成骨细胞活性，保持骨量稳定，使骨矿密度逐步得以回升。这一治疗原则适用于所有骨质疏松症患者，无论并发骨折与否。

梳理经纬：

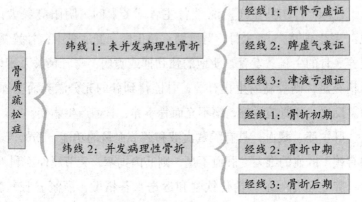

◎ 图4 骨质疏松症经纬辨证图

结合患者有无并发病理性骨折，划分纬线。

【纬线1】症见腰背痛，身材短缩，驼背等，骨密度检测见骨量减少，但未发生骨折，属中医学"骨痿""骨痹"范畴。

经线1：患者腰膝酸软，齿摇耳鸣，辨证属肝肾亏虚，治拟补益肝肾，强筋健骨。

代表方：左归丸化裁。

组成：熟地黄20g，山茱萸10g，怀山药15g，泽泻10g，牡丹皮10g，茯苓15g，生黄芪30g，党参15g，仙茅15g，淫羊藿15g，制首乌10g，枸杞子20g，鹿角片^{先煎}15g。

方义：熟地黄、山茱萸、怀山药补益肝脾，滋肾固精；泽泻、牡丹皮、茯苓寓泻于补，使补而不滞；生黄芪、党参益气健脾；鹿角片峻补精髓；枸杞子、制首乌滋补肾阴；仙茅、淫羊藿温补肾阳。

经线2：患者神疲乏力，纳少便溏，辨证属脾虚气衰，治拟补气健脾，调气行滞。

代表方：参苓白术散化裁。

组成：党参 15g，茯苓 15g，炒白术 15g，怀山药 15g，薏苡仁 30g，炒麦芽、炒谷芽各 20g，生黄芪 30g，橘红、橘络各 5g，广木香 10g，枳壳 10g，制香附 10g，肉桂^{打粉}5g，炒甘草 10g。

方义：党参、炒白术、茯苓、生黄芪益气健脾；怀山药、薏苡仁益肠止泻；橘红、橘络、木香、枳壳醒脾化滞；香附、肉桂温中散寒；炒甘草缓急和中。

经线 3：患者口干唇焦，消瘦便秘，关节屈伸不利，时有转筋，辨证属津液亏损，治拟增补津液，濡养筋骨。

代表方：增液汤化裁。

组成：麦冬 15g，生地黄 20g，知母 15g，川石斛 30g，北沙参 15g，龟甲胶^{烊化}15g，炙鳖甲^{先煎}10g，黄柏 15g，生黄芪 15g，党参 15g，清甘草 5g。

方义：麦冬、生地黄、知母、川石斛、北沙参养阴生津，润泽关节；龟甲胶、炙鳖甲填精生髓；黄柏坚阴；黄芪、党参益气；清甘草调和诸药。

概而言之：以纬线 1 为纬度，紧紧抓住肾虚、脾弱、津枯这些根本病机划分经线，以痰瘀、六淫等病机为标，治以补肾、健脾、益津为主，化痰、逐瘀、祛邪为辅。人身气血，贵在流通，用药不宜一味滋补，宜补中有泻，方可于补益中使气血畅通自如。精不足，补之以味，中药中一些血肉有情之品，皆具大补气血、滋肾壮骨的作用，为治疗骨质疏松的要药。如：紫河车，甘咸温，治疗各种虚损、精血不足，提高性激素，增加成骨细胞活力，促进骨组织代谢，因本品腥味较重，一般以干粉入胶囊吞服；鹿角胶，甘温，生精血，治疗早衰、足痿，有调节钙磷代谢的功能，保持骨骼生长发育和对骨折的修复；龟甲胶，咸凉，滋阴补血，与鹿角胶相须为用，前者补阴中之阳，益任脉之血，后者补阳中之阴，通督脉之血，二者相合，阴阳俱补；土鳖虫，性味咸寒，清代陈士铎在《辨证录》中记载：“血不活则瘀不能去，瘀不去则骨不能接。”土鳖虫破瘀血、续筋骨的作用，体现在改善患者血液循环，增强骨骼营养，使骨含量增多，缩短骨形成周期及再塑造周期。

【纬线 2】有 1 处或多处病理性骨折，并支持骨质疏松症诊断。骨质疏松性骨折应首先依据骨折三期分治原则用药。

经线 1：骨折初期，一般指伤后 1 ～ 2 周，外见瘀肿疼痛，内则气滞血瘀，甚至郁而发热。临床以止血为先，内服加味荆芥解毒汤，外敷四黄散，以清水浸菊花滤汁，再以适量蜂蜜调制，摊于伤科衬垫上，绷带包扎，2 天更换 1 次。续以活血化瘀、消肿定痛为治，内服破血四物汤。

内服方：加味荆芥解毒汤。

组成：荆芥 10g，连翘 10g，土贝母 15g，薄荷后入 5g，防风 10g，金银花 15g，赤芍 15g，红花 3g，泽兰 10g，川牛膝 15g，生甘草 5g。

方义：全方疏风透表以散热，清热解毒以凉血，活血化瘀以消肿。

外用方：四黄散。

组成：（从略，参见第四章）

内服方：破血四物汤。

组成：（从略，参见第四章）

方义：（从略，参见第四章）

经线 2：骨折中期，一般为伤后 3 ～ 6 周，肿痛逐渐减轻，断骨开始接续。治疗上既要活血散瘀，又须调养气血，加速筋骨修复，以和血生新为法，方用加味养血四物汤。

内服方：加味养血四物汤。

组成：生黄芪 20g，当归 15g，炒白芍 15g，赤芍 15g，熟地黄 15g，红花 5g，苏木 10g，川续断 15g，丹参 20g，秦艽 10g，五加皮 15g，红枣 10g。

方义：黄芪、当归益气生血；炒白芍、熟地黄、红枣滋阴补血；赤芍、红花、丹参活血化瘀；苏木行血消肿；川续断、五加皮、秦艽强筋骨、续折伤、止风痛。

经线 3：骨折后期，一般为伤后 7～12 周，骨折初步愈合而未坚实，气血虚衰，肝肾不足，筋骨痿弱，肌肉无力，治拟补气益血，坚骨壮筋，内服加味八珍汤。

内服方：加味八珍汤。

组成：党参 15g，白术 15g，茯苓 15g，甘草 5g，熟地黄 15g，白芍 15g，当归 15g，川芎 10g，生黄芪 20g。

方义：黄芪合四君子汤补脾益气，四物汤补血调血，全方调补气血。

此外，还须依据骨的生理、病理特点及骨折的病因病机进行具体分析，制订有效治疗方案。特别是在骨质疏松性骨折的中、后期，叶老尤其重视肾、肝、脾的功能以及津液代谢对骨生长修复的影响。也可按以下证型分经：

经线 1′：证属肝肾两虚者，患者除存在骨折的症状和体征外，可兼见腰背酸痛，背部肌肉强直，甚至出现驼背，下肢关节痿软无力，齿摇、耳鸣、发落等。代表方：左归丸，以补肝益肾、强筋健骨。如果症见面色萎黄，乏力，心悸，舌淡红，脉细弱者，可酌加黄芪、党参、当归，以补益气血；久病阴损及阳，兼见畏寒怕冷，小便清长，脉沉迟无力者，可加仙茅、淫羊藿、巴戟天、附子、肉桂等，以补肾助阳。

经线 2′：证属脾失健运者，气血生化不足，症见食少纳呆，食后脘腹胀满，大便溏薄，少气懒言，四肢倦怠，消瘦，面色萎黄不华，舌淡苔白，脉缓弱，宜以参苓白术散补气健脾、调养气血。如果症见面色㿠白，形寒肢冷，腰膝冷痛者，可酌加附子、肉桂（或桂枝）；症见胸胁，胃脘胀满疼痛，食少便溏，或精神抑郁者，酌加柴胡、香附、乌药、陈皮、麦芽等。

经线 3′：证属津液耗损者，症见咽干口渴，舌燥唇焦，少津或无津，小便短少，大便秘结，舌红苔光或剥脱无苔，脉细数，宜以增液汤补养津液。热盛者，可加知母、黄柏；便秘者，加大黄、芒硝；胃火炽盛者，可加生石膏、知母、黄连、栀子；气阴两伤者，可酌加黄芪、太子参、山药、白芍、石斛等。

（四）股骨头缺血性坏死

股骨头缺血性坏死，是由于髋部外伤（股骨颈骨折最多见）、酗酒、长期使用类固醇类激素等各种原因，导致股骨头凹附近 1/3 区域血液供应障碍，造成股骨头缺血，引起骨细胞及骨髓成分坏死，继而不断自行修复，最终造成股骨头结构改变、关节功能障碍的一种疾病。临床症状为髋部及腹股沟疼痛，可放射至膝关节，疼痛呈间歇性加重，髋关节活动度逐渐减少，活动受限甚至跛行。

该病属于中医学"髀枢痹""骨痹""骨蚀""骨痿"等范畴。《素问·长刺节论》指出："病在骨，骨重不可举，骨髓酸痛，寒气至，名曰骨痹。"《素问·痿论》云："肾气热，则腰脊不举，骨枯而髓减，发为骨痿。"再如《灵枢·刺节真邪》说："虚邪之入于身也深，寒与热相搏，久留则内着。寒胜其热，则骨疼肉枯……内伤骨为骨蚀。"叶老认为，该病总病机在于：风寒湿邪流注骨间，气血凝滞，痰湿互结，瘀阻经络，筋骨失养，失荣而枯。早期标实重于本虚，症状以疼痛为主，属"骨痹"，治则为祛邪佐以扶正；后期本虚重于标实，症状以关节活动障碍、骨短筋缩为主，属"骨痿"，治则为固本佐以祛邪。

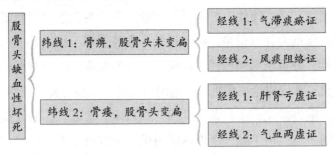

◎ 图5　股骨头缺血性坏死经纬辨证图

结合患者有无股骨头变扁、关节间隙变窄，划分纬线。

【纬线1】髋部疼痛，负重时加重。查体：髋关节活动受限，以内旋活动受限最早出现，强力内旋时髋关节疼痛加重。X线检查结果可为阴性，也可见股骨头骨质疏松或骨小梁界限模糊，散在性硬化或囊性变，骨小梁紊乱、中断，部分坏死区，但股骨头尚未变扁，关节间隙正常。

经线1：髋部刺痛，夜间尤甚，痛有定处，痛处拒按，或有跛行及髋关节功能障碍，舌质紫暗，脉沉涩。辨证属气滞痰瘀，治法：活血化瘀，逐痰蠲痹。

代表方：蠲痹解痛汤。

组成：生黄芪30g，党参15g，炒白术15g，赤芍、白芍各20g，三棱10g，莪术10g，穿山甲^先煎10g，鹿角片^先煎15g，川牛膝15g，制川乌^先煎10g，薏苡仁20g，橘红、橘络各5g，清甘草5g。

经线2：髋部胀痛，肢体困重，舌质淡，苔白腻，脉沉或濡。辨证属风痰阻络，治法：健脾化痰、祛风通痹。

代表方：益气通痹汤。

组成：党参 15g，茯苓 15g，柴胡 10g，炒白芍 15g，陈皮 5g，炒谷芽 20g，延胡索 10g，姜半夏 10g，胆南星 10g，防风 10g，僵蚕 15g，蜂房 10g，怀牛膝 15g，清甘草 5g。

概而言之，纬线 1 基本属于"骨痹"范畴，症状以髋部疼痛为主，病机为外邪侵袭，内邪伏留，内外合邪，胶结髀枢。按邪之属性，分辨出两条经线：经线 1 从痰瘀互滞、阻遏气血、影响股骨头正常代谢论述病机，叶老用赤白芍、三棱、莪术、穿山甲、鹿角片破瘀散结，生黄芪、党参、炒白术、薏苡仁、橘红益气化痰，制川乌、川牛膝、橘络蠲痹通络，全方重在破瘀化痰，佐以益气扶正；经线 2 从素有伏痰、外感风邪、痹阻关节论述病机，叶老用党参、茯苓、陈皮、炒谷芽、姜半夏、胆南星健脾豁痰，柴胡、炒白芍调肝疏内风，防风、僵蚕、蜂房透邪祛外风，延胡索、怀牛膝蠲痹止痛，全方重在豁痰祛风，佐以调肝脾、和气血。医嘱强调：早期股骨头尚未塌陷，必须在严格控制负重的情况下进行治疗，并密切观察临床症状及影像学变化，一旦发现塌陷征兆即马上采取适当措施，避免塌陷发生；建议使用拐杖，减轻关节的负担。治疗同时，充分告知患者注意日常的生活护理，防止跌仆。

【纬线 2】疼痛多缓解或消失，下肢功能明显受限，患肢肌肉萎缩。X 光片显示：股骨头变扁、塌陷，死骨形成，关节间隙变窄，严重者边缘增生，关节间隙融合或消失，髋关节半脱位。

经线 1：髋关节屈伸不利，腰背酸痛，下肢痿软无力，耳鸣齿摇等，舌淡，苔薄白，脉细虚，辨证属肝肾亏虚，治法：补益肝肾，强筋健骨。

代表方：壮阳健骨汤。

组成：生黄芪 30g，党参 15g，炒白术 15g，仙茅 15g，淫羊藿 15g，鹿角片^{先煎}15g，肉桂 5g，附子^{先煎}10g，怀牛膝 15g，桑寄生 15g，巴戟天 15g，清甘草 5g。

经线 2：髋关节变形，肌肉萎缩，神疲乏力，面色苍白或萎黄，懒言少语，食少纳呆，舌淡苔白，脉沉细，辨证属气血两虚，治法：健脾益气，和血养荣。

代表方：补气荣骨汤。

组成：生黄芪 30g，党参 15g，炒白术 15g，熟地黄 15g，赤芍、白芍各 15g，薏苡仁 20g，芡实 20g，怀山药 15g，伸筋草 15g，鹿角片^{先煎}15g，怀牛膝 10g，清甘草 5g。

按语：纬线 2 基本属于"骨痿"范畴，症状以关节活动障碍，骨短筋缩为主，病机为久病必虚，脏腑辨证多从肝肾脾论治。按脏腑功能不足之差别，分辨出两条经线：经线 1 以肝肾功能不足症状为著，叶老以仙茅、淫羊藿、鹿角片、肉桂、附子、怀牛膝、桑寄生、巴戟天温补肝肾为主，生黄芪、党参、炒白术、清甘草顾护脾胃为辅；经线 2 以脾虚、气血生化无源为著，叶老以生黄芪、党参、炒白术、薏苡仁、芡实、怀山药、清甘草健脾益气促运化，熟地黄、赤芍、白芍、鹿角片补益精血以固本，伸筋草、怀牛膝善走关节，疏通筋络以治标。医嘱强调：服药期间适度活动，保留髋关节残留功能。

（五）小结

综上，经纬辨证理论的临床应用，涵盖了骨折、筋伤、骨病、杂病等中医骨伤科临床各类疾病。经纬辨证理论的本质是一种方法论，其提出的抽丝剥茧式的"纬"线和"经"线概念，在中医骨伤诊疗过程中无时无处不在。

在膝骨性关节炎的诊治中，叶老按关节退行性改变程度的分级划定纬线，影像学分级由低到高，关节退行性改变程度由轻到重，分别定为纬线1、纬线2、纬线3。纬线1病尚轻浅，以风、寒、湿、热、虚辨证分经；纬线2病渐入里，以气、血、阴、阳辨证分经；纬线3病来已久，以久病必虚、久病必瘀、久病从痰进行辨证分经。

对于膝关节滑膜炎，叶老以急性期、慢性期定纬线。纬线1属于急性期，以膝关节红肿热痛为典型特征，急则治标，以消肿止痛为要，治则治法"大同"；叶老常以兼证划分经线，在代表方荆芥解毒汤的基础上，通过加用对证的药对来体现"小异"，文中未予赘述。纬线2属于慢性期，以寒热虚实划分经线，选择较典型的实热证定为经线1，治以清热消肿为法；相对较少的虚寒证定为经线2，治以温经通络；而更少见之实寒证、虚热证也未在文中详述，寓意至深，唯在领会。

腰椎间盘突出症的常见症状是腰腿痛，叶老以腰痛是否伴有下肢放射痛划分纬线。纬线1仅以腰痛为主要症状，结合腰痛的性质辨证分经。冷痛者辨为风寒，定经线1；刺痛者辨为血瘀，定经线2；酸痛者辨为虚损，定经线3；牵掣者辨为不和，定经线4。纬线2以下肢放射痛为主症，根据兼证辨别阳虚、阴虚、风邪、肝郁、心火、中虚、下陷、痰瘀、痹阻等分经论治，仅作枚举，未一一列举。

再以骨质疏松症为例，叶老根据病患是否并发骨折划分纬线，将未发生骨折者确定为纬线1，并发病理性骨折者确定为纬线2。在纬线2之下，以疾病分期为经，分别有：经线1骨折初期，经线2骨折中期，经线3骨折后期；也可以根据证型分经线，分别有：经线1'肝肾两虚证，经线2'脾失健运证，经线3'津液耗损证。骨质疏松症之临床诊治，可参照以上辨证方法，选择合适的治疗方案。

　　临床应用时要学会举一反三，不但经线划分可以多套切换，纬线确定也是灵活多样的。骨质疏松症以是否兼夹骨折作为区分纬线的标尺，只是叶老常用的辨证方法之一，临床实践中不受此限。例如，还可以依据引起骨质疏松症的病因或病理性骨折的部位等，划分纬线，再在其下细分经线。因此，不能把经纬辨证理论理解为死板的网格化或条块化规定，而应认识到它具有相对性和无限可分性。立足于特定的维线上，可以分出不同性质的经线组合。至于治则治法依据哪一套经纬辨证，全在灵活掌握，融会贯通。

第二章 骨伤科临证治略

【提要】总结叶老骨伤科临证经验中的精髓：血证论、痰瘀论、痹病论。伤科血证论，以"止、化、和、补"为纲，详细解析了创伤血证治疗四法；又以"消、清、和、补"为纲，概括了非创伤性血证治疗四法。伤科痰瘀论，剖析了伤科痰证、瘀证的发生机理、发展阶段、病理特性、传变规律等要点，着重介绍叶老辨证治疗痰瘀交结证的"骨伤科化痰祛瘀六法"诊治经验。伤科痹病论，认为痹有风、寒、湿、热、毒、瘀、痰、虚之分，痹病以虚为本，以不通为标，当以补虚扶正、通痹止痛为法，叶老根据痹病的不同病因，审因用药，自拟治痹诸方，既重内服，又重外治。

一、伤科血证论

（一）血的生理

血是构成和维持人体生命活动的基础物质之一，是循行于脉中而富有营养的红色液态物质。血行于脉，循行于全身，发挥着营养和濡润脏腑、经脉、躯体、官窍的作用，保证人体正常生理活动。

1. 血的生成

传统医学提到"血"，认为其化生有赖于水谷精微与肾精，由脾、胃、心、肺、肾等脏器共同作用，经过一系列气化过程而生成。《灵枢·决气》说"中焦受气取汁，变化而赤，是谓血"，中焦脾胃受纳饮食水谷，吸取精微物质成为营气及津液，两者注入脉中则成为血液。水谷精微是化血之源，并由脾运化，与肺中之清气相结合，受心气则化为红色血液，行于血脉之中而周流不休，营养全身。《灵枢·邪客》说"营气者，泌其津液，注之于脉，化以为血"，营气注于脉中，化为血液，流注全身以营养五脏六腑、四肢百骸。

精可以转化为血，是血液生成的来源之一，与血存在相互资生、相互转化、相辅相成的关系。《诸病源候论·虚劳精血出候》说"肾藏精，精者，血之所成也"，肾精为先天之精，肾精充足，则肝有所养，可化生肝血，以充实血液。精可藏于脏腑组织中，亦可融于血液中。

津液是构成人体和维持生命活动的基本物质之一，其与血液均由水谷精微所化，故为"津血同源"，两者可相互渗透。脉外之津液入脉以补充血液，保证了正常的血液容量以滑利血脉；血中之津液亦可从脉中渗出，以充脉外之津液，以滋润孔窍、皮毛、肌肉，濡养关节、脑髓、脏腑。可见营气旺则血量足，精盛则血质优，津液充则血不减。

2. 血的运行

血液运行是永不停滞的，行于脉道之中，循环不息，周而复始，停滞不行则为病。血液的正常运行受多种因素的影响，最主要的是来于"气"的推动和温煦，《医学正传·气血》中提到"血非气不运"。若气虚使得气的推动及温煦作用减弱，则患者面色淡白、脉象迟缓、畏寒、四肢发凉；气不充，固摄无力，则血液流动过速，脉流薄疾，妄行而溢于脉外。阴平阳秘，方可促使血液运行不滞，行而不妄。

血液运行除了受到气的推动、固摄、温煦等作用外，还与脉道因素、血液本身情况及病邪影响等有关。脉道作为"血府"，完整畅通，则血液通行无阻，行而无漏。血液内生痰浊而黏稠，使得血行慢而不畅，停滞不前而瘀滞。另外，感受外邪，亦能影响血液的运行。若感受阳邪或内生阴火虚热，灼伤脉道，《正体类要·正体主治大法》说"若患处或诸窍出血者，肝火炽盛，血热错经而妄行也"，阳热迫使血热而妄行，或蒸灼血液，使血液减少且成瘀成痰；若感受阴邪或寒从内生，脉道收涩不利，血行缓慢，易停滞不畅而瘀滞。

3. 血的生理功能

血液由水谷精微所化生，承载营养物质濡养滋润五脏六腑、筋骨皮肉，维持人体各部的生理功能，以维持正常生命活动，如《素问·五脏生成》所说"肝受血而能视，足受血而能步，掌受血而能握，指受血而能摄"。

血亦是人体精神活动的物质基础，《灵枢·平人绝谷》说"血脉和利，精神乃居"，血充则神志清楚，精力充沛，感觉灵敏，思维敏捷，情志舒畅。《诸病源候论》载"卒然致损，故气血隔绝，不得周荣"，阴血不足，心神失养，出现烦躁心悸，失眠多梦；脑络失养，出现神疲乏力，头晕健忘等症状。

4. 古代医家对血证的认识

人体的阴阳平衡失调，血液化生、运行受到破坏，血失去了正常的生理功能，则发生病理变化而致病。外感六淫、饮食不节、情志过极、劳倦过度及大病久病等因素，导致体内火热偏盛，迫血妄行，或致气虚失摄，血不循经而行，血溢脉外，此为内科血证的主要病因病机。历代医家对血不循经而产生血证有着不同的观点及论述，朱丹溪在《平治荟萃》(又名《金匮钩玄》)中强调

"阴虚火旺"是导致出血的重要原因；张景岳提出"而血动之由，惟火惟气耳"。

早在《黄帝内经》中，已对"衄血、咳血、呕血、溺血、便血"等相关血证进行论述。《金匮要略》早已提出治疗血证的有效方药，创立泻心汤、柏叶汤、黄土汤治疗吐血、便血等血证。《先醒斋医学广笔记》提出"宜行血不宜止血""宜补肝不宜伐肝""宜降气不宜降火"的"吐血三要法"，影响深远。

清代唐宗海所著的《血证论》较为详细地对血的生理病理进行了阐述，提出"止血、消瘀、宁血、补血"治疗血证的经典四法，并提出相关治疗方药。他认为，"存得一分血，便保一分命"，"止血"之法极为重要，同时提出止血之法应"独取阳明"。对于瘀血在腠理、在肌肉、在经络、在脏腑之间等不同情况，从三焦辨证角度阐述消瘀之法。他还认为，血止而复出，则为血不宁，多是由于气不宁无以摄血，而使血不能安。气属阳，血属阴，治血必先治气。另外，燥、火内扰，伤气动血。出血过多，血容量不足，必为血虚。百病日久必致虚，血证亦是如此，血证日久则耗伤精血而致血虚，故后期"补血"成为血证治疗的要点。血充则七窍灵，四肢为用，筋骨和柔，肌肉丰盛，营卫得充，津液得以通行；血亏则必随所在而各见其偏废之病。总之，《血证论》阐述了内外妇儿各科相关血证，被后世视为"通治血证的大纲"。骨伤科疾病必有"痛"，痛而必"瘀"，故《血证论》之《瘀血》篇、《创血》篇及《跌打血》篇所阐述治瘀之道及外伤血证治疗之法，成为骨伤科治血之基石。

（二）伤科之外伤血证

叶老基于《血证论》"止血、消瘀、宁血、补血"之经典治血四法，再根据临床创伤疾病发生、发展的特殊性，结合"三焦辨证"，将损伤的部位进行三焦归类；另结合"经络辨证"理论，指导遣方用药，从而形成了以"止血、化血、和血、补血"为纲治疗创伤血证的"新四法"。

1. 止血

脉为"血府"，约束血液；血行于脉中，循环运行周身，内至脏腑，外达肢节。仆跌、坠堕、撞击、击打、压轧、刀剑割伤，均是外来暴力，直接作用于人体，而导致局部脉道损伤破裂，使血不能正常运行于脉中，逸出脉外而出血。这种情况与内科因外感六淫、饮食不节、情志过极以及大病久病之后，所引起血不循经、溢于脉外的出血，其病机有着本质的区别。内科出血在于血"溢"于脉外，而伤科出血在于血"逸"于脉外，"溢"与"逸"恰恰诠释了两者的本质区别，在治疗上虽然均以止血为要，但侧重点截然不同。

内科急性出血，多为火热偏盛，迫血妄行，故出血为标，火热偏盛为本，应以治本为要，兼以治标，邪祛则血止。伤科急性出血与内科出血不同，多单纯因外伤致脉道破损而血"逸"，气血功能失调为最主要的病机。《血证论·创血》说："刀伤出血，与吐衄不同，刀伤乃平人被伤出血，既无偏阴偏阳之病，故一味止血为要。"

古人将动脉视为阳络，将静脉视为阴络。若阳络损伤出血，则血色鲜红，出血迅猛而量大；若阴络损伤出血，则血色暗红，出血缓慢而量较少。出血者出现面色苍白，头晕目眩，心悸气短，舌质淡白，脉微细数之象，为出血后体内气血不足，各脏腑失养的表现，治疗以"止血"为要。《本草纲目》中记载三七"止血散血定痛，金刃箭伤、跌仆杖疮、血出不止者，嚼烂涂，或为末掺之，其血即止"，止血作用力强且不留瘀，故在临床中，叶老善用三七，让病人将其研细末吞服或冲服，也常与人参合用，以补气固脱、止血消瘀；或可用牡丹皮、茜草、侧柏叶、小蓟、黄芩、川续断等炒炭，炒炭后其清热凉血作用减弱，止血之功倍增。若出血重症，则增血余炭、地榆炭以加强其止血之效。叶老遣方用药均以炒炭为主，是因药物经过炒炭后增强或产生了止血作用。

伤科疾病中常见因外伤致大量血逸，令气无所依附，亦随血而脱，导致气浮越于外而耗散。气为阳，血为阴，血脱气散，即亡阴亡阳，阴阳离决。大量出血患者，早期多表现为头晕眼花，面色苍白，烦躁不安，冷汗淋漓，脉细数或芤。继而四肢厥冷，表情淡漠，尿量减少。后期则出现意识模糊，神志不清，甚至昏迷，呼吸微弱，舌质淡白，脉微欲绝之象。

根据《血证论·吐血》"血为气之守"及《张氏医通·诸血门》"气不得血，则散而无统"的论述，当先以急塞其流为重中之重，兼以补气以摄血生血。《医宗金鉴·正骨心法要旨》说"亡血者，宜补而行之"，故须补气以固阳。吴崑《医方考》说："有形之血不能速生，几微之气所宜急固。"古人多采用立即灌以"独参汤"补气以摄血固脱，继以止血与补血并重之方药，治疗气随血脱之危证。如今，现代医学对于此类出血之危候，临床给予输血、补充血容量等处理，缓解危象，挽救生命。

（1）外伤出血　外伤致骨折、筋肉皮肤破损而血液流出，或者因骨折及肌肉挫伤，出血留于皮下或四肢筋肉间，而见局部肿胀、瘀斑，均可归为肉眼可见的出血，应以"内外兼治"为止血原则。局部急救止血，应立即压迫出血部位，堵住出血创口，并根据不同的解剖部位选择相应的止血方式，并以纱布、棉垫等敷料覆盖创口，用绷带或三角巾等加压包扎。对于开放性损伤，应立即行清创术，情况轻微者，术后可直接包扎止血；创口较大者，应给予创口缝合，方可止血；对破损或断裂的大血管，应尽早行结扎或修补手术，方能将血止住。此为伤科血证与内科血证在治疗上的明显区别。

小夹板固定治疗是中医骨伤的传统特色，葛洪开创了骨折夹板固定的先河，《外台秘要》转载他在《肘后救卒方》中提到的骨折治疗方法："以竹片夹裹之，令遍病上，急缚勿令转动。"应用小夹板外固定治疗四肢骨折病，亦是伤科血证止血的另一个独特体现。在骨折复位后，运用小夹板固定，通过扎带约束下的夹板、压垫的外部作用力，作用于软组织并传导至骨折部，同时通过肌肉收缩产生的纵向效应，可使得骨折断端产生纵向压力，防止骨折断端的活动再次造成血管组织损伤而出血，并对局部起到一定压迫止血的效果。

（2）内伤出血　伤科内伤是指凡因人体内部气血、经络、脏腑受损或功能紊乱而引起的一系列损伤，亦称为损伤内证。伤科内伤必须由外力损伤引起，这是与中医内科内伤的最根本区别。《证治准绳·疡医》中提到，"损伤一证，专从血论，但须分其有瘀血停积或亡血过多之证。盖打扑堕皮不破而内损者，必有瘀血。若金刃伤皮出血，或致亡血过多，二者不可同法而治"，提示损伤出血要区别体表出血、四肢（皮肤、肌腱、血管等）出血与内伤出血（咳血、尿血、便血、颅脑出血、腹内出血等）的不同。

外力作用而内伤脏器、官窍之血络，可引起各种出血：若损伤头颅而血逸，多见"七窍"出血；若胸部内伤，伤及肺络，则咯血；腹部内伤，伤及脾胃，可致吐血，伤及肠胃，可致便血，伤及肾、膀胱，可致尿中带血。

根据三焦所属脏腑，进行上、中、下三焦血证之辨证论治。

叶老遵照"上焦之治，气血痰；中焦之治，气血粪；下焦之治，气血尿"的原则，分治三焦血证，自拟"三七止血方""地榆汤""通利止血方"等止血经验方，分别治之。

"三七止血方"以三七、藕节、赤芍、陈皮、杏仁、浙贝母、牡丹皮炭、茜草炭、白茅根组方，主治上焦出血，重症加血余炭、地榆炭、侧柏炭等。

"地榆汤"以地榆、槐花、侧柏炭、荆芥炭、炒枳壳、制大黄、赤芍、黄柏组方，主治中焦出血，重症可配伍复元活血汤进行加减。

"通利止血方"以琥珀、金钱草、仙鹤草、车前子、石韦、海金沙、大蓟、小蓟组方，主治下焦出血，重症加三七、白茅根、藕节、地榆，或以八正散化裁配伍。

伤科出血具有自身特点，止血之法重在"内外兼治"，不仅以药物内服，更结合物理外治以止血。这种治疗思路也体现了中医理论中局部与整体、外部与内部相结合的整体观念。

2. 化血

《杂病源流犀烛·跌仆闪挫源流》曰："跌仆闪挫，猝然身受，由外及内，气血俱伤病也。"外伤导致气血紊乱，气滞而不能行血，或气虚而无力行血，均可使血停而瘀。另外，创伤使得血液不在脉中运行而逸出脉外，产生离经之血，血不循行，停滞而瘀。

瘀血及离经之血均失去血液的正常生理功能，若旧血不排或瘀血不除，则新血不能生。《血证论·跌打血》曰："若是已伤之血，流注结滞，着而不去者，须逐去之，否则或发为吐血，或酿作脓，反为难治。"血瘀久不祛，易变他病。唐宗海认为，"消瘀"为治疗血证第二法，"凡系离经之血，与荣养周身之血，已睽绝而不合。其已入胃中者，听其吐下可也。其在经脉中，而未入于胃者，急宜用药消除，或化从小便出，或逐从大便出，务使不留，则无余邪为患。此血在身，不能加于好血，而反阻新血之化机"。

另一方面，对于伤科疾病，应考虑到由于外伤失血及瘀血未祛，同时新血不能及时产生，使得人体内血液容量不足。故应在原有"消瘀"基础上，更行"化血"之法。"化血"，一有化瘀之意，二有生血之意。

明代医家马莳指出："然其为肿为痛，复有相因之机。先有痛而后发肿者，盖以气先受伤而形亦受伤，谓之气伤形也；先有肿而后为痛者，盖以形先受伤而气亦受伤，谓之形伤气也。形非气不充，气非形不生，形气相为依附，而病之相因者又如此。"他认为伤气每多兼有血瘀，而血伤瘀凝，必致阻碍气机流通。外伤后脉管破损出血，离经之血未能排出体外或及时消散，留积体内成为瘀血，同时因伤后气机阻滞，不能行血，以致血瘀阻滞经脉，又可使气血运行不利，反过来使气机郁滞，出现局部青紫、肿胀、不通则痛。瘀祛则气机条畅，气得以行则血亦行，通而不痛。瘀血不祛，新血不得以生，《血证论·男女异同论》曰："瘀血不行，则新血断无生理……盖瘀血去则新血易生，新血生而瘀血自去。"瘀血得祛，气血运行恢复，脏腑得以濡养，新血化生有源。

《素问·调经论》曰："五脏之道，皆出于经隧，以行血气。血气不和，百病乃变化而生，是故守经隧焉。"《仙授理伤续断秘方》曰："腹有瘀血，灌注四肢，烦躁不安，痛疽发背，筋肉坏烂，诸般风疾，左瘫右痪，手足顽麻。"该书又曰："瘀血不散，腹肚膨胀，大小便不通，上攻心腹，闷乱至死。"可见，血停而瘀，体内瘀久，易变化他证，或痰、或疮、或脓等。《血证论·疮血》曰："血所凝结而成者也，或者寒凝，或者热结，或者风肿，或者湿郁，总是凝聚其血而成，初起总宜散血，血散则寒热风湿，均无遗留之迹矣，其继则调脓化毒。"故治血须治瘀，须预防其变生他证。外伤致瘀，瘀可同血上行，亦可随气上行，或流注全身。瘀停之处，阻塞脏腑脉络，致使脏腑失养，功能衰竭而死。以上均表明了治疗血证的祛瘀之法的重要性。

伤科内伤血证是由外伤造成，损伤相关脏腑、肢体，局部瘀血停滞，阻碍脏腑气机，出现一系列病理变化及表现。《素问·阴阳应象大论》曰："气伤痛，形伤肿，故先痛而后肿者，气伤形也；先肿而后痛者，形伤气也。"外力导致脏腑损伤，先伤其形，而后伤其气，也就是说，损伤先是器质性的，而后引起功能性的损害。

若瘀血内留，痹阻脑络，不通则痛，可见头痛头晕；瘀阻导致气机失常，常伴恶心呕吐；甚者瘀阻清阳，瘀扰神明，则出现或昏迷不醒，或烦躁不宁。若伤后瘀血留滞胸胁，血行受阻，则胸部刺痛；有形之血留滞不去，导致肺失肃降，常伴气急胸闷；继而瘀血久滞，郁而化热，常变生他病。若腹中瘀血留滞，则腹硬压痛；瘀血阻碍气机，气滞不畅，常伴腹胀腹痛；瘀阻导致清气不能上升，浊阴不能下降，则可伴见恶心呕吐。

治疗损伤内证应贯彻中医整体观念，并以"气血"为中心，兼顾所伤脏腑及经络，进行辨证论治。根据损伤部位，进行脏腑三焦论治：

上焦脏腑内伤血证，以活血化瘀，开窍通闭为法，可予血府逐瘀汤或通窍活血汤化裁，同时配伍轻宣之品以载药上行；中焦脏腑内伤血证，易损伤脾胃气机升降之机能，以活血化瘀，疏肝理气为法，可予膈下逐瘀汤化裁，同时应顾护脾胃，以健脾温胃；下焦脏腑内伤血证，以活血祛瘀，行气通利为法，可予少腹逐瘀汤化裁。

应特别注意，瘀阻脏腑脉络，四肢骨节，瘀久极易化热蕴毒，故在活血化瘀的同时，当注重疏风清热，凉血解毒，临证时可配合荆芥解毒汤。另外，"瘀血化水，亦发水肿"，水亦为湿，善向下走行，故同时配伍利湿之品。对于瘀阻经络而致全身疼痛者，可予身痛逐瘀汤化裁，同时配伍疏肝理气之药物，推动经络之气以行血，通而不痛。

《杂病源流犀烛·跌仆闪挫源流》说："跌仆闪挫，猝然身受，由外及内，气血俱伤病也。……而忽然跌，忽然闪挫，必气为之震，震则激，激则壅，壅则气之周流一身者，忽因所壅而凝聚一处，是气失其所以为气矣。气运乎血，血本随气以周流，气凝则血亦凝矣。气凝在何处，则血亦凝在何处矣。夫至气滞血瘀，则作肿作痛，诸变百出。"故以祛瘀之法为治血之要，前人常采用活血祛瘀之药对以配伍组方，可增祛瘀之效，如桃仁配红花、三棱配莪术等。

三棱配莪术为伤科破血、行气、止痛之经典药对，二药均为苦泄辛散温通之品，既入血分破血逐瘀，又入气分行气止痛。两者相须为用，以增破血祛瘀、消肿止痛之功效，用于跌打损伤，瘀肿疼痛。《医学衷中参西录》曰："三棱气味俱淡，微有辛意；莪术味微苦，气微香，亦微有辛意，性皆微温，为化瘀血之要药……若细核二药之区别，化血之功三棱优于莪术，理气之力莪术优于三棱。"三棱破血之功强于莪术，而莪术破气之功胜于三棱。

叶老通过总结多年用药遣方之经验，自拟"苏木配泽兰、大黄配三七、当归配三七、茜草配泽兰"等药对。例如以苏木配泽兰，苏木味辛能散，咸入血分，长于活血疗伤；泽兰味辛，性微温，长于利水消肿，两药结对，增其活血祛瘀、消肿止痛之功。

"化血"亦有"生血"之意，此"生血"并非通过补血之品以增血，而是通过"补气"之品以生血。气能生血，血液的生化离不开气作为动力。《灵枢·邪客》曰："营气者，泌其津液，注之于脉，化以为血。"血液的化生以营气、津液和肾精作为物质基础，在脏腑之气的推动和激发之下产生，其中营气与津液调和，共注脉中，化成血液，并保持了血容量的稳定。

血证常有瘀血未除，或血瘀未净，用补精血之品治疗，易滋腻，阻碍气机，以致瘀血滞而不得去，余瘀不得净。《血证论·阴阳水火气血论》强调"运血者，即是气"，气能行血，故应采用以气生血之法，在补血的同时亦可行血，使补而不滞。叶老临床遣方中，常以黄芪与人参（现临床多用党参代替）配伍，结为药对，补气以生血，意在补血不滞，辅以行血。另外，也常以黄芪与当归结为药对，当归可补血行血，配伍黄芪益气，使得化血有源，增其行血化血之力。

伤科血证"化血"之法，非单纯的"消瘀"之意，应包含"祛瘀"与"生血"两个方面，方为伤科"化血"之真意。

3. 和血

唐宗海认为，"出血已止，瘀血已消，血若复潮，动而出者，为血不安其经故也"，故应当防患于未然，以"宁血"防止血复潮而出，再发生出血。血动则治以宁血之法。另外，营卫受损，气血失和，脏腑、阴阳失调，均导致气机升降失常，冲气逆乱则气不宁血。故宁气之法，亦为宁血之法。气不宁则血亦不宁，气冲逆乱则迫血妄行，血溢出于脉外；气虚失于固摄，则血逃逸于脉外，故治血当治气，宁气以宁血。

燥、火、热邪为致气逆之因，瘀化热成毒及血热妄行，可致出血不止。故以润燥、泻火、清热以治气血不宁。叶老认同唐宗海"血之为物，热则行，冷则凝，见黑即止，遇寒亦止"的观点，遣方用药时配伍凉血、生津之药，凉血以止血，生津能使化血有源，且能平燥，抑制火、热之邪内扰气血。

久病易致虚，气虚失固，则血复潮而出，此种出血往往是少量缓慢的，无需专用止血药止血，补其气，使其气充，则固摄有力，血自即止也。

外伤血动不安，从病因病机而言，有别于内伤动血。在唐宗海"宁血"之法的基础上，叶老根据伤科疾病特点，提出"和血"之法是运用于损伤中期的治疗大法。

损伤中期，此阶段正是瘀凝之血化而未尽，肿痛消而未净，而正气随损伤而损耗之时。此时若继续采用祛瘀之法，会进一步损伤正气，而当顾护正气，用"和血"之法，意为"养血活血"，作为治疗要点。此正是"和血"之法与"宁血"之法根本区别所在。

损伤中期，气血治而未顺，瘀血祛而未净，遣方当配伍养血活血之品，在治血同时，做到化血有源，祛瘀而兼顾正气，扶正以祛邪。配伍补气血之药，以扶正气，气血充则祛邪外出。另配伍祛瘀之药，以净余瘀，用量宜少，以免耗伤正气。

外伤致营卫受损，气血失和，脏腑、阴阳失调，气机紊乱，从而影响血的生成、运行及功能。因此，和血并非仅在于"和血"，还应在于和营卫、和气血、和经络、和脏腑及和阴阳等。

《血证论·创血》说："人之所以卫外者，全赖卫气。卫气生于膀胱，达于三焦，外循肌肉，充于皮毛，如室之有壁，宅之有墙，外邪不得而入也。今既破其皮肉，是犹壁之有穴，墙之有窦，揖盗而招之入也。"创伤导致营卫受损，卫气失于推动及固摄调控之职，不能防御外邪入侵，易感受风、热、寒、湿、燥之邪；卫气受损，不能温养全身，内寒亦生。血遇寒、湿则血凝而瘀；遇燥、风、热则动血，血复潮动而出。卫气行于脉外，营气行于脉中，创伤使脉道破损，则营气亦损，而生血无源，血液亏虚，全身脏腑组织无以濡养，造成功能减退的病变。

伤科"三期分治"的内治法，对于中期，强调合营止痛。《素问·阴阳应象大论》曰："阴在内，阳之守也；阳在外，阴之使也。"营卫调和，血液化生有源，可抵御外侵之邪及防邪内生，气血脏腑正常生理活动得以恢复。遣方时以桂枝与白芍相配伍，调和营卫，温通经脉，养血柔肝。

和经络、脏腑及阴阳，关键在于和脏腑、经络之气，脏腑经络之气和，则阴平阳秘，阴阳即可调和。

脏腑之气由脏腑之精化生，脏腑之气又分阴阳，若阴气受损而不足，则表现出虚热性病证和虚性亢奋病证；若阳气受损而虚衰，则表现出虚寒性病证。此均为阴阳不和，所以致病。

创伤后卫气受损，外邪易内侵，易发蓄血之证。《血证论·蓄血》说："蓄血者，或伤寒传经之邪，或温疫时气之邪，传于血室之中，致周身之血，皆为邪所招致。"六经亦分阴阳，病在表在腑为阳，病在里在脏则为阴。故应和六经，以防外邪入侵，传经入里，以致危及生命。

血属阴，气属阳，阴阳和，则气血和。阴阳平和依靠的是脏腑、经络、营卫及气机升降出入的调和。法以和血，亦包含和脏腑、经络、营卫、气机，以防血复凝，或复潮而出。

4. 补血

外伤损伤脉道，血液大量逸出而丢失，或成为离经之血。离经之血虽仍为血，但失去了血液的正常生理功能。病人或先是失血，由于气随血耗，使气不足以摄血而更出血；或伤后不愈，病久消耗，气血两伤，以致气血两虚。因病程长，虽单位时间内出血量不多，但时日较久，逐渐累积的出血量较大，另外气虚无以生血，使血不得充，需要补血。大量出血后需补血，这是毋庸置疑的。在新血未能及时补充的情况下，气能生血，治疗应同时配伍补气之药，使营气与津液入脉化血，补充一定的血容量。

脾主统血，具有统摄、控制血液，使之在脉中正常运行而不溢出脉外的功能。叶老引用《薛氏医案》"脾能统摄于血"，认为气的固摄作用主要体现在脾，故补气以补脾气为要。临床遣方常配伍补气健脾药对，例如茯苓配伍白术，增其补气健脾之功。此外，茯苓亦可宁心安神，益心脾、宁心神，以调治失血致气血不足而出现的心悸、失眠等症。

《血证论·阴阳水火气血论》说："人之一身，不外阴阳，而阴阳二字，即是水火，水火二字，即是气血，水即化气，火即化血。"外伤血失，水火皆损，卫气受损不固，易于生寒。白术被誉为"补气健脾第一要药"，可固充卫气，从而温养机体，益气以生火，亦可治疗失血导致的汗出、畏寒等症状。

精是化生血液的基本物质之一，先天之精及后天之精融入血液之中，则化生为血。精血同源，精与血都由水谷精微化生和充养；两者之间又互相滋生，互相转化，同时具有濡养和化神等作用。另外，肾为藏精之脏，肾精为先天之本，受后天水谷之精充养。叶老认为：肾精充盈，则肝有所养，血有所充，精足则血旺，精亏则血虚。

精亦可以生化为气，《素问·阴阳应象大论》明确指出"精化为气"；而气又为血之母。先天之精可以化生先天之气，水谷之精可以化生谷气，加上肺吸入的自然清气，综合而成一身之气，即精为气之化生本源。精充则化气充足，亦化血有余。故"补血"之法不只是补其血，另一方面应同时"益精"，即"精血共补"。

肾藏精，肝藏血，精能生血，血可化精，精血之间相互滋生，相互转化，亦为肝肾同源，故精血共补，实以肝肾共补为要。遣方时用补益肝肾、益精填髓之药，如当归、熟地黄、白芍、枸杞子等。《景岳全书》强调"善补阴者，必于阳中求阴，则阴得阳生而泉源不竭"，故可随方配伍少量补肾阳、益精血之药，如鹿角片、巴戟天、锁阳、肉苁蓉等，取阳中求阴之意，在增加疗效的同时，亦能限制纯阴药物的偏性。

气为血之母，营气不能立即化血，而是需要一个过程，故可在补血基础之上适当补气，配伍黄芪、党参、山药、白术等补气之药。

血液由水谷之精所化生，《灵枢·决气》说："中焦受气取汁，变化而赤，是谓血。"而脾胃运化水谷精微，为后天之本；同时脾亦为生气之源，影响一身之气的生成，《灵枢·五味》说："故谷不入，半日则气衰，一日则气少矣。"脾气充，则控摄血液行于脉中，以疗血逸脉外。此外，脾胃之气又可化血，伤科外伤疾病损伤脉道，心在体合为脉，全身的血脉均属于心，水谷精微通过脾的转输升清作用，上输于心肺，灌注于心脉，使脉道得以修复，同时化赤为血。另外，伤科创伤亦可伤及脾胃，亦当补脾胃。

由此可见，"顾护脾胃"之法在"补血"中有着重要的作用。临床遣方补血之时，应考虑到行补益脾胃之法，常以白术、茯苓药对配伍，益气健脾，以助补血之力。补益脾胃之法不仅使得化血有源，而且血生成后可避免再次丢失，这才是真正的"补血"之道。

可见，伤科外伤血证有着自身的特色，治疗思路也有别于内科血证。应以"止血、化血、和血、补血"为四大法，"止血"以止血与补气为要，"化血"以祛瘀与生血为要，"和血"则以和营卫、气血、经络、脏腑、阴阳为要，"补血"则以补血益精、补阳、顾护脾胃为要。

（三）伤科之非外伤性血证

伤科非外伤性血证多见于伤科相关痹病、附骨疽等。此类疾病多以外感六淫或邪毒感染为前提，而后体内气血发生病理变化，导致出血。故此种血证与外伤血证有着很大不同。叶老认为，当以"消、清、和、补"为治疗伤科非外伤性血证之四大法，其与治疗外伤出血的差别主要体现在"消""清"两法。

1. 消法

痹病、附骨疽等疾病，发病均以经络阻塞、气滞血瘀为先。痹病根据风、寒、湿、热、瘀等的不同病因和症状，分为行痹、痛痹、着痹、热痹、尪痹。《黄帝内经》指出："风寒湿三气杂至，合而为痹。"其病机为：正气不足，腠理不密，卫外不固，外感风、寒、湿、热之邪，致使肌肉、筋骨、关节、经络气血运行不畅，血瘀痹阻，不通则痛。附骨疽因余毒流注，或外感风寒暑湿诸邪，客于肌腠，内注筋骨、关节，经络阻塞，气血凝滞，从而发病。

《黄帝内经》曰："恶血在内而不去，卒然喜怒不节，饮食不适，寒温不时，腠理闭而不通，其开而遇风寒，则气血凝结，外邪相袭，则为痹痛。"故在伤科非外伤性血证发生之初，以瘀为主要病机及病理产物，瘀未化热，或化热尚轻，未化痰、酿脓，未生他变，邪毒未入里，病位尚在于筋骨、关节而未累及脏腑，此时应以"消血"为法，祛瘀且祛邪。

因此，在伤科非外伤性血证的初期，主要以"瘀"为患，当以"消血"之法治之。"消血"包括一消瘀，二消邪，邪不消则瘀不祛，或祛而复作，迁延不愈。

例如，股骨头缺血性坏死，中医属于"痹病""骨蚀"范畴，由于外伤、劳损、外邪毒素等因素，损伤气血，导致气机紊乱，瘀血内停，积血在内不散，复感受外邪，邪阻血运，瘀而生痹。以"瘀"为本病的核心病机。在以祛瘀为法进行治疗的同时，须配伍祛风除湿、性味辛温之风药，如防风、细辛、制川乌、独活等。对于风寒湿甚之顽痹，则可配伍能"透骨搜风"，祛风湿、舒筋活络，药力峻猛之蕲蛇、乌梢蛇等。

2. 清法

痹病，瘀阻筋骨、经络，湿热壅滞，或郁而化热，灼瘀为痰，痰瘀交结，使血不得行，筋骨关节不得濡养，经络不通，关节不利；另痰热灼津，或化燥伤津，使得阴血不足而血病。血病成瘀而化热，痰瘀热互结，灼津液以伤阴血动血，或成脓成毒蕴结筋骨，内传于营，入于血分，以至脏腑。

《医宗金鉴·痈疽总论歌》指出"痈疽原是火毒生"，附骨痈则因气血凝滞，郁而化热，蕴热成毒，热毒炽盛，腐烂筋骨而发病。

以上均应以"清血"之法治之。"清血"之意实为一清血热，二清痰瘀毒。故治疗应以清热解毒、凉血泻火为法选用药物，并清其痰热瘀毒以治血。

久病皆致虚，故而随后治血当以"和、补"之法，随证遣方加减，与外伤血证大致相同。

二、伤科痰瘀论

疾病的发生是由不同的病因所引起，宋代陈言提出的"三因说"就指出，"六淫，天之常气，冒之则先自经络流入，内合于脏腑，为外所因；七情，人之常性，动之则先自脏腑郁发，外形于肢体，为内所因；其如饮食饥饱，叫呼伤气，尽神度量，疲极筋力，阴阳违逆，及至虎狼毒虫，金疮踒折，疰忤附着，畏压缢溺，有背常理，为不内外因"，阐述了直接或间接的内外病因。在这些病因的作用下，机体产生一系列的病理变化，导致疾病的发生，并在疾病的发展过程中产生了一些病理产物，如"痰""瘀""结石"等；同时，病理产物的形成又可成为新的致病因素，作为继发的病因，干扰人体正常功能，使病情加重，甚至引起一系列新的病变。

伤科疾病的发生与发展有其自身的独特性，骨断筋离势必影响气血津液的输布运行。故伤科疾病发生过程中，最易产生且最易因其致病的病理产物为"痰"和"瘀"。

伤科痰瘀致病有其特有规律，病情发展中有着由"瘀"致"痰"，或由"痰"致"瘀"的递进病理变化特点。临床诊疗中需掌握和了解伤科痰、瘀证的发生机制、发展阶段、病理特性、传变规律等要点，进行辨证论治。

（一）伤科痰瘀证的病理机制

1. 瘀证的病理机制

瘀血，是脉内流动之血液的停滞，或血逸脉外而瘀积所形成的病理产物，即从"血瘀"到"瘀血"的病变。"瘀血"属于伤科血证的范畴，其部分产生原理、治疗思路及遣方规律已在前文"伤科血证论"中进行论述。

血液正常运行的前提是脉道的完整通畅、脏腑功能正常、气的推动和固摄作用的正常发挥。凡影响血液运行的内外因素，均能导致血液停滞或血逸脉外而产生"瘀血"。

脏腑机能失常，影响血液运行，为"瘀血"产生的重要原因之一。

肺朝百脉，主一身之气而司呼吸，调节全身的气机，辅助心脏，推动和调节血液的运行。如果肺主气机的功能失调，不能有效地辅助心脏推动血液运行，则血液停滞，积而为瘀。可见瘀血的产生，与肺主气、肺朝百脉的功能失调有密切关系。

脾主统血，人体血液正常循行，有赖于脾统血功能的正常发挥。如脾气虚衰，统血功能受损，则血液不能正常循行于脉管内，溢出脉外，凝而为瘀；或脾阴匮乏，脉道塞涩而成瘀；或脾阳不振，寒凝血滞而成瘀；或热郁脾经，津血煎熬而成瘀。

肾藏精，主骨生髓，精血同源，可见肾对血液的生成具有促进和调节作用。若肾精不足，气血生化无力，气虚无力推动血行，血虚行缓，脉道干涸，均可致血滞成瘀。若肾阳亏虚，命门火衰，阴寒内生，寒凝血脉，也可形成血瘀。

心主血脉，全身血液赖心气之推动，内灌脏腑，外达经络，发挥其濡养作用。正如《灵枢·经脉》所云，"手少阴气绝则脉不通，脉不通则血不流"，如心不主血，则血无以行，停聚而为血瘀。心阳鼓动血脉，运行全身，故亦有化气行血之功；心阳不足，亦导致血瘀。可见瘀的产生，与心主血脉、心阳化气的功能失调有密切关系。

肝主藏血，具有贮藏血液和调节血量的功能。如肝不藏血，血溢脉外，引起出血，凝而成瘀；或肝失疏泄，气机郁滞，气不行血，血滞为瘀。

骨折筋伤，外伤为主要原因。外加暴力致局部筋骨、脉道受损，血不循经，停滞为瘀；或血逸于脉外，形成离经之血，流注于骨、筋、肉、关节之间，未能排出体外或及时消散，瘀积而成瘀血。

《血证论》曰："气为血之帅，血随之而运行；血为气之守，得气之而静谧。气结则血凝，气虚则血脱，气迫则血走。"外伤以致气伤，气机紊乱，失去推动血行之力，血停滞并阻遏于脉络，是为气伤及血。

伤科骨病，多为机体感受风、寒、湿、热等外邪。阴邪致寒、致滞涩，《医林改错》说"血受寒则凝结成块"，从而影响血液运行；《灵枢》说"寒邪客于经络之中则血涩，血涩则不通"，寒凝则脉道收引挛缩，血行不畅，瘀而不行，湿滞则阻挡血液前行，重浊黏腻而导致血液循行不畅而血瘀。阳邪致热、致火，热则易迫血妄行，以致血溢脉外，形成离经之血；热亦化火，《医林改错》说"血受热则煎熬成块"，火热之邪煎灼脉道及血中津液，使得血液黏稠，成块成瘀。

跌打损伤及骨病日久，阴阳失衡，气血不足，素体亏虚，气无力行血，阳气无力温化，阴血不足而干涸，导致血行迟缓滞涩，积而成瘀，此为因虚致瘀。

2. 痰证的病理机制

外感六淫、内伤七情、饮食不节等因素，导致脏腑功能失调，不能正常气化和代谢水液，使水液停聚，代谢障碍，产生病理产物，稠浊者为"痰"，清稀者为"饮"。《景岳全书》说："盖痰涎之化，本由水谷，使果脾强胃健，如少壮者流，则随食随化，皆成血气，焉得留而为痰？惟其不能尽化，而十留其一二，则一二为痰矣；十留三四，则三四为痰矣；甚至留其七八，则但见血气日削，而痰证日多矣。"中医学将痰分为两类：视而可见或触之有形的"有形之痰"，如咳痰、痰核；只见征象而不见其形质的"无形之痰"，如眩晕之风痰、癫痫之痰。"痰"的产生与脏腑功能失常密切相关，如：心阳不足，气不化水，水湿聚留，寒凝生痰等，可见痰饮与心阳化气的功能有密切关联。对水液的代谢及气化起着重要作用的脏腑，还有肺、脾、肾、肝及三焦。

肺主行水，通调水道，为水上之源。通过肺的宣发和肃降功能，对体内津液的输布、运行和排泄，起到疏通和调节的作用。若肺的宣发肃降功能失调，不能敷布津液，津液运行缓慢，可停聚为痰；肺阴不足，虚火必旺，亦能煎熬津液，炼液成痰。故中医学称"肺为贮痰之器"。

《素问·经脉别论》说："饮入于胃，游溢精气，上输于脾，脾气散精，上归于肺，通调水道，下输膀胱，水精四布，五经并行。"脾主运化精微，通过其转输作用，将津液输布至全身。脾气虚弱，散精功能受损，则水湿停蓄，聚而为痰，故有"脾为生痰之源"之说。

肾为先天之本，内藏元阴、元阳。《素问·逆调论》曰："肾者水脏，主津液。"肾具有主持和调节人体津液代谢的作用。《医学入门》认为"肾为成痰之根"，如肾阳不足，水液代谢紊乱，则痰浊内生；肾阴不足，虚火内生，则灼津为痰。可见痰饮的产生，与肾主水、肾藏精的功能失调有密切关联。

肝主疏泄，调节全身气机，促进津液的循环输布。若肝失疏泄，气机郁滞，影响三焦通调，则津液停滞，聚而成痰。

《素问·灵兰秘典论》说："三焦者，决渎之官，水道出焉。"三焦为水液排泄、输布之通道，故"上焦不治则水泛高原，中焦不治则水留中脘，下焦不治则水乱二便。三焦气治，则脉络通而水道利"。《难经》谓三焦"主持诸气"，诸气通利，水液运行。三焦水道不利，则津液失布，亦能聚水生痰。

伤科痰证的产生，往往继发于其他病理过程。如：由湿邪进一步寒化、热化而生痰。因此痰的性质也有不同：受寒则收引凝滞，化为"寒痰"；受热则实热煎熬，化为"热痰"，受虚热灼炼，化为"燥痰"。

3. 痰瘀证的病理机制

（1）痰瘀同源 痰和瘀，皆属于人体的病理产物，起于阴阳气血失其常度，津熬为痰，血滞为瘀。虽各有所源，痰来自津，瘀本乎血，然《灵枢·邪客》有云："营气者，泌其津液，注之于脉，化以为血。"津血既为同源，皆出于营分，则痰瘀亦为同源，相互影响、相互转化、密不可分。何梦瑶在《医碥》中指出："气血水三者，病常相因。有先病水肿而血随败者，有先病血结而水随蓄者。"

骨病筋伤日久，气血津液运行失常，血凝而痰液黏滞，痰阻而血行塞涩，常见痰瘀相互胶着、顽固不化，治疗中尤其强调痰瘀同治：治痰必治血，血活痰易化；治瘀必治痰，痰化血自行。

（2）痰瘀与气、血、津、液的关系 气、血、津、液都是人体的精微物质。其中，气活力最强，能激发和促进人体生长发育及脏腑经络、组织器官的生理功能，能直接推动血液的生成、运行以及津液的生成、输布和排泄，也能通过调节脏腑功能，影响血液、津液的代谢。

气为血帅，血在脉中流动顺畅，有赖于气之推动和对脉管的控摄。气推动无力，血随之涩滞；气控摄无力，血溢于脉外。停滞之血和离经之血，终皆成瘀。血瘀反过来又加重气机阻滞。同样，气虚或气郁，不能输布津液，津液凝聚成痰，痰浊也进一步阻滞气机。

气病之下，正常的血液成为病理产物——瘀，正常的津液成为病理产物——痰，痰瘀二者又因气机受阻互为影响，加重病情。

（3）痰瘀与精的关系 精，泛指人体内一切有用的精微物质。先天之精，禀受于父母；后天之精，由脏腑化生水谷精微而成。肾主藏精，接受其他脏腑的精气而储藏起来。五脏精气充盛，肾精的生成、储藏和排泄才能保持正常。五脏功能衰弱，则肾精亏虚，虚阳灼阴，耗伤津液，机体阴少津亏，血液重浊，流行不畅，也可停滞凝结而为痰瘀。

故，伤科痰瘀并治，也即调气、和血、输津、通液、益精，此乃治"本"也。

（4）痰瘀对脉、肌、筋、骨、关节的影响 人体的组织结构都有赖于气、血、津、液、精的滋养。当体内精微物质在多种病理因素作用下，凝结为痰瘀（可因痰致瘀，可瘀久生痰，或痰瘀并存），停滞于不同组织内，则产生相应的病证。

当痰瘀停滞于脉络，轻者可见肌肤甲错，重者局部肌肤失荣，肤色呈紫红或苍白，皮温降低，肢端发凉、麻木、酸痛，甚至溃疡、脱疽。痰瘀停滞于肌肉，则出现肌肉疼痛、肿胀、僵硬、萎缩，麻木不仁，瘀斑硬结，肌力下降。痰瘀停滞于筋骨、关节，则患处疼痛拘挛、关节僵硬、肿胀畸形、活动不利、负重困难。

故，伤科痰瘀并治，也即通脉、柔肌、舒筋、强骨、滑利关节，此乃治"体"也。

（5）痰瘀与肺、脾、肾、心、肝的关系 痰瘀与肺的关系：肺为娇脏，主气而司呼吸。通过肺的宣发和肃降功能，通调水道，对体内津液的输布、运行和排泄有疏通和调节作用。若肺失宣发肃降，不能敷布津液，津液停聚而为痰；肺阴不足，虚火必旺，亦会煎熬津液成痰。肺朝百脉，助心行血，辅助心脏推动和调节血液的运行。如肺脏不能有效地辅助心脏推动血液运行，血液滞而为瘀。可见痰与瘀的产生，与肺通调水道、肺朝百脉的功能失调有密切关联。

痰瘀与脾的关系：脾气散精，主运化精微。脾气虚弱，散精功能受损，则水湿停蓄，聚而为痰。脾主统血，如脾气虚衰，统血功能受损，则血液不能正常循行于脉管内，溢出脉外，凝而为瘀；或脾阴匮乏，脉道塞涩而成瘀；或脾阳不振，寒凝血滞而成瘀；或热郁脾经，血液煎熬而成瘀。可见痰与瘀的产生，与脾气散精、脾主统血的功能失调有密切关联。

痰瘀与肾的关系：肾为水脏，具有主持和调节人体津液代谢的作用。如肾阳不足，水液代谢紊乱，则痰浊内生；肾阴不足，虚火内生，则灼津为痰。肾藏精，若肾精不足，气血生化无力，气虚无力推动血行，血虚行缓，脉道干涸，均可致血滞成瘀；肾阳亏虚，命门火衰，阴寒内生，寒凝血脉，形成血瘀。可见痰与瘀的产生，与肾主水、肾藏精的功能失调有密切关联。

痰瘀与心的关系：心主血脉，全身血液，赖心气之推动，内灌脏腑，外达经络，发挥其濡养作用。同理，心阳鼓动血脉，运行全身，亦有化气行水之功。心阳不足，气不化水，水湿聚留，寒凝生痰。可见痰与瘀的产生，与心主血脉、心阳化气的功能失调有密切关联。

痰瘀与肝的关系：肝主疏泄，调节全身气机，促进血液、津液的循环输布。若肝失疏泄，影响三焦通调，则津液郁滞而成痰。肝主藏血，具有贮藏血液和调节血量的功能，如肝不藏血，血溢脉外，则引起出血，凝而成瘀；或肝失疏泄，气机郁滞，气不行血，则血滞为瘀。可见痰与瘀的产生，与肝主疏泄、肝藏血的功能失调有密切关联。

故，伤科痰瘀并治，也即宣肺、健脾、益肾、强心、疏肝，此乃治"脏"也。

（6）痰瘀与风、寒、湿、热、毒的关系 痰瘀与风的关系：外风为六淫之首，四季皆能伤人，经口鼻或肌表而入。内风多由脏腑功能失调产生，可由内而生阴虚、阳亢、热盛、血虚等多种变证，引起以摇动、游痛、惊惕、眩晕等"风性善动"为特征的病症。

《医方考》中说道："风邪注于肢节，久久则血脉凝聚不行，故用乳香、没药以消瘀血。"说明外风侵袭经络，阻滞血流正常运行，可致血瘀。《素问·调经论》云："血之与气并走于上，则为大厥。"《灵枢·五乱》云："乱于头则为厥逆，头重眩仆。"可见，内风引动血液妄行，阻塞清窍，则痰瘀互生。

另外，瘀血、痰浊阻塞经络，筋脉失养，挛急麻木，根本病机在于痰瘀生风。现代医学研究表明，高血压病、脑动脉硬化症、脑萎缩、颈椎病、帕金森病等与"内风引动"相关的疾病，多见于血液处于高度"黏、凝、聚"状态的患者，这也与中医痰瘀致风的理论一致。

痰瘀与寒的关系：寒邪的来源，或外感寒邪，或阳气虚衰、寒从内生。因寒性凝滞，其性收引，可使筋脉收缩，血液运行迟滞，而致血瘀。寒凝水停，或阳气不足、气化失司、水液不得温化，也可导致津液停滞和积聚，最终形成水湿痰饮之类病理产物。反之，痰浊、瘀血阻滞筋脉，影响气血对机体的温煦濡养，导致局部功能减退，中寒内生，故痰瘀也能生寒。

痰瘀与湿的关系：湿属阴邪，性黏腻，能阻滞气的运动，妨碍脾的运化。湿性重浊，犯表则令人头身困重，四肢酸楚；入里则阻滞经络，流注关节，令关节酸痛、沉重、活动不利，痛处不移；留滞脏腑，则阻遏气机，胸脘痞闷，小便短涩，大便溏黏。

湿邪困脾，脾失健运，内生痰湿。可见，湿与痰本为同源，湿滞过甚化为浊饮，浊饮进一步化为顽痰。湿性黏滞，阻碍气机，气不行血，血停成瘀，故湿能致瘀。反之，瘀也能致湿，瘀血阻滞，气机不畅，津液运行障碍，聚而生湿酿痰。湿、痰、瘀日久，常成癥瘕积聚。

痰瘀与热的关系：外感六淫，积久化热，从阳化火，波及营血，可致气血壅滞；邪火灼伤营阴，耗伤阴血，可致血液稠厚，停滞为瘀，热蒸津液，聚而成痰。病久入络，络瘀生热、痰郁生热。故既能因热致瘀、因热生痰，亦能因瘀致热、因痰致热。

痰瘀与毒的关系：温热邪毒内陷营血，壅滞脉道，则水蒸为痰、血炼成瘀，热毒痰瘀互为交结。反之，痰饮、瘀血作为津液营血代谢的病理产物，本身亦能化毒为害，形成痰毒、瘀毒。诸多疑难杂症、急危重症，常常与痰瘀互结、郁久腐化、凝聚成毒有关，从而形成痰瘀毒相互交结，使病情益加顽缠难愈。

故，伤科痰瘀并治，也即祛风、散寒、化湿、清热、解毒，此乃治"邪"也。

（二）伤科痰瘀证的病理特性

1. 痰证的病理特性

元代朱丹溪提出百病多因痰作祟，说明痰邪致病的范围和表现形式难以尽数。《杂病源流犀烛》中阐述，痰"为物则流动不测，故其为害，上至巅顶，下至涌泉，随气升降，周身内外皆到，五脏六腑俱有"。可见，"痰"产生后，可在气的推动下流传全身，外达肌肤、经络、筋骨，内至脏腑，全身各处，无处不到。但痰性黏滞，易停留和阻滞于经脉、肌肉、筋骨、脏腑某处而不行，如果兼感外邪，则易发他病。

痰证致病特点：与瘀类似，首先阻滞气血运行。痰产生后，痰随气行，阻于经络，使得经络气机阻滞，经气不能循经运行，出现四肢麻木、屈伸不利，甚至出现半身不遂，或痰凝局部形成肿块。痰内阻于脏腑，则脏腑功能失常，机体内环境紊乱，出现脏腑病变的相应表现。

其次，影响水液代谢。痰本身即是水液代谢失常的病理产物，它亦能阻碍脏腑传输、运化和排泄水液的功能，加重水液代谢障碍。

其三，痰为浊物，易蒙神窍。此多指无形之痰，随气上逆，蒙蔽清窍，出现头晕目眩、神志不清。

其四，致病广泛，变幻多端。"百病多由痰作祟"，痰浊停留于全身不同部位，本就临床症状多变，病机繁乱错杂，又易与寒、热、风、湿、燥、火、瘀邪相兼，伤阳化寒，伤阴化燥，郁而化火，甚而酿脓，诸如此类，变化多端，错综复杂。元代朱震亨在《丹溪心法》中提到，"痰之为物，随气升降，无处不到"，同样也说明痰浊致病部位极为广泛。

骨伤科疾病中的痰证，以无形之痰为主，多因外伤、劳损、六淫、七情等因素，致气机不畅，津液代谢障碍，化生痰邪，凝聚于体内脏器组织。根据停留部位不同，可表现出不同症状。停滞于头部，则头眩、头痛、头重，或昏厥、抽搐、癫痫；阻滞于关节、经络，则局部麻木重胀，肿块结节，皮肤增厚，肤色晦暗。脉象可见滑、弦、沉、迟。

2. 瘀证的病理特性

血滞成瘀，停积而不能散去；或血溢脉外，成为离经之血，阻于筋骨经络之间，不但失去血液的正常濡养作用，且可导致新的病变发生。瘀血致病的病理特性是：

其一，易于阻滞气机。气为血帅，血为气母，血瘀多兼气滞。瘀血一旦形成，局部气血不畅，气行受阻，不通则痛，出现刺痛或胀痛。

其二，影响正常血液运行。瘀血阻塞于脉道内，或脉络受损，血逸脉外，阻滞气机运行，引起正常血液流动障碍。

其三，阻碍新的血液生化。"瘀血不去，新血不生"。饮食水谷为生化气血之源，经脏腑运化吸收后，变化为红色血液，行于脉中，周流不休，营养全身。瘀血产生，日久不化，阻滞气血运行，脏腑功能失常，势必影响新血的生成，使四肢百骸、皮肉筋骨失去濡养，故见肌肤甲错、毛发不荣等表现。

其四，部位固定，兼证各异。瘀血多因血液停滞而产生，聚结而不易消除，所以其病位也较为固定，局部瘀血阻滞不通，不通则痛，疼痛较为局限且固定不移。除局部症状外，相应脏腑、经络因瘀血阻滞而产生的功能障碍及表现出的症状又各有不同，且依据患者体质因素而各异：瘀血兼寒，则凝而难祛；瘀而化热，则化痛成脓或热毒内生。

综合上述内容，瘀证的症状特点为：刺痛，固定不移，拒按；瘀斑，包块，按之有形，质硬触痛；出血，紫暗夹块；神志失常，癫狂；面色黧黑，肌肤甲错；关节变形，指（趾）紫绀，脉络迂曲暴露；舌暗、青紫、瘀斑，舌下脉络怒张；脉涩或结。

3. 痰瘀证的病理特性

骨折筋伤，损及气血，瘀血内停，积而不散，气机紊乱，津液行而不畅，滞而成痰；又因卫表不固，感受外邪，邪阻血运，生瘀生痰，痰可致瘀，瘀亦可成痰。故骨伤科疾病常非单纯的痰证、瘀证，往往痰瘀互结，相互胶着、顽固不化。

痰与瘀，常见于久病失治，是病理变化缓慢累积后产生的病理产物。《伤科汇纂》曰："挫闪者，非跌非打之伤，乃举重劳力所致也。或挫腰瘀痛，不能转侧，或手足拗闪，骨窍扭出。其伤虽属寻常，若不即时医治，失于调理，非成痼疾，即为久患也。"如外伤后局部血肿，日久瘀血机化，中医学解释为：跌打损伤致气血瘀滞，瘀而不化成瘀血，瘀血停滞于皮下、筋肉、骨骼、经络，瘀久生痰，痰瘀互结，胶着成块。痰瘀互结，为伤科疾病中后期的主要致病因素。痰瘀停滞于脉络，轻者可见肌肤甲错，重者局部肌肤失荣，肤色呈紫红或苍白，皮温降低，肢端发凉、麻木、酸痛，甚至溃疡、脱疽；痰瘀停滞于肌肉，则出现肌肉疼痛、肿胀、僵硬、萎缩，麻木不仁，瘀斑硬结，肌力下降；痰瘀停滞于筋骨、关节，则患处疼痛拘挛、关节僵硬、肿胀畸形、活动不利、负重困难。病久失治，在痰瘀互结的基础上，易兼夹风、寒、湿、热、毒、虚，进一步发展，又产生新的病理产物和病理机转，病情更加错综复杂。

（三）伤科痰瘀证的辨证要点

对伤科痰瘀证的辨证，应通过四诊合参，从不同侧面了解和收集病情资料，寻找可串联的证据链，根据痰瘀的致病特性，进行综合判断。辨体内痰瘀，应明确痰瘀的位置、性质、趋势，推断出痰瘀产生的原因和机理，疾病所处的阶段，是否兼有他邪他证，以及病情的转归与传变。

1. 辨痰瘀先后

外伤或骨病，久病均可生痰瘀，或先瘀后痰，或先痰后瘀，继而痰瘀互结。"痰"与"瘀"的产生先后，以及产生后彼此演化的顺序，对分析伤科疾病"治瘀及痰"或"治痰及瘀"，进行辨证施治，有着重要意义。

分析"痰"与"瘀"，以何为先、以何为后，有利于还原疾病的痰瘀病理变化的整个过程，把握疾病所处阶段，进而掌握痰瘀将要传变的方向及疾病的转归。常见伤后脉络受损，气滞血瘀，瘀血阻滞，日久失治，郁而生痰，此为先有瘀，后生痰，终互结，故瘀根之深固，遂致痰结而不得散。

以临床踝部扭伤为例，伤后局部气滞血瘀，血肿刺痛固定且拒按，因无明显骨折与脱位，常被患者拖延而失治。筋伤日久，瘀血阻滞经脉，渐生顽痰，疼痛程度虽日渐减轻，但肿胀隐痛时作，许多患者甚至感觉局部不适，非痛非麻，不可描述，且伤肢踝部及足部反复肿胀。

叶老认为，伤后初期，局部瘀阻，为"瘀血"先致病。损伤后期，未能及时祛瘀散瘀，出现局部反复肿胀不适，乃部分瘀血被机体吸收，余瘀日久，气滞液停，化生顽痰。痰性黏滞，不易祛除，痰瘀胶着互结，经络更受其阻，则上述症状反复发作。叶老采用益气祛瘀化痰之经验方——夏棱和痹汤治疗，祛瘀化痰双管齐下，并有所侧重，体现了"治痰必治血，血活痰易化；治瘀必治痰，痰化血自行"的治疗原则。

反之，若先内生顽痰，日久阻滞气机，气机不畅而不能行血，血不行而瘀，产生瘀血，与顽痰互结。如骨性关节炎、强直性脊柱炎等，均属此类，故重在涤荡顽痰，佐以活血化瘀。遣方当选用化痰散结之品与舒经通络之药物相伍，如以姜半夏、胆南星等燥痰，配伍穿山甲、僵蚕、地龙、蜈蚣等软坚散结、祛风通络，稍佐赤芍、泽兰等行血化瘀为辅。

血行则痰易化，活血应辅以祛痰，如缺其一，则病证反复不愈，或日久变生他证。

2. 辨痰瘀轻重

内生痰瘀，痰瘀互结，须辨痰瘀两者之轻重，用于指导立法遣方用药。应避免对于痰瘀致病，不分轻重，笼统采取祛瘀化痰之法。应辨明主次，抓住矛盾的主要方面，提高用药施方的准确性。

虽然痰瘀互结，阻滞经脉，经气不畅，多以酸胀不适为主诉，但细辨其证，必有痰、瘀特性偏重之表现。辨痰瘀轻重，乃痰瘀证精准施药之前提。

例如，同样是以腰背肢体酸胀不适为主诉的病人，瘀证偏重者，表现为肤色黧黑、肌肤甲错、指（趾）色紫绀、脉络迂曲暴露、不适感在夜间明显；而痰证偏重者，则表现为肤色晦暗、皮肤增厚、局部麻木重胀、有肿块结节，不适感在午后稍有加重。

3. 辨痰瘀兼证

骨伤科疾病在发生、发展过程中，常兼夹六淫、邪毒等致病因素，如痹病、痿病、痛病、疽病、痨病、瘤病等的后期，常因气血受阻，显现痰瘀证特点，并常兼见其他证候。

（1）痰瘀兼风、寒、湿证 《素问·风论》说："风者，善行而数变……百病之长也。"风邪是一种变化多端的外邪，四季皆能伤人，骨伤科很多疾病都与风邪有关。《杂病源流犀烛·诸痹源流》说："风胜者为行痹，游行上下，随其虚处，风邪与正气相搏，聚于关节，筋弛脉缓，痛无定处。"痰瘀兼夹外风，风邪所中之经络局部郁滞，导致血瘀痰凝，则出现局部感觉麻木、肿胀疼痛、活动不利等症状。风邪善行而数变，症状发作部位可游移不定。另外，由于脏腑功能失调，正气亏虚，因阴虚、阳亢、热盛、血虚而生内风，导致以摇动、游痛、惊惕、眩晕等"风性善动"为特征的病证。内风引动血液妄行，阻塞清窍，化生痰浊，则痰瘀互生。

外感寒邪，损伤人体卫阳，无以温煦推动气血津液运行，气血津液凝结，经脉阻滞，不通则痛。反之，痰浊、瘀血阻滞经脉，影响气血对机体的温煦濡养，导致局部功能减退，中寒内生，故痰瘀也能生寒。

"湿胜则阳微"，湿属阴邪，易损伤阳气；性质重浊而黏腻，易阻遏气机。湿邪侵犯机体之后，易留滞于脏腑经络，使脏腑气机升降失常，血不随气行则瘀，经络阻滞不畅，则致湿瘀交阻。如素体内有血瘀，气机受阻不畅，津液运行障碍，聚而生湿酿痰，导致痰瘀互阻。

关于痰瘀兼风、寒、湿证，这里以痹病为典型示例加以阐述。叶老认为：痹病可因风、因寒、因湿、因热、因瘀、因痰痹阻于经络，流注于关节而致。纵观多年临证所见，本病以中年和老年人多发，深究其因，乃元气伤败为先。肝肾亏虚则不能灌溉，气血不足则不能濡养，骨节为之衰退，诸邪乘虚侵袭，气血为之不畅，经络因而痹阻。《素问·痹论》说："风寒湿三气杂至，合而为痹，其风气胜者为行痹，寒气胜者为痛痹，湿气胜者为着痹也。"可见风、寒、湿三邪乃痹病的常见致病因素。痹病日久，气血瘀滞，痰浊阻络，痰瘀交结，痹病迁延难愈。

（2）痰瘀兼热、毒证 痰饮、瘀血作为津液、营血代谢的病理产物，本身亦能化热、化毒为害，形成痰热、瘀热、痰毒、瘀毒。诸多疑难杂症、急危重症，皆因病久入络，络瘀生热，痰瘀互结，郁久化腐，凝聚成毒。痰瘀毒相互交结产生的症状，除了疼痛、肿胀，还可见组织结构的破坏。

以骨肿瘤为例。脾肺功能失调，水湿不化，津液不布，郁而熬灼，导致痰浊凝结；正气虚弱，气血亏损，气滞血瘀，蕴结日久，凝结成块，则发为肿瘤。《丹溪心法·痰》曰："凡人身上、中、下有块者，多是痰。"痰瘀阻于筋骨肌肉，发为痞块而成骨肿瘤，症见疼痛部位固定不移，骨膨胀变形，骨骼畸形及病理性骨折，患部功能障碍，相应部位肌肉萎缩，周围组织受压，食欲不振，精神萎靡，进行性消瘦，贫血等。叶老认为，以上症状乃因痰致瘀，痰瘀互结，日久失治，蕴而化毒。

（四）骨伤科常见痰瘀证的诊治

叶老认为：痰瘀交结一旦形成，必须化痰活血，双管齐下，才是正治。他对于隶属骨病范畴的股骨头缺血性坏死、骨质疏松症、风湿与类风湿性关节炎、强直性脊柱炎、痛风性关节炎以及骨髓炎等疾病的治疗，尤其注重"痰瘀并治"。

叶老根据痰瘀交结证的病因病机，总结出"骨伤科化痰祛瘀六法"，分别是：化痰行瘀蠲痹法、解毒清痰化瘀法、息风豁痰祛瘀法、益气化痰祛瘀法、降浊化痰祛瘀法、软坚散结解毒法。

1. 外邪痹阻，痰瘀互结证

典型病种：风湿性关节炎、类风湿关节炎。

病机分析：风、寒、湿三气杂至，合而成痹，停驻肢节，气机阻滞，津血郁为痰瘀，相互交结。

临床症状：关节疼痛、肿胀、僵硬、畸形。唇紫，舌暗，苔薄，脉涩滞。

治法：化痰行瘀蠲痹。

代表方：荆芥止痛汤。

药物组成：（从略，参见第四章）

方义：（从略，参见第四章）

2. 痰热瘀阻，郁结成痈证

典型病种：化脓性骨髓炎。

病机分析：外伤后邪毒侵入，邪热内壅，浸淫血脉，郁积发热，形成骨痈阳毒，津停血滞，痰热与瘀血郁结，血败肉糜，腐化为脓。

临床症状：局部肿块，附筋着骨，推之不移，疼痛彻骨，溃后脓水淋漓，不易收口，可成窦道，损伤筋骨，或有身热振寒。舌苔黄腻，脉滑数。

治法：解毒清痰化瘀。

代表方：加味荆芥解毒汤化裁。

药物组成：桃仁、红花、当归尾、天花粉、荆芥、连翘各10g，赤芍、金银花或忍冬藤、土贝母各15g，蒲公英、紫花地丁各20g，穿山甲^{先煎}3g，皂角刺10g。

方义：当归尾、赤芍、桃仁、红花活血化瘀；荆芥、连翘疏风散热；土贝母、金银花或忍冬藤清热解毒；穿山甲、皂角刺、天花粉消痈散结。

3. 痰饮瘀厥，上扰清窍证

典型病种：颅脑外伤后头痛。

病机分析：颅脑外伤日久，离经之血滞而不化，气运失畅，顽痰内生，痰瘀交阻脑府，蒙蔽清窍，脑失所养。

临床症状：头痛眩晕，恶心呕吐，口多痰涎，甚则语言错乱，哭笑无常等。舌质红紫，舌苔白腻或黄厚，舌下散布瘀丝、瘀点，脉滑数或弦滑。

治法：息风豁痰祛瘀。

代表方：加味半白汤。

药物组成：姜半夏10g，茯苓15g，陈皮5g，川厚朴10g，炒白术 15g，天麻 9g，钩藤 20g，龙齿^{先煎}20g，赤芍 15g，桃仁 10g，地龙 10g。

方义：以半夏燥湿化痰，降逆止呕；天麻、钩藤、龙齿平肝息风，清热定惊；赤芍、桃仁、地龙活血化瘀；茯苓、川厚朴、炒白术运脾燥湿；陈皮理气化痰。

4. 气虚血瘀，兼夹痰浊证

典型病种：股骨头缺血性坏死。

病机分析：素体气虚，风寒湿邪流注骨间，气血凝滞，痰湿互结，胶结髀枢，筋骨失养，失荣而枯。

临床症状：神疲乏力，髋部及腹股沟疼痛，可放射至膝关节，疼痛呈间歇性加重，髋关节活动度逐渐减少，活动受阻甚至跛行。X 线片显示：股骨头骨质疏松或骨小梁界限模糊，散在性硬化或囊性变，骨小梁紊乱、中断，部分坏死区。舌淡紫，苔白腻，舌下散布瘀丝、瘀点，脉滑，重按无力。

治法：益气化痰祛瘀。

代表方：夏棱和痹汤。

药物组成：（从略，参见第四章）

方义：（从略，参见第四章）

5. 痰瘀互滞，经络闭阻证

典型病种：痛风性关节炎。

病机分析：脾肾两虚，脾虚则升清降浊无权，肾虚则气化失司，津液代谢失调，导致湿浊内生，流注关节，难以排泄，湿浊胶结，血流受阻，郁久化热，导致痰瘀互滞。或适逢外邪，或劳倦伤身，或嗜酒厚味，皆可诱发。

临床症状：膝、踝、足跖、趾关节红肿剧痛为多见，口黏痰多，口气秽浊，舌暗红，苔黄腻，脉弦滑。

治法：降浊化痰祛瘀。

代表方：清热三妙汤化裁。

药物组成：苍术、川黄柏、知母、重楼、防风、猪苓各10g，赤芍、川牛膝、土茯苓、车前草各15g，忍冬藤、蒲公英、生牡蛎^{先煎}、炒谷芽各20g，通草、生甘草各6g。

方义：以知母、苍术、黄柏清热胜湿；赤芍、川牛膝活血利水；土茯苓、重楼、忍冬藤、蒲公英清热解毒；通草、车前草、猪苓、生甘草利水渗湿；防风祛风止痛；炒谷芽健脾消食，顾护脾胃；生牡蛎软坚散结，可软化痛风石。

6. 顽痰瘀毒交阻筋骨证

典型病种：骨肿瘤。

病机分析：久病入络，气机阻滞，痰瘀互结，凝聚成毒，从而形成痰瘀毒相互交结，使病情益加顽缠难愈。

临床症状：疼痛，痛处固定不移，骨膨胀变形，病理性骨折，患部功能障碍，相应部位肌肉萎缩，周围组织受压症状，食欲不振，精神萎靡，进行性消瘦，贫血等。舌质淡紫，苔白腻，舌下散布瘀斑、瘀点，脉滑。

治法：软坚散结解毒。

代表方：软坚散结汤。

药物组成：（从略，参见第四章）

方义：（从略，参见第四章）

痰、瘀，作为脏腑功能失调的病理产物，常停滞于机体筋脉与骨节。痰瘀不除，势必加速病情的发展，且可变生其他疾病。虽然骨伤科疾病多以风湿痹阻、肝肾亏虚、气血不足等为发病基础，但痰瘀贯穿于其病理机制的始终。因此治疗中应痰瘀并治，则可直捣病所，取事半功倍之效。

三、伤科痹病论

（一）痹病的渊源和概述

"痹"原作"畀"，1973年长沙马王堆三号汉墓出土了许多帛书和竹木简牍，其中的医书《足臂十一脉灸经》中列有"足希（厥）阴温（脉）"，其病就有"疾畀（痹）"之名称。目前所用的"痹"字，最早见于《黄帝内经》。"痹"有异体字作"痺"，《辞海》曰："痺，痹之异体。"

"痹"字的含义有多种，不同应用场景，意义各殊。"痹"有时指病名，如《说文解字》："痹，湿病也。"宋代王贶《全生指迷方》说："若始觉肌肉不仁，久而变生他证，病名曰痹。""痹"有时指疼痛、麻木等症状，如清代程国彭《医学心悟·喉痹》载"痹者，痛也"。明代朱橚《普济方·脚痹》载"夫脚气痹弱者，荣卫俱虚也"。《素问·逆调论》曰："荣气虚则不仁，卫气虚则不用，荣卫俱虚，则不仁且不用。""痹"也可以指病机，如《素问·痹论》曰："痹在于骨则重，在于脉则血凝而不流，在于筋则屈不伸，在于肉则不仁，在于皮则寒。"

"痹"者，闭也，即有闭阻不通之意。作为病名，广义的"痹"，指感受外邪后，机体气机不畅、气血受阻引起的病证，如胸痹、喉痹、五体痹等；而狭义的"痹"，专指"痹病"。如清代林珮琴《类证治裁·痹病》说："诸痹，风寒湿三气杂合，而犯其经络之阴也……或肌肉麻顽，或肢节挛急……或偏身走注疼痛。""症"为症状之意，"证"为证候之意，"痹"类疾病通用名称为"痹病"。

（二）伤科痹病的概念与范围

以"痹"命名的病证可分为广义的"痹病"与狭义的"痹病"。广义的"痹病"范围非常广，包括肺部疾病、心脏疾病等许多内科疾病，如肺痹、胸痹等。伤科痹病讨论的是狭义"痹病"，即通称的"痹病"。

叶老根据历代医家的看法，结合他本人多年的临床经验，认为痹病系因风、因寒、因湿、因热、因瘀、因痰痹阻于经络，流注于骨节而致；或是因气虚、血虚，气血运行失畅，脏腑功能失调，而致肢体、关节、肌肤、筋骨等处疼痛，或伴肿胀、酸楚、重着、麻木等的一类疾病，包括历节风、鹤膝风、鼓槌风、肩凝风、痛风、顽痹或尪痹等。对应于现代医学，相当于风湿病以及部分神经系统疾病，如风湿性关节炎，类风湿性关节炎，肥大性关节炎，风湿热，痛风，风湿性肌纤维炎，骶髂关节炎，创伤性关节炎，强直性脊柱炎，肋软骨炎，肩周炎，颈椎病，腰椎间盘突出症，坐骨神经痛，梨状肌综合征，骨质疏松症，骨坏死，以及系统性红斑狼疮或其他结缔组织病。

痹病有不同的分类。从病因角度，分为风痹、寒痹、湿痹、热痹、痰瘀痹以及虚痹和气阻痹。其中风痹、寒痹、湿痹、热痹的病因多为外因，痰瘀痹、虚痹和气阻痹的病因多为内因。

风痹以感受风邪为主，侵犯肌肤、关节、经络，以其性走串，疼痛游走不定为特点；寒痹以感受寒邪为主，其表现以肢体关节疼痛为著，固定不移，遇寒加重，得热痛减；湿痹以感受湿邪为主，湿性重着，湿留肢体、关节、肌肉之间，临床表现以所在部位的肿胀疼痛、重着麻木为特征，且多兼有脾湿不运或湿困脾土等症状，如头沉而重，胸闷纳呆等。

痰瘀痹的主要病因为"痰"和"瘀"，临床有"痰"和"瘀"的双重表现，如患病肢体的关节肌肉疼痛，常为刺痛，痛处不移，甚者可见关节变形、僵硬，患病关节处的肤色紫黯，皮肤肿胀，按之稍硬，可见痰核、硬结或瘀斑，肢体顽麻，面色黧黯，眼睑浮肿，或伴有胸闷痰多等。

虚痹的主要病因为正气虚弱，可分为气虚、血虚、肾虚、阳虚，具体证型有气虚痰滞证、血虚风袭证、肾虚入骨证、阳虚血凝证。气虚痰滞证的症状为病变关节酸重冷痛，乏力，神疲，喜温喜熨，面色苍白或萎黄，懒言少语，食少纳呆，脘腹饱满，舌淡苔白，脉濡缓；血虚风袭证的症状为病变关节疼痛，疼痛在关节周围游移不定，遇风则痛剧，或拘急不得屈伸，伴有少气懒言，乏力，自汗，失眠，舌体淡嫩，苔白，脉浮缓；肾虚入骨证的症状为病变关节肿胀、疼痛，尿频，腰膝酸软，口干舌红，脉沉细数，面色黧黑或苍白，尿频清长，阳痿，怯寒，舌淡苔白，脉沉细无力；阳虚血凝证的症状为患病关节呈针刺或刀割样疼痛，痛处伴有肿胀，皮色暗滞，或见形寒畏冷，腰膝酸软，步行时足软欲跌，舌体淡胖，可见散在的瘀点，脉细弱带涩。

气阻痹的病因为气机不畅，症状多较轻，临床表现为病变关节酸胀疼痛，或呈窜痛，时轻时重，疼痛多因情志变化而加重或减轻，可伴有胸胁脘腹等部位的闷胀，食少纳呆，常随嗳气、矢气而减轻，或伴有腰背酸痛，或伴有失眠等。

上述分型是叶老根据50余年的临床经验，结合现在的常见病种作出的总结，以上论述多指单个病因而言，但在临证中，病证常兼夹多个病因，病因之间也会相互转化。

痹病也可以按病位分类，可以分为五体痹或五脏痹。五体痹即为皮痹、肌痹、脉痹、筋痹、骨痹。皮痹是指风寒湿燥等邪气侵袭皮肤而引发的痹病，主要特征是皮肤麻木不仁，或肤紧发硬，兼有关节不利；肌痹为风寒湿邪滞留于肌腠之间而引发痹病，其主要病症为肌肉疼痛酸楚，麻木不仁，肢体痿软无力，关节活动不利；脉痹是指风寒湿热等外邪侵袭于脉络之中引发痹病，其主要症状为皮肤黯紫，肢体疼痛，麻木不仁；筋痹是指风寒湿热之邪滞留于筋脉，其主要症状为筋脉拘挛，屈伸不利，肢节疼痛；骨痹是指风寒湿热之邪深入于骨引发的痹病，其主要症状为骨节沉重，活动不利，腰脊痿软，关节变形。

五脏痹是痹病深入到脏腑，影响脏腑功能而致。脏腑和形体相互联系，五体之痹，可导致相对应的五脏之痹，脏腑之痹是各种风湿痹病发展的结果。心痹由脉痹发展而来，导致心脉痹阻的痹病，其主要表现为心中悸动不安，气短而喘，血脉瘀滞，肢节疼痛，脉象细弱或结代等；肺痹由皮痹发展而来，导致肺气闭阻的痹病，主要表现除了关节肿痛，皮肤麻木等外，还出现胸闷气短，咳嗽喘满之症；脾痹由肉痹发展而来，导致脾气虚衰、失其健运的痹病，出现脘痞腹胀，饮食不下，四肢怠惰，或肢体痿软无力，恶心呕吐等症状；肝痹由筋痹发展而来，出现肝血不足、肝失疏泄的病证，其症状除肢体拘挛，屈伸不利，关节疼痛外，还可出现少腹胀满，夜卧易惊，胁痛腹胀，腰痛足冷等症；肾痹由骨痹发展而来，出现肾气虚衰、腰脊失养的病证，故症状表现为严重的关节变形，四肢拘挛疼痛，步履艰难，屈伸不利，或有面色黧黑，水肿尿少等症。

痹病可按临床表现进行分类。根据临床症状特点来分类疾病，是一种常用的分类方法，许多医家用此法命名和归类痹病，指导临床实践。痹病按症状可分为"行痹""痛痹""着痹""周痹""众痹"及"历节""白虎历节""鹤膝风""鼓槌风""痛风""漏肩风""顽痹""尪痹"等。

行痹，指疼痛症状走串不定，即按病因分类的"风痹"；痛痹指疼痛为著的痹病，即按病因分类的"寒痹"；着痹即著痹，因湿性黏滞所致，即按病因分类的湿痹。周痹和众痹皆是表现为全身肢节疼痛的痹病：众痹指疼痛多发，部位对称，上下左右无有定处，休作更替无有终时；周痹指疼痛多发，上下走串，非对称性。

历节指周身关节皆痛，故曰历节；白虎历节指其病昼静夜发，状如虎啮，疼痛难忍。

痛风，以痛为主，且痛无常处，故名痛风。鹤膝风指患膝肿大，不能屈伸，小腿枯细，形似鹤膝；鼓槌风指关节变形，状若鼓槌，故名鼓槌风，二者均属于风湿痹病达到一定阶段的病变。漏肩风（肩凝风）以肩部疼痛凝滞为特点，系肩臂受风寒湿侵袭所致。

顽痹指痹病缠绵，治疗效果不佳，经久难愈，除了局部关节肿胀变形、拘挛、僵直外，还有肌肉瘦削，或伴有寒热、自汗、短气等全身症状。尪痹表现为关节肿大，骨骼变形，病情较重。

以上几种分类是痹病的常见分类，对临床辨证施治可以起到指导作用。痹病还有许多其他分类方法，如按气血理论可以分为血痹和气痹二类等，这里不再赘述。

（三）痹病的病因病机

《素问·痹论》中关于痹病的论述是"风寒湿三气杂至，合而为痹"，又指出，"不与风寒湿气合，故不为痹"。《灵枢·百病始生》指出，"风雨寒热，不得虚，邪不能独伤人"，说明古代先贤认为外因是疾病发生的外部条件，内因则是疾病发生和变化的根本因素，体现了朴素的辩证唯物主义思想。

1. 外因

痹病的外因主要为外感六淫。六淫之邪是风、寒、暑、湿、燥、热（火）六种外感病邪的统称。叶老认为，中医骨伤科临床中因风、因寒、因湿、因热导致的痹病多见，而因暑、燥导致的痹病较为少见。风、寒、湿是痹病最为常见的病因，行痹指风气偏胜者，痛痹指寒气偏胜者，着痹指湿气偏胜者。

临床中，外邪相互夹杂，起病时间有先后，发病程度有轻重，发病症状有异同。病证也复杂多变，可以表现为风、寒两邪偏重的症状，即风寒痹阻证候；也可以表现为寒、湿两邪偏重的症状，即寒湿痹阻证候；也可以表现为风、寒、湿三邪并重的症状，即风寒湿痹阻证候。

热邪多与湿邪合并致病。《伤寒论·辨痓湿暍脉证》里所说的"湿家病身疼发热""湿家之为病，一身尽疼、发热""湿家身烦疼"的症状，为湿热痹病。关于湿热痹病的论述，在清代温病学说发展后更为多见，如吴鞠通在《温病条辨》中说，"湿聚热蒸，蕴于经络，寒战热炽，骨骱烦疼，舌色灰滞，面目萎黄，病名湿痹，宣痹汤主之"；叶天士在《临证指南医案·卷七·痹》中说，"从来痹症，每以风寒湿三气杂感主治。召恙之不同，由乎暑暍，外加之湿热，水谷内蕴之湿热。外来之邪，著于经络；内受之邪，著于腑络"。

湿热与寒湿有异。湿热痹病，一般为素体阳气偏盛，外受风湿之邪入里化热；或者风寒湿痹，内蕴化热；或湿热之邪直接入里，出现关节、肌肉红肿灼痛等症状。热为阳邪，症状可见发热；湿性黏滞，可表现为病程缠绵。现代医学诊断为风湿性关节炎、类风湿性关节炎、系统性红斑狼疮、痛风、皮肌炎等疾病，发病时均会出现湿热痹阻的证候。

火为热之甚。痹病而现火热之证，究其原因，一为外感风热之邪，二是素体阳盛，感受外邪后出现热证或毒热之证。朱丹溪论痹病病因时，就提出过"风热"侵袭。清代李用粹的《证治汇补·体外门》说："风，流走不定，久则变成风毒，痛入骨髓，不移其处，或痛处肿热，或浑身化热。"《杂病源流犀烛·诸痹源流》说："或由风毒攻注皮肤骨髓之间，痛无定处，午静夜剧，筋脉拘挛，屈伸不得，则必解结疏坚，宜定痛散。或由痰注百节，痛无一定，久乃变成风毒，沦骨入髓，反致不移其处，则必搜邪去毒，宜虎骨散。"

历代医家的论述显示，风热之邪也是痹病的发病原因之一。若素体阳盛，风热入里化火，火极生毒，热毒交炽，热毒阻滞经络关节，则可见关节红肿热痛。本证可见于现代医学中的系统性红斑狼疮、类风湿性关节炎、风湿性关节炎、皮肌炎、硬皮病等疾病中。

关于燥邪引起痹病的论述较少，古代医书少见，现代中医有"燥痹"之称，与现代医学的"干燥综合征"颇吻合。燥邪或外受，或内生。风燥之邪由外而入，或风热之邪伤人后，津液干涸而经脉痹阻，其症状可见关节疼痛、肿胀、僵硬，口干唇燥，口疮唇疡，目干泪少，苔干脉细；或因肝肾亏虚，气血不足，津枯液燥，出现口眼干燥，少泪少唾等。以上两种病因所致的痹病，即为燥痹。

2. 内因

痹病的内因主要从营卫气血、脏腑阴阳、痰浊瘀血三个方面的发病理论进行论述。

（1）营卫气血理论 营卫气血理论认为，营行脉中，卫行脉外，气调血畅。如果营卫失调，外邪入侵，则发痹病。《素问·痹论》说："逆其气则病，从其气则愈。"若先天禀赋不足，营阴虚，卫气弱，或因劳倦内伤，腠理疏，卫外弱，外邪入，气血痹阻，发为痹病。《类证治裁·痹病》说："诸痹，良由营卫先虚，腠理不密，风寒湿乘虚内袭，正气为邪气所阻，不能宣行，因而留滞，气血凝涩，久而成痹。"湿热之邪外侵营卫，则表现为发热，关节红肿灼热、重着、屈伸不利等症状。

历节病是痹病之一，张仲景从营卫理论的角度论述了历节病，他在《金匮要略》中说："营卫不通，卫不独行，营卫俱微，三焦无所御，四属断绝，身体羸瘦，独足肿大，黄汗出，胫冷，假令发热，便为历节也。"

皮痹也是痹病之一，与现代医学的硬皮病类似。隋代巢元方《诸病源候论·风不仁候》说："风不仁者，由荣气虚，卫气实，风寒入于肌肉，使血气行不宣流，其状，搔之皮肤，如隔衣是也。"皮痹的病因也是营卫不和，气血失调。由此可见，营卫气血理论是痹病的重要发病理论之一。

（2）脏腑阴阳理论　脏腑内伤是痹病发生、发展的重要因素。五脏各有所主：肺主皮毛，脾主肌肉，心主血脉，肝主筋，肾主骨。五脏内伤，营卫失调，则外邪入侵，发为痹病。

在痹病中，脏腑内伤主要表现为肝、脾、肾三脏亏损。肝肾亏虚为主，则筋脉拘急，腰酸足软；若以脾虚为主，则肌肉关节酸楚疼痛，脘腹胀满，食少便溏。凡禀赋不足，或房劳过度，饮食劳倦，起居失常，情志刺激，或胎孕经产等，皆可致脏腑亏损，精血耗损，阴阳失调，外邪入侵，发为痹病。

《黄帝内经》曰："五脏皆有所合，病久而不去者，内舍其合也。"痹病早期表现在皮脉筋骨，久病可内传入脏，形成脏腑痹。皮脉筋骨痹和脏腑痹可相互影响。

若皮痹久治不愈，病邪入肺，可形成肺痹，如风湿病中风湿性关节炎伴发的肺炎及胸膜炎、皮肌炎、硬皮病、系统性红斑狼疮等，均可见肺痹表现；若脉痹病久，内舍于心，则可形成心痹，如西医风湿病中的风湿性关节炎及类风湿性关节炎合并心脏损害时，均可见心痹表现；肌痹不已，复感于邪，内舍于脾，则可形成脾痹，脾痹一则表现为生化不足，乏力、消瘦、肢体痿弱，二则表现为脾湿不运，出现痞满、纳呆、便溏等症，脾痹可见于西医风湿病中多种疾病的合并症；"筋痹不已，复感于邪，内舍于肝"，肝痹者以胁痛、胁下痞块、腹胀、乏力等为主要表现，肝痹主要表现为西医风湿病中的多种疾病的合并症；"骨痹不已，复感于邪，内舍于肾"，肾痹表现主要为关节、脊柱疼痛变形，筋肉萎缩，僵硬强直，活动受限，或伴面浮肢肿，眩晕耳鸣，骨痹主要发生于西医的类风湿性关节炎、强直性脊柱炎、骨质疏松症等疾病。

阴阳理论对认识痹病的性质和选择治疗用药有指导作用。人体禀赋不同，阴阳有偏盛，感受邪气有偏盛，疾病表现有寒与热的不同。《素问·痹论》说："其寒者，阳气少，阴气多，与病相益，故寒也；其热者，阳气多，阴气少，病气胜，阳遭阴，故为痹热。"

（3）痰浊瘀血理论　痰浊与瘀血也是痹病的致病因素之一，清代董西园论痹之病因说："痹非三气，患在痰瘀。"（《医级·杂病》）痹病久发，病邪由表入里，脏腑功能失调，进而产生痰浊与瘀血。脏腑功能失调均可生痰，如外邪袭肺，肺失肃降，肺津凝聚成痰；脾土失运，湿聚成痰；肾失温煦，水湿上聚为痰，或肾阴虚火旺，灼津成痰；肝郁化火，炼津为痰。心脉闭阻瘀滞，气滞血凝，痹病久发，五脏气乱，化生痰浊，痰瘀乃成。痰浊与瘀血是机体的病理产物，也可以成为病因而再致病。

临床中的痰瘀病证，或痰重，或瘀重，或痰瘀并重，表现不尽相同。若以痰浊痹阻关节、经络为主，则可见关节肿、肢体麻；痰浊上扰，则可见头晕目眩；痰壅中焦，则可见胸脘满闷，纳呆泛恶。若病证偏重瘀血，血瘀阻塞脉道，则表现为肌肉、关节刺痛，痛有定处，痛处拒按，局部或有瘀斑。若痰瘀互结，留于肌肤，则见痰核、硬结；留着关节、肌肉，则可见肌肉、关节肿痛；痰瘀留于筋骨，则可见肌痿，关节变形、拘挛。现代医学风湿病中的类风湿性关节炎、系统性红斑狼疮、皮肌炎、硬皮病、强直性脊柱炎等，均可见到痰瘀痹阻的证候。

叶老认为，痹病常见的虚证有气虚、血虚、肾虚、阳虚；常见的痰瘀证有痰滞、血凝、痰瘀互结。痹病是内、外因互相作用的结果，六淫外邪是外因，而营卫失调、气血紊乱、脏腑失司是痹病内因。

痹病久发，内舍脏腑，脏腑内伤，痰瘀内生，病程缠绵。叶老根据临床的经验，分为八种证型：血虚风袭型、肾虚入骨型、气虚痰滞型、阳虚血凝型、痰瘀互结型、风寒侵袭型、湿注关节型和气机痹阻型。

（四）伤科痹病常见证型及诊治

《素问·痹论》对本病的病因、病机、证候、分类及预后均有论述，历代医学著作又做了详细论述。根据历代医家的看法，叶老结合他本人多年的临床经验，认为痹病可因风、因寒、因湿、因热、因瘀、因痰，痹阻于经络、流注于骨节而发病，或因阳虚、气虚、血虚，引起气血运行失畅，脏腑功能失调而发病。

治疗当以祛风、散寒、除湿、清热、化瘀、豁痰、补益、调气为法。但综观本病的患者，多系老年人，究其原因，乃元气伤败为先。肝肾亏虚则不能灌溉，气血不足则不能营养，骨节为之衰退，诸邪方能乘虚侵袭人体骨节，气血为之不畅，经络因而痹阻，故当以补为主而治之。病位为纬，病机为经，经纬分辨明确，而后用药，才能起沉疴顽疾，非一味攻伐所能奏效。

叶老根据自己的临床经验，对痹病进行分型辨治如下：

1. 血虚风袭型

主症：病变关节疼痛，疼痛在关节周围游移不定，遇风则痛剧，或拘急不得屈伸，伴有少气懒言，乏力，自汗，失眠，舌体淡嫩，苔白，脉浮缓。

治法：养血搜风，解痉镇痛。

代表方：荆芥止痛汤化裁。

药物组成：熟地黄20g，怀牛膝15g，防风、延胡索、荆芥各10g，制川乌^{先煎}6g，细辛、全蝎^{研粉吞或冲}各3g，蜈蚣^{研粉吞或冲}2条，清甘草5g

随证加减：兼见气虚者，加党参、茯苓、生黄芪、白术健脾补中；兼血虚甚者，加当归、白芍、鸡血藤养血敛阴；顽痰闭阻经络者，加白附子、制南星、白僵蚕，露蜂房等燥湿化痰、解痉止痛；甚者可以加乌梢蛇、蕲蛇、金钱白花蛇搜风解痉。

2. 肾虚入骨型

主症：病变关节肿胀、疼痛，尿频，腰膝酸软。口干舌红，脉沉细数；面色黧黑或苍白，排尿清长，阳痿，怯寒，舌淡苔白，脉沉细无力。

治法：滋肾壮骨，养精益髓。

代表方：补肾壮骨汤。

药物组成：（从略，详见第四章）

随证加减：肾阴不足加炙龟甲、女贞子、墨旱莲、桑椹子、知母、黄柏；肾阳不足加鹿角片（胶）、巴戟天、锁阳、狗脊、附子、肉桂。

3. 气虚痰滞型

主症：病变关节酸重冷痛，乏力，神疲，喜温喜熨，面色苍白或萎黄，懒言少语，食少纳呆，脘腹饱满，舌淡苔白，脉濡缓。

治法：益气豁痰、通利骨节。

代表方：参苓白术散化裁。

药物组成：党参、炒白术、茯苓各15g，姜半夏、胆南星、防风、延胡索、枳壳、怀牛膝各10g，清甘草5g。

随证加减：气虚甚者加生黄芪；肝经郁滞者加柴胡；痰甚者加白僵蚕、蜂房、白附子；肾虚者加仙茅、淫羊藿、巴戟天、锁阳、鹿角片；风胜者加羌活、独活、细辛；湿胜者加防己、苍术、五加皮等。

4. 阳虚血凝型

主症：患病关节呈针刺或刀割样疼痛，痛处伴有肿胀，皮色黯滞，或见形寒畏冷，腰膝酸软，步行时足软欲跌，舌体淡胖，可见散在瘀点，脉细弱带涩。

治法：补气回阳，化痰通络。

代表方：参附回阳汤。

药物组成：（从略，详见第四章）

随证加减：气虚甚者加重黄芪剂量；疼痛甚者加全蝎、牛膝、蕲蛇、延胡索、乳香、没药；关节冷痛明显者加桂枝、细辛、仙茅、淫羊藿、巴戟天等。

5. 痰瘀互结型

主症：患病肢体肌肉疼痛、患病关节常为刺痛，痛处不移，甚者可见关节变形、僵硬，肌肤色紫黯、肿胀，按之稍硬，可有痰核硬结或瘀斑，肢体顽麻，面色黧黯，眼睑浮肿，或伴有胸闷痰多，舌质紫暗或有瘀斑，舌苔白腻，脉象弦涩细。

治法：活血行瘀，化痰通络。

代表方：身痛逐瘀汤合二陈汤。

药物组成：桃仁、川芎、当归、地龙、香附、秦艽、羌活、牛膝、半夏、陈皮、茯苓各10g，红花、没药、五灵脂、甘草各6g。

随证加减：若痰流关节、皮下结节，可考虑加制胆南星、白芥子以豁痰利气；如痰瘀不散，疼痛明显，可加延胡索、制川乌或蜈蚣、土鳖虫，以加强散结化瘀止痛之力；如痰瘀痹阻兼见正气受损，而见神疲乏力，面色不华，则可加黄芪、党参；如肢凉畏风者，则可加桂枝、附子、细辛、乌药、防风等，以温经通络宣痹；若痰瘀久病不已，见痰瘀化热，可考虑加金银花、连翘、黄芩、黄柏、牡丹皮等，以清热解毒、凉血通络。

6. 风寒侵袭型

主症：病变关节肿痛，活动受限，动则痛剧，畏风畏寒，或伴有头痛身痛等，舌质淡红，苔白，脉弦紧。

治法：祛风散寒，通络止痛。

代表方：风邪偏胜，用防风汤或川羌活汤或独活寄生汤；寒邪偏胜，用乌头汤。

药物组成：（从略，详见第四章）

随证加减：痛重者加制川乌、制草乌、乳香、没药；湿邪偏重者加生薏苡仁、汉防己、川草薢、豨莶草等。乌头汤的药物加减：痛重者可再加制草乌、干姜；肿甚者加薏苡仁或防己；病久体虚者加党参；针对下肢坐骨神经痛，可加怀牛膝、威灵仙、桂枝、桑寄生等。

7. 湿注关节型

主症：患病关节肿痛重着，或肿胀，触之有按海绵感或有波动感，关节活动不利，舌质淡胖且嫩，苔白腻，脉濡缓，或患膝红肿灼热，痛不可触，屈伸不利，遇热则剧，遇冷则舒，舌红，苔黄腻，脉滑数。

治法：除湿消肿，舒经通络。

代表方：加味薏苡仁汤。

药物组成：薏苡仁30g，茯苓皮15g，苍术、当归、桂枝、羌活、防风、川厚朴、炙麻黄、独活、川芎各10g，制川乌^{先煎}6g，通草5g。

随证加减：患处肿胀甚者，可穿刺抽取积液；局部红肿热痛，可加水牛角、生石膏、川黄柏、知母等。

8. 气机痹阻型

主症：病变关节酸胀疼痛或窜痛，疼痛时轻时重，或疼痛部位迁移不定，疼痛多因情志变化而加重或减轻，或伴有胸胁脘腹等部位闷胀，食少纳呆，常随嗳气、矢气而减轻，或伴有腰背酸痛，或伴有失眠等，舌淡，苔白，脉弦紧。

治法：疏理气机，通络止痛。

代表方：苓芍六味汤化裁。

药物组成：党参、茯苓、炒白芍、怀牛膝各15g，柴胡、延胡索10g，制川乌^{先煎}9g，炒谷芽20g，陈皮、清甘草各5g。

随证加减：如大便较稀，去炒白芍，加炒白术15g；如有肾虚，加杜仲、仙茅、肉苁蓉等；如有湿肿，加薏苡仁或防己；如有寐差，可加酸枣仁、首乌藤。

气机痹阻证型的患者，病情相对比较稳定，也是临床中最为常见的证型，治疗原则可以细化为疏肝健脾、通络止痛；疏肝益肾、通络蠲痹；疏肝健脾、益肾温经；疏理气机、通络止痛；益肾健脾、通络止痛；疏肝理脾、通络止痛；调理气机、健脾通络；疏肝健脾、利湿通络等，具体用药应结合具体症状，酌情加减。

（五）治疗痹病的临床经验

1. 病因的判断

病因一般通过对具体症状的分析、推理而得出，简称"辨证求因"。如痹病的疼痛性质呈游走性、放射性、闪电样者，多属风邪偏胜；痛有定处，疼痛剧烈，局部温度偏低，遇暖则舒者，多属寒邪偏胜；疼痛伴有困重感，病邪属湿。

有些病人的症状不典型，很难明确分清风邪、寒邪、湿邪等外邪的偏胜。临床要把握特征，结合兼证，梳理经纬，辨证施治。

临证治疗痹病时，需要判断不同病邪的偏胜。一般而言，根据痹病疼痛的性质、部位来辨别病邪偏胜。以疼痛部位而言，上肢或全身的多关节或多部位疼痛，考虑风邪偏胜；下肢肿胀疼痛，多考虑湿邪偏胜；腰部冷痛，多考虑寒邪偏胜；局部疼痛固定不移，多考虑属血瘀性质。

2. 病性的判断

一般而言，新发痹病多为实证，久发痹病多属虚证。痹病属实，发病往往急，正气盛，脉象有力，多见弦脉，因弦主痛、主风。根据临床长期观察，病初很少见虚象。

患痹病而素体虚者，遇劳发作。属于气虚者，其症状可见气短、四肢乏力、懒动、自汗、纳差、面色萎黄、舌质淡、体胖、脉弱；属于血虚者，可见面色无华、两目干涩、肢体麻木、爪甲枯槁、皮肤干燥、脉弦细；属于阴虚内热者，可见潮热盗汗、五心烦热，失眠，咽干，舌红少苔，脉弦细数；属于肾阳虚者，可伴有畏寒肢冷，腰膝酸软，舌淡，脉沉细弱。

痹病属于瘀血者，可见局部皮色紫暗，追问病史，往往有外伤史；或者出现痹病经久不愈，关节变形，肿大，皮肤甲错，夜疼甚，舌质紫暗或有瘀斑，脉弦涩。瘀血证除疼痛明显外，其他症状较少。

3. 治疗原则

在辨证施治的同时，治疗应注意以下几点：

（1）祛邪勿忘扶正　痹病日久邪恋，患者多有气血亏虚。另外，治痹之药多辛燥，易耗气劫血。叶老治疗此证，多用四君子汤作为基础方以补益脾胃之气，贯穿治疗的整个过程。如气虚明显者，再加黄芪；血虚者，加白芍；阴血亏虚者，重用熟地黄。叶老强调，治痹应时刻顾护脾胃。痹病治疗非一日之功，需要较长时间，且多配用峻猛攻窜之品，恐伤脾胃。

临床中，有的患者对一些虫类药物过敏，应注意用药的安全性。在应用有一定毒副作用的药物时，应谨慎细心，如全蝎、蜈蚣等，宜先小剂量应用，根据病人的反应，可逐渐增大剂量。个别患者首次服用蠲痹类药物，可能出现轻微胃肠道反应，应事先告知患者，以消除顾虑，也可改为饭后服药，一般三剂以后病人即可适应，反应多能自行消失。

临床治疗中，多选用既能祛邪活血，又有养血功能之药，如当归、丹参、鸡血藤等。血分充足，则如增水行舟，既能缓急止痛，又能制药之燥。若一味采用攻伐，临床疗效多不理想，甚则愈治愈重。只有祛邪和扶正相结合，临床才能取得良好效果。

（2）治疗分缓急　对于痹病的治疗，遵循"急则治其标，缓则治其本"的原则。对于急性发作，疼痛明显的患者，可用延胡索、制川乌、全蝎、蜈蚣等药，应加重以上解痉止痛药的剂量。对于久病患者，如强直性脊柱炎、类风湿性关节炎等病人，可以加入化痰药物，如制半夏、胆南星等。

（3）辨证准确，有方有守　痹病不同于危急病症，其病势相对缓和，比较稳定，病情变化、证候演变一般都较慢。在治疗时，应充分告知患者这些病情特点，让患者对疾病的长期性有充分的认识，可以更好地配合治疗。

一些久病患者，治疗开始时即使方证对应，用药也不一定即见效果，要守方坚持治疗。部分患者，初期用药，反见症状加重，应仔细分析原因，观察变化，有些反而是药达病所的佳象。

（六）治疗痹病的常用药物

痹病的基本病机是"闭"，所以治疗痹病的基本法则应该为"通"。在具体治疗上除掌握病因、病性外，还要结合部位、兼证等情况综合分析。现将治疗痹病常用药物做一归纳。

温里散寒药，常用药物有：制川乌、制草乌、炙麻黄、川桂枝、北细辛、制附片、肉桂、鹿角胶、巴戟天、淫羊藿、川芎、透骨草、片姜黄等。

疏肌解表药，常用药物有：防风、葛根、炙麻黄、川桂枝、桑枝、威灵仙、秦艽、赤芍、薄荷、菊花、桑叶、蝉蜕、柴胡、升麻等。

祛湿疏经药，常用药物有：宣木瓜、薏苡仁、防己、五加皮、伸筋草、路路通、土茯苓、丝瓜络、秦艽、羌活、独活、海风藤、络石藤、威灵仙等。

益气通脉药，常用药物有：黄芪、党参、当归、丹参、赤芍、川桂枝、鸡血藤、大血藤、地龙、水蛭、桃仁、红花、川芎、炮甲珠等。

温肾健骨药，常用药物有：淡附片、肉桂、锁阳、巴戟天、川续断、杜仲、鹿衔草、金毛狗脊、补骨脂、杜仲、怀牛膝、桑寄生、千年健、露蜂房、熟地黄、土鳖虫等。

清热解毒药，常用药物有：土茯苓、水牛角、生地黄、牡丹皮、忍冬藤、金银花、土牛膝、薏苡仁、黄柏、重楼、土茯苓、蒲公英、紫花地丁等。

消痰散结药，常用药物有：淡竹沥、法半夏、白芥子、制胆南星、白僵蚕、天竺黄、白附子、浮海石、浙贝母、青礞石、海蛤壳、海藻、昆布、化橘红、丝瓜络等。

活血逐瘀药，常用药物有：川芎、当归、丹参、郁金、片姜黄、蒲黄、五灵脂、穿山甲、皂角刺、乳香、没药、血竭、桃仁、红花、水蛭、虻虫等。

镇静止痛药，常用药物有：制川乌、制草乌、延胡索、制马钱子、雷公藤、乳香、没药、全蝎、蜈蚣等。

消食理气药，常用的药物有：炒稻芽、炒谷芽、炒鸡内金、山楂等。

虫类搜风药，常用的药物有：广地龙、僵蚕、全蝎、蜈蚣、白花蛇、露蜂房、蕲蛇、乌梢蛇等。

藤类药，常用的药物有：海风藤、鸡血藤、络石藤、忍冬藤、双钩藤等。

骨类药与胶类药，常用的药物有：鹿茸、鹿角片、龟甲、鳖甲、鹿角胶、龟甲胶、鳖甲胶、阿胶等。

引经药，常用的药物有：头部的引经药——藁本（厥阴经头痛）；白芷（阳明经头痛）；柴胡（少阳经头痛）；天麻、川芎（血虚头痛）。颈肩部引经药——葛根、羌活、桂枝。上肢引经药——

桂枝、桑枝。胸胁引经药——瓜蒌、柴胡。背部引经药——乌药。腰部引经药——杜仲、巴戟天。下肢引经药——怀牛膝、独活。

以上药物都是叶老在临床中使用频率较高的药物，方药组合灵活多变，须结合具体病情。

第三章　接骨续筋机要

【提要】接骨续筋乃伤科治疗大旨，内调、外治各有机要。叶老强调"护脾胃、益肝肾、宁心神、和气血、调水液"为接骨续筋内调之机，主张内调应随时固本，顾护脾胃以化生气血，补益肝肾以充养筋骨，灌溉五脏六腑，使四肢百骸皆得濡养；受伤时，因惊或伤后剧痛扰乱心神，气机骤乱影响血液、津液正常运行，当宁心安神、行气和血、利水消肿，此乃治标求本之法。本章还详细介绍了叶老的 16 种正骨基本手法，从适应证选择、方案制订、手法要求、复位后固定原则、功能锻炼等的具体步骤与要求等方面，对外治法一一介绍。此外，对骨折的内外综合治疗，分早、中、后三期详加辨析。对骨折的延缓愈合、不愈合，骨折后期水肿、关节功能障碍、畸形愈合及并发局部感染、骨髓炎等复杂病情，也提纲挈领地总结了叶老独到的诊疗经验，便于后学掌握要点。

一、接骨续筋内调之机

被誉为"浙东第一伤科"的宁波陆氏伤科历史悠久，创始于明末清初的陆士逵，至今已有 400 年历史。民国时期，陆氏第六代传人陆银华先生，创造了陆氏伤科的又一代辉煌。叶老自 20 世纪 60 年代开始，挖掘整理陆氏伤科学术经验，领悟伤科内调理论精髓，结合半个世纪的临床实践，形成以下伤科内治诊疗要义：

（一）护脾胃，固本源

人体是一个整体。人体受了外伤，会直接或间接影响脾胃功能。

伤后疼痛及长期卧床，致脾胃气机升降、水谷运化功能失常，清阳之气不能输布则纳食减少，浊阴之气不能顺降则大便秘结；病久失治，或伤后饮食失调，致脾气虚弱，食欲不振，胃脘满闷，胃痛喜按，腹胀便溏，气短懒言，倦怠无力，面色萎黄；患者脾胃虚弱进一步加重，损及脾阳，则表现为腹部胀满，绵绵作痛，喜热喜按，口泛清水，四肢不温，气怯形寒，泄泻清冷，小便不利，甚或肢体困重。

伤科疾病常伴有出血，正如明代薛己《正体类要》所说："内伤下血作痛，脾胃之气虚也……大凡下血不止，脾胃之气脱也。吐泻不食，脾胃之气败也。"大量出血，气随血脱，使得脾胃之气亦随之而脱，运化功能受损，伤情难愈。

伤科疾病初期，多气滞血瘀，故常以攻下逐瘀、行气活血为法，遣以辛苦之剂，因药力峻猛，易伤脾气及胃阴。如乳香、没药，作为活血、行气、止痛、消肿之生肌要药，性味辛、苦，气味辛烈，易耗气动血，对脾胃有较强的刺激性，可致恶心呕吐，胃脘不适，易耗伤脾胃之气阴。又伤科疾病"恶血必归于肝"，肝气不疏，克伐脾土，即便患者体质无虚，亦需预防伤后脾胃正气受损，因此强调祛瘀同时必须顾护脾胃，视病情之所需而攻下逐瘀，应攻伐有度，使脾健不损，气血生化有源，瘀浊消散而不伤正。尤其是老弱妇幼患者，更应顾护脾胃，应采用攻补兼施之法，以防脾胃受伤而不能充养筋骨，气血生化不足而伤口久不愈合。

外伤疾病中期，辛散活血之品已服用日久，又因常配伍接骨疗伤之矿物类药物，如自然铜等，质地坚硬沉重，必然加重脾胃负担，处方务必配伍健脾益气和胃之品。

损伤后期，以补养为要。此期患者因伤后缺少运动，甚至长期卧床，脾胃运化失职，虽欲投以补益之品，但胃纳不佳，时有泛恶，正是胃气受损、虚不受补之象。故损伤后期，即便纯以补虚，立意补肾壮骨、养肝柔筋，也仍以补养脾胃为先。

用药如用兵，脾胃如军饷。脾在体合肉，主四肢，正如《素问集注·五脏生成论》中注解所说，"脾主运化水谷之精，以生养肌肉，故主肉"。伤后四肢肌肉得到水谷精微的濡养滋润，才能使筋肉损伤得愈，四肢关节活动灵活有力。故补脾益气、养胃促运，是摄取水谷精微，使精、气、血、津液能够化生有源的有力保障。反之，如若脾胃虚弱，运化功能失调，任何补益之剂均不能发挥作用，何言强筋健骨？叶老反复强调，治疗伤科疾病必须"随时顾护脾胃"。骨伤科医生需治"病之人"，而非独治"人之病"，就算接骨理筋很成功，如果患者失去脾胃之强大生化功能，也难快速痊愈。"顾护脾胃"就是掌握疗伤枢机。所以，损伤后无论是哪期，都应注重调补脾胃，在疾病诊疗中应全程贯彻"顾护脾胃"的核心思维。

（二）益肝肾，强筋骨

筋，是肌腱、肌肉、韧带、骨膜等软组织的统称。筋肉连接关节，牵拉肢体活动，并可滋养和修复、重建骨骼。骨为奇恒之腑，是人体之支架，内脏之护罩，筋起止之所。按照五脏与五体的对应关系，骨的生长、发育，骨质的强劲抑或脆弱，与肾精关系密切。肾主骨，肾藏精，精生髓，髓居骨中，骨赖髓以充养。肾精充足，则骨髓的生化有源，骨骼得到髓的充分滋养而坚固有力。另外,《素问·经脉别论》云:"食气入胃,散精于肝,淫气于筋。"说明肝之精气能养筋。筋为肝所主,肝之精气充盈,才能使筋有所养,肢体运动强健敏捷;筋的营养也有赖于肝血的充足,肝血不足,则筋肉拘挛作痛,关节屈伸不利。

外伤所致骨断筋离,骨与筋是直接病所,治疗的最终目的是恢复骨与关节的完整性,发挥筋的正常功能,治疗原则应注重筋骨并重。叶老在遣方用药时取法补益肝肾,主要源于以下几个因素:

1. 未病先防,可预防病理性骨折

肾藏精,肝藏血,精能生血,血可化精,肝肾同源,精血之间相互滋生,相互转化。对于老年患者,常因精血亏虚,髓不充而筋不养,骨密度测试显示骨量减少,甚至可诊断为骨质疏松症,膝关节及脊柱关节亦常因失荣而痛。肾精亏则骨不坚,骨骼产生病变或退化,不能抵抗外力,成为病理性骨折的内因之一。叶老常以精血共补、充养肝肾之法,改善筋与骨的构成,防患于未然。

2. 及时充养,可促进骨折快速愈合

骨折后精准复位、夹板固定等外治法,只是为骨折端愈合创造了良好的外部条件。而做到断端愈合,骨折线消失,最终取决于患者自身的修复能力,这与他的肝肾功能关系密切。肝藏血,肝血足则筋脉强劲,静则保护诸骨,充养骨髓;动则约束关节,防止移位。肾主骨,肾精足则成骨旺盛,骨质坚硬牢固。叶老每于骨折之中后期,在处方中重用归肝肾经的补益中药,以期尽早生成骨痂。

3. 强精填髓,可防止骨折不愈

骨折断端愈合缓慢或过期不愈,其根本在于肝肾不足,不能濡养筋骨。肝血不足,筋肉不坚,荣养乏源,无力充养骨髓、约

束诸骨，则断端容易移位。肾精匮乏，髓海虚竭，骨骼枯槁，无力吸收断端恶血败骨，则新骨不生，愈合延后。治当强精填髓，接骨续筋，叶老常将六味地黄汤、左归饮、右归饮辈列为主方，并加龟甲、鹿角片等血肉有情之品，重补肝肾。

（三）宁心神，定惊悸

跌仆损伤后，剧烈疼痛，情志应激，导致气机骤乱；或局部瘀血，未能除净，郁而化热；或邪热深入，蕴结于内，血热攻心；或创伤感染，邪毒侵袭，火毒内攻等，都能造成患者心神不宁，烦躁恐慌，夜寐梦魇。另外，诚如《诸病源候论》所说，"卒然致损，故气血隔绝，不得周荣"，所以伤后阴血不足，心神失养，也会出现烦躁心悸，失眠多梦，神疲乏力，头晕健忘等症状。以上虚实不同之证候，叶老都已详加辨别，区分对待。

惊则气乱，痛则气结。突发事故受惊之后，患者气机逆乱，神无所主；因惊、因痛，致阴阳相搏，气血运行乖乱，心神不宁，情志过激，心悸不寐。治当行气活血、止痛定惊，选用柴胡疏肝散加重镇安神类药物，必要时合用西药镇静剂。

损伤后瘀血留滞，化热入营，治当"火郁发之"，以荆芥解毒汤疏风清热，透营转气。

骨折创口感染，出现高热口渴，烦躁不安，不能入睡，为热入营血证；感染严重，患者出现表情淡漠，或躁扰谵语，甚则神志昏迷，为邪毒内陷证。治宜清热解毒、凉血宁心，常用方剂为清营汤、犀角地黄汤、黄连解毒汤化裁。随着医疗条件的改善，此类病证比较少见。

损伤后期，因出血过多，或久卧影响脾运，气血生化不足，心脾两虚，症见健忘怔忡，目眩头晕，神疲倦怠，惊悸盗汗，寤而不寐，心神不宁，治当养血宁心、安神定志，投以归脾汤化裁。
相火妄动者，再合二龙一珠汤。

（四）和气血，平阴阳

骨折筋伤，是骨伤科常见病种，其病理机制离不开"气"与"血"的病理变化。

人体遭受创伤，必然会影响气血正常运行。损伤初期，气机紊乱，血滞成瘀；脉络破损，血逸脉外；久则气虚，食欲不振，倦怠无力，生化无源，气血俱虚，损及脏腑。损伤中期，瘀血未化，而正气已耗，存在"破血恐伤正、过补滞血行"的矛盾。损伤后期，气血双补，贵在贯通，用药不宜一味滋补，宜补中有泻，于补益中使气血畅通自如。

外伤致气血失和，营卫受损，脏腑失调，阴阳失衡。叶老认为，骨伤科疾病的治疗全程也是调和气血的过程。气滞血瘀时行气活血，气虚血逸时益气摄血，气血俱虚时生化气血，正虚血瘀时补气和血。所谓"和法"，是通过调气以生血、行血、摄血，通过调血以载气、养气、运气。气血调和则骨骼、筋肉、脏腑得以濡养，方能实现祛瘀生新、续筋接骨、舒筋活络、强身健体之目的。调治一身气血，当贯彻整体观念，以"气血"为中心，兼顾脏腑、经络，予以辨证论治。是故，和气血，并非仅仅着眼于气血，还应着眼于营卫、经络、脏腑，以阴平阳秘为旨。

（五）调水液，利关节

中医所说的津液，是人体一切正常水液的总称。《灵枢·决气》中说："腠理发泄，汗出溱溱，是谓津。……谷入气满，淖泽注于骨，骨属屈伸，泄泽补益脑髓，皮肤润泽，是谓液。"津液来源于饮食中的水液，通过脾胃的运化、吸收而生成。水液之清稀者为津，走腠理而化为汗；水液之稠厚者为液，注骨、濡关节、补脑髓。津液充盈，流注于关节则关节滑利，输渗于骨髓则骨骼滋养。

伤科最常见之津液失调，主要有两大类。其一为津液不足证，常见于骨与关节退行性疾病，如：椎间盘变性、骨性关节炎、骨质疏松症；其二为水液停聚，为水为饮为痰，表现为关节漫肿，经久不退。

叶老认为，伤科内治调水液，"三期分治"，各有侧重。外伤初期，伤情严重，致使经脉受损，气血运行受阻；或包扎固定过紧，气滞不能流通，血与津液阻滞不行，凝聚不畅，表现为瘀肿疼痛，出现水疱、水肿。此时应健脾利湿，予茯苓与泽泻、淡竹叶与白茅根、薏苡仁与通草、大腹皮与桑白皮等健脾利水渗湿药对与它药配伍，故言初期治在"利水"。

外伤中期，经治后邪祛而未净，郁而化热，暗耗营阴；或前期利水燥湿，损伤阴液；或过用攻下祛瘀、辛开苦降之类药物，耗劫胃阴。此阶段应予养阴生津为要，遣方中配以石斛与生地黄、麦冬与沙参、当归与白芍等药对，故言中期治在"养阴"。

治疗后期，组织基本修复，但久病必虚，津精血液耗损，肝肾不足，筋骨痿弱；或因早、中期应用药物不当，耗伤脾气，气血津液俱损，宜以健脾胃、补肝肾为法，运用益气健脾、填精生髓药对进行组方，故言后期治在"补液"。

总之，以上五大治法中，顾护脾胃、补益肝肾、宁心安神三法，将五脏功能协调统一；而气血并重是常法，调治水液是变法。五大治法为脏腑、经络、皮肉、筋骨的功能恢复，奠定了扎实的基础。

在经纬辨证理论的整体框架内，将传统的脏腑辨证和精气血津液辨证完美结合，是叶老在伤科内治中的主要诊疗特色。

二、接骨续筋外治之要

（一）基本正骨手法的运用

1. 叶氏正骨"十六法"

清代吴谦《医宗金鉴·正骨心法要旨》中介绍了正骨的八种方法，现代骨伤科医疗工作者在继承传统正骨手法的基础上，做了相应总结，如天津医院"正骨八法"、高等医药院校教材（第五版）《中医伤科学（供中医专业用）》"正骨九法"等。

叶老在发掘整理陆氏伤科经验，总结继承上海魏氏伤科的正骨经验的基础上，在临床实践中反复揣摩，通过对骨伤流派技法和解剖学、生物力学的细心学习和体会，逐步形成了自己独特的见解，总结出"摸、牵、端、提、旋、折、屈、伸、分、合、摇、接、按、摩、推、拿"等基本正骨手法共十六法，使四肢骨折闭合复位的成功率大大提高。

（1）摸法　指对闭合性受伤部位的摸诊。叶老认为，摸诊是医生用手对患者做较详细的局部或全身的检查，既是诊断，也是整复的基本方法，贯穿整复全过程。《医宗金鉴·正骨心法要旨》说："摸者，用手细细摸其伤之处，或骨折、骨碎、骨歪、骨整、骨软、骨硬……筋歪、筋正、筋断。"摸时要准、稳、轻巧，有条不紊，触摸骨折部位，要先轻后重，由浅及深，从远至近，做到"轻摸皮，重摸骨，不轻不重摸肌筋"。结合病史和影像学资料，认真分析创伤解剖和创伤机制。对创伤机制复杂的骨折，更应做深入的分析，而且对创伤形成的先后顺序也须加以判断。通过摸法，术者在头脑中形成骨折移位和关节脱位的立体形象，为下一步的整复手法运用做好充分准备，才可以达到"巧生于内，手随心转，法从手出"的境界。需要注意，对于一些骨折和关节脱位后出现的特有畸形，望之即可知其骨折或脱位的类型和移位方向，则切勿刻意触摸患处，以免增加患者的痛苦，防止造成再损伤。

（2）**牵法**　是四肢骨与关节损伤之闭合整复中的一项贯穿始终的重要手法。一般而言，骨干骨折均需应用牵法，牵引主要是克服肌肉的对抗力，矫正重叠移位。患者在受伤后做拔伸牵引，将移位于软组织内的骨折端拔伸出来，然后沿肢体纵轴对抗牵引，矫正重叠畸形。牵引手法的运用要由轻到重，逐步增加牵引力，并要根据术者整复过程中的需要，适时调整牵引力的大小。如股骨干骨折、胫腓骨折，则需要较大的牵引力。但牵引力也不可过大，太过会加重骨折周围软组织的损伤，影响复位的稳定性，影响骨折的愈合。牵引的方向依据骨折移位方向而定，也即顺势牵引。开始时需顺其原有畸形方向进行，解脱插入肌肉之中的骨断端。待畸形矫正后，方可沿肢体纵轴方向持续牵引，以配合其他手法之施行。

叶老指出，使用牵法要求牵引者有一定的握力和臂力。握力要把持住伤肢，起紧固作用，而牵引力的发力要来自术者臂部和腰腿部。建议牵引者充分使用腰腿力量，例如对桡骨远端骨折的牵引，建议牵引者身体后倾，利用自身的后倾产生牵引力。

在应用中，牵法往往结合其他手法同步进行。如对于单轴关节附近的骨折（如伸直型肱骨髁上骨折）的复位治疗，将远端骨折段与远端肢体形成一个整体牵引，与近侧骨折段对合后，屈曲肘关节，矫正成角畸形。对于多轴关节（如肩、髋关节）附近的骨折，牵法过程中需配合多种动作，才能完成。如内收型肱骨外科颈骨折，牵引上臂，做肩关节的先内收，后外展，再前屈上举过顶，最后内旋扣紧骨折断端，慢慢放下患肢。在这一过程中，除了牵法，还有折法、屈法、旋法等动作在内。牵法还可以配合抖法，如肱骨内上髁或外髁骨折，骨折块明显翻转或嵌夹于关节间隙中，而运用该手法可顺利将骨折块从交锁中解脱。对于肱骨干骨折的有重叠移位者，不宜过度牵引以求一次性成功，因受骨折远端自身重力影响，过度牵引容易引起远端分离移位。

（3）**端法**　用两手或一手拿定应端之处，从下向上或从外向内端托。运用手指握力，或臂膀的提力，把移位之骨端入原位。或直端，或斜端，视其形状和病情轻重而施法。其力一般较大，适用于股骨干等长骨骨折、下颌关节脱位、肩关节脱位等的整复，以及颈椎错位、落枕等治疗手法。

（4）**提法**　将陷下之骨提出、还原的手法，例如锁骨、肋骨、尺桡骨、胫腓骨骨折的手法复位中，常有提的手法。提法往往配合按法，如骨折端的前后移位的提按手法。有时对整个手掌、腕部甚至前臂进行骨折端的提按，才能达到复位的目的。在软组织损伤的手法治疗中也常常应用此手法，如斜方肌、背肌等损伤的手法治疗。

（5）**旋法**　将旋转移位骨折或部分伴有关节脱位的骨折逆路径回旋的手法。临床中，背向移位的斜形骨折或骨折端有软组织嵌入的骨折均应用此手法。治疗时，将远骨折段绕近骨折段边缘回旋，使两骨折面吻合。

在应用旋法时，往往配合牵法，边牵边旋。术者可试探性地顺转或逆转，以探知软组织阻挡的方向，判断骨折创伤形成的径路，逆路径回旋整复骨折。如有软组织嵌入骨折端，则应在牵引下，采用顺逆两个方向的回旋，使嵌入的软组织逸出骨折端。如骨折断端之间有软组织嵌入的股骨干或肱骨干骨折，回旋法必须谨慎，以免损伤血管、神经。

一般新鲜骨折如有较轻的旋转移位，助手在适中位置上做拔伸手法时，旋转移位即可随之得到矫正。旋转移位较重的骨折，如股骨颈骨折或粗隆间骨折，由于伤肢远端的重力和髂腰肌、梨状肌和外旋肌群的牵拉，骨折远端呈外旋畸形，在牵法下需做较大幅度的手法捻转，或再配合其他手法，才能得到复位。

肱骨外髁翻转骨折也可用转动法，以使骨折块逆移位方向转动，翻回而复位。骨折片嵌入肘关节内的肱骨内上髁骨折（第3、4类），用转动肘关节配合其他手法，也可使骨折片逸出关节间隙而复位。

（6）折法　即反折法，医生先加大骨折端原有的成角，依靠拇指感觉骨折远近断端的骨皮质已经相接，再骤然反折，使骨折复位。用力大小以原来重叠移位多少而定，用力的方向可正可斜。单纯前后方移位重叠者，正折顶。同时侧方移位者斜向折顶。横断和锯齿形骨折，如患者肌肉发达，单靠牵引力量不能完成矫正重叠移位时，用此手法不但可以解决重叠移位，而且亦可随之矫正侧方移位，多用于前臂。折顶成功时，骨皮质碰击时可以发出明显的声音，且术者手下有触碰感。反折手法折角方向应避开大血管、神经，选在肌肉丰厚处。

反折手法也可应用在关节脱位上，多用于手指关节、指间关节和跖趾关节、趾间关节等。一般上述关节脱位较易复位，但部分患者脱出的关节头被破裂的关节囊和周围软组织嵌锁住，其原因多为该关节脱位时，关节囊破裂口较小，仅能使关节头挤出关节囊的破口，而破口紧紧地锁在关节头后的颈部，如旧式上衣的扣襻，一经嵌锁则不易脱出，用一般手法无法复位时，可采有反折法。具体操作方法是：首先牵拔手指，其次加大脱位方向的角度，使关节囊破口扩大，使脱位关节周围挛缩的肌肉、关节囊伸展，并左右摇晃，使关节松弛，最后折顶脱位的掌骨头，复位。

（7）屈法　是一些近关节或关节内骨折及部分关节脱位的复位手法。近关节骨折的近关节骨折段太短小，术者不易用手握持住，利用关节的屈伸活动，可带动骨折段进行复位。如肱骨髁上骨折（伸直型），助手做牵法，术者用两拇指按捺住向后移位的远骨折段，两手其余四指按捺住向前移位的近骨折段，同时助手在拔伸下屈曲肘关节，可使骨折的侧方和成角移位同时复位。

脱位治疗也可以使用屈法，如肘关节后脱位，术者在拔伸法和两点捺正法下，同时作肘关节屈曲而复位。其他如桡骨远端骨折（伸直型）、有移位的股骨髁上骨折等，均应在用屈法的同时，配合其他手法。

（8）伸法　在一些屈曲型骨折，如肱骨髁上骨折（屈曲型）、或桡骨远端骨折（屈曲型）等，可以应用伸法。又如尺骨鹰嘴骨折，断端有分离移位，在合骨复位法的同时做伸法，有利于复位，且能使骨折波及的关节面得以模造塑形。

临床中，伸法往往和屈法相配合，通过屈伸动作，可使该肌肉紧张或松弛。例如肱骨内上髁骨折（第3、4类），通过腕关节背伸，紧张屈指总肌腱，牵拉被嵌夹在肘关节内的骨折片，配合其他手法使骨折片脱出肘关节后，又掌屈腕关节，放松前臂屈肌群，以便骨折片复位。对肱骨外髁翻转骨折，腕关节背伸，使附着骨折片的伸指总肌腱松弛，便于骨折片翻转复位。

屈伸法还可以用于整理残余的小异位，使其归原。如肱骨髁间骨折或肱骨外髁翻转骨折复位后，可作肘关节轻度的屈曲、伸展，促使关节完整平滑。屈伸的手法也可以应用在关节脱位中。

（9）**分法**　指分骨法，用于两骨或多骨并列骨折或关节脱位，如尺桡骨双骨折，胫腓骨双骨折，掌骨、跖骨的多发性骨折。骨折段因受暴力作用或骨间膜或骨间肌的牵拉而相互靠拢，致骨间隙狭窄，形成成角移位或侧方移位，骨间隙失去正常的距离。若在骨间隙狭窄的状况下，骨折不愈合甚至有骨桥形成，则严重影响伤肢功能。治疗时，对掐捏于并列骨的骨间隙部位，扩大骨间隙，使并列的骨分开。再配合其他手法，整复向轴心靠拢的成角和侧方移位。

（10）**合法**　指合骨法，目的是使分离移位的远近两骨折端向骨折线尽量靠拢。常用于骨折后两骨折段被肌肉牵拉而呈分离移位者，如髌骨骨折、尺骨鹰嘴骨折等。操作时两手拇指、食指抵送两骨折块靠拢合骨，使骨折端紧密接触。

（11）**摇法**　应用于矫正长骨干部复位后的残余移位。经各种手法复位后的骨折，断端可能仍存在小的间隙，如有些锯齿或横断骨折对合不严密，术者可用两手固定断端，助手在轻度牵引下，通过脚步移动，左右或上下摇摆骨折远端，使骨折准确对位。

摇的手法也可以应用于治疗肘、髋等关节的脱位，或治疗肘、腕、髋、膝、踝等关节的损伤，分离粘连，松弛痉挛，恢复关节功能。

（12）**接法**　通过纵向用力使断端紧密接触，或可采用纵向叩击，使断端相互嵌插，有利于骨折愈合。如骨干横形骨折、肱骨外科颈骨折，整复后，术者手握骨折处做临时固定，助手手掌抵住伤肢远端，沿骨干纵轴轻轻推压或叩击，使两骨折端相互嵌插吻合，以加强其稳定性，促进骨折愈合。

接法亦可用于检查复位效果。若复位后两骨折端已大部分对位时，术者可感到两骨折端有相互抵触感，伤肢不会缩短。反之，若整复未成功，伤肢纵轴加压时，骨折端不能抵住，则可出现伤肢明显缩短。

（13）**按法** 用单手或双手掌根、手指等按压患处。按法应用于脊柱骨折伴脱位，胸锁、肩锁、胸肋等关节脱位或骨折及四肢各部骨折、移位、成角畸形的治疗。腰背部软组织损伤等的治疗也用按法。按法往往配合提法，如骨折的前后移位或上下移位的治疗，在用按法时配合提法。若一手掌的力量达不到所需的力度时，可将两手掌重叠进行按压。

（14）**摩法** "摩者，谓徐徐揉摩之也"，用单手或双手重叠操作，以全掌掌根和指腹紧贴于皮肤上，做直线或圆形、回旋摩动。摩法的主要作用是疏通经络气血，在没有骨折的软组织损伤中应用较多。皮肤筋肉受伤后，气血郁滞，出现肿硬麻木，应用摩法，摩其壅聚，散其瘀结。此法可单独用，也可以在揉捏、搓捏中穿插使用。临床中，骨折后长时间固定包扎，肢体萎缩、麻痹，在康复过程中均可以应用摩法。

（15）**推法** 用手指或手掌根部将错位、折骨等推回正常位置。推法可用于矫正骨折的侧方移位。对于长骨骨折的畸形愈合，可用推法，使畸形矫正或重新折断，以利进一步复位与固定。在脊柱侧弯、腰椎间盘脱出症、骶髂关节错位、腱鞘囊肿等的治疗中，均可以应用推法。

（16）**拿法** 用手指捏拿患处的筋肉或骨折端。通过拿法可以解除肌肉的痉挛，能使血脉流畅，筋络宣通。捏拿肌肉应轻重适宜，从近端到远端，自上而下地拿捏。在骨折复位时，用拿法拿住骨折处，则便于接骨等。

叶老继承了陆氏伤科与魏氏伤科正骨手法，通过临床几十年来的实践探索，断损伤之轻重，辨损伤之性质，分损伤之特异，不断推陈出新，形成了以上述十六法为基本手法的"叶氏正骨法"。

叶老认为，疾病的发展有一定规律，辨证施治也要遵循一定规律，各类手法的结合应用也有相应顺序，这是先贤们数千年积累下来的行之有效的宝贵经验，一般情况下不要轻易改变，所谓"证不变，法亦不变"。但是，骨伤疾病的伤情是复杂的，引发的"证候"也是多变的，接骨入骱常在须臾之间，故医者的诊治方法也要"应变"，须做到识其体相，辨清伤情，手法运用精准，轻重适度，深透有力。医者要针对不同的伤病，选用合适的治疗手段，以取得满意的疗效。叶老指出，这些手法在应用上并没有严格的界限，无论正骨、理筋，还是治疗脱位，随着需要可以互相换用，不必机械地划分。他还强调，理筋手法应贯穿于骨折的整个治疗过程，正骨前后须理筋，使筋顺和便于整复；骨折后期，也应手法理筋，使气血调和，促进愈合。

2. 正骨手法的运用

正骨手法是骨折治疗中最重要的环节，手法运用得恰当和精准，直接决定了骨折的治疗效果和预后。运用正骨手法有以下相应原则：

（1）掌握病情　在手法治疗骨折之前，医者要充分了解病情。例如，要了解患者受伤的时间。一般而言，如果病情允许，骨折复位时间越早越好。因为刚受伤时，骨折处水肿不明显，肌肉未痉挛，骨折复位比较容易成功。如伤后肢体明显肿胀，则应等肿胀消退后再考虑复位。一般而言，伤后 7～10 天内，均可考虑手法整复，时间越久，复位难度越大。

有些严重的创伤骨折，全身情况较差，如多发性骨折、严重骨折合并休克、内脏伤、脑外伤等，可予以临时固定或持续牵引等治疗，待病情好转后，再行骨折复位。

（2）制订方案　在复位前，要做好充分的准备工作。应根据病史和影像学检查结果，分析骨折发生的机制、移位方向和骨折类型，制定一个合理的复位方案。复位时的用力部位，用力大小，用力方向，均应做到心中有数。在复位方案中，应用正骨手法可以解决哪些骨折移位，大致可以达到怎样的效果，医者心中应该有一个预判。如果骨折不复杂，可不用麻醉；如果骨折较为复杂，局部肿胀明显，复位有难度，可考虑在神经阻滞麻醉下复位。

（3）操作的基本要求　在复位前，首先应明确主治者与助手，进行合理分工。其次，做好器材准备，如夹板、扎带、棉垫、压垫等，并需要备有必要的急救药品，以防意外发生。要将影像显示的骨折情况与患者实体结合起来，做到心中有数。在手法实施中，要集中注意力，仔细体会手下感觉。手法实施后，要观察伤处的外形变化，以判断手法效果。拔伸牵引力不能太过或不及，争取一次复位成功。多次复位会加重局部损伤，使肿胀更加严重。骨折复位后，应拍X线片复查，了解复位的效果。

（4）手法的适应证与禁忌证　正骨手法的应用比较广泛，除了手术适应证外，骨伤科疾病中的骨折、脱位、筋伤等，均可采用手法治疗。其适应证如下：

①大部分肢体骨折：如尺、桡骨骨折，胫、腓骨骨折等。

②关节脱位：如肩关节脱位、肘关节脱位及髋关节脱位等。

③软组织损伤：如腰部扭伤、踝部扭伤等。

④损伤后遗症：如骨折后关节僵硬粘连等。

⑤关节疼痛、功能障碍：如各种软组织劳损、退行性变所致。

⑥内伤所致气滞血瘀、脏腑功能紊乱等。

手法应用也有一定的禁忌证：

①急性传染病、高热、肿胀、骨髓炎、关节结核、恶性肿瘤、血友病等。

②诊断不明的急性脊柱损伤，或者伴有脊髓压迫症状的不稳定性脊柱骨折，或者脊柱重度滑脱的患者。

③肌腱、韧带完全断裂或部分断裂。

④手法后疼痛加重或出现异常反应者，不能继续施用手法，应进一步查明原因。

⑤妊娠 3 个月左右的妇女患急、慢性腰痛。

⑥手法区域有皮肤病或化脓性感染的患者。

⑦精神疾病患者；患有骨伤疾病而对手法治疗不合作者。

⑧其他，如患有严重内科疾病者等。

3. 手法复位的对位要求

手法复位的对位、对线要求，分为解剖对位和功能对位。治疗时要争取达到接近解剖对位。如果某些骨折达不到解剖对位，应达到功能对位。功能对位标准如下：

①骨折部位的旋转移位、分离移位必须完全矫正。

②缩短移位在成人下肢骨折不超过 1 厘米；儿童若无骨骺损伤，下肢缩短在 2 厘米以内，在生长发育过程中可自行矫正。

③成角移位：下肢骨折轻微地向前或向后成角，与关节活动方向一致，日后可在骨痂改造期内自行矫正。向侧方成角移位，与关节活动方向垂直，日后不能矫正，必须完全复位，否则关节内、外侧负重不平衡，易引起创伤性关节炎。

不同的上肢骨折要求也不一致，肱骨干稍有畸形，对功能影响不大；前臂双骨折则要求对位、对线均好，否则影响前臂旋转功能；

④长骨干横形骨折：骨折端对位至少达1/3左右，干骺端骨折

至少应对位 3/4 左右。

（二）小夹板外固定术的运用

骨折的固定是为了维持整复后的良好位置。临床的固定方法有外固定和内固定两种。除复杂骨折及合并损伤有切开复位内固定的必要外，大多数骨折都可以通过复位与外固定技术得以治愈。外固定术可运用小夹板、石膏、牵引、支架等多种方法，其中的小夹板固定是中医骨伤科的亮点。叶老采用杉树皮作为夹板，在手法复位纠正畸形后，通过外敷药、棉垫、夹板、扎带夹缚固定，并随着外敷药的更换，适时疏理筋脉，调整夹板固定的松紧度。这种具有多种材料、多层结构，按肢体塑形，便于关节活动的固定方法，有利于骨折尽早愈合。

1. 小夹板的制作与运用

小夹板的选材因人制宜，因症而异，但原材料务必具备一定的韧性、弹性与可塑性。常用的夹板材料有杉树皮、柳木板、竹板、厚纸板等，叶老多采用杉树皮。首先根据"手摸心会"及影像学资料，确定骨折的部位、受力方向，明确骨折的类型。然后选用无节无蛀的杉树皮，刨去外皮，量身定制符合力学要求的小夹板，将夹板两头的尖角剪圆，用毛边纸包裹或内粘毡垫。夹板的长度应视骨折部位而异，分不超关节固定和超关节固定两种。

一般情况下，小夹板的固定层次是：外敷的中药贴近皮肤，其外放置压力垫，予以纱布绷带初步固定，再放置修剪好备用的小夹板，最后用绷带或者小扎带固定夹板。杉树皮小夹板要包绕整个患肢，需在患肢的前、后、内、外各放置一块，夹板之间留 1 厘米间隙。使用纱布绷带时应松紧度适宜，要求小夹板里面的绷带宽松一些，仅仅固定一下外敷的中药和压力垫即可。做到宽松适度，可以减轻骨折后肿胀导致的张力性水疱。小夹板外面的绷带或者小扎带可以适当扎紧一些，使固定稳固。超关节的小夹板，起着固定关节或者减少关节活动的作用，适当时候加以修剪，则便于关节活动。

叶老根据不同骨折的部位和肢体形态，剪裁制作合适的小夹板，运用中有常法也有变法。如股骨骨折，因大腿肌肉发达，需要稳妥地固定以防止骨折端移位。叶老采用双重夹缚，即在夹板常规包扎后，外面再用一对长而较厚的夹板固定，长夹板的外侧板从髋关节以上，一直到外踝；内侧板从大腿根部到内踝。两副夹板的联合运用，可以更加有效地固定股骨断端。又如踝关节骨折，对于有裂隙骨折、无移位骨折及青枝骨折等较为稳定的骨折类型，骨膜亦未断裂，叶老选用轻巧的纸板作为外固定材料，同时鼓励患者进行早期功能锻炼。对于内翻型与外翻型的踝关节骨折，或双踝、三踝骨折，其固定方法均有特殊性，需采用超关节夹板固定，因关节活动度大，要考虑到复位后再度移位的可能。对于肱骨外科颈骨折，叶老认为应该结合患者的年龄与生活需求，制定相应治疗方案。一些年龄较大患者，希望愈合后能恢复吃饭、穿衣、梳头等关节运动功能，而对解剖对位要求不高，因此在固定时要保留一定活动度，早期鼓励病人适当进行功能锻炼，以防肩关节粘连。所以，夹板的固定要因人因病综合考虑，防止出现"轻病重治"或"重病轻治"。它的灵活运用，充分体现了中医骨伤科"筋骨并重，动静结合"的精髓。

2. 压力垫的使用

骨折的压力垫，又称固定垫，治疗中利用它产生压力或杠杆力，以维持骨折断端在复位后的良好位置。压力垫必须质地柔软，叶老多选用毛边纸、棉花、石膏绵纸、纱布绷带等材料制作。压力垫的形态、厚薄、大小应根据骨折的部位、类型、移位情况而定。临床中以毛边纸或石膏棉纸叠成的压力垫为佳。压力垫的形态有平垫、塔形垫、梯形垫、高低垫、抱骨垫、横垫、合骨垫、分骨垫等，应用最广泛的还是平垫。

放置法有一垫固定法、二垫固定法及三垫固定法。一垫固定法主要压迫骨折部位，多用于肱骨内上髁骨折及外髁骨折，桡骨头骨折及脱位等；二垫固定法用于有侧方移位的骨折，骨折复位后将两垫分别置于两骨端原有移位的一侧，以骨折线为界，两垫不能超过骨折线，以防止骨折再发生移位；三垫固定法用于有成角畸形的骨折。叶老提醒：压力垫主要用来维持骨折端复位后的良好对位，防止其向原损伤通道再移位，绝不可把压力垫作为纠正骨折移位的手段与工具。

3. 扎带的技术要领

扎带的束力是夹板外固定力的来源，以保证夹板和压力垫的作用发挥。叶老建议，固定小夹板时最好用专门的扎带；一些对位好的骨折，对扎带要求相对低一点，可以用剪开的纱布绷带作为扎带。扎带的松紧度要适宜。临床常用宽 1～2 厘米布带，上肢和小腿的布带宽宜 1.5 厘米，大腿的宽宜 2 厘米为好。将夹板安置妥后，依次捆扎中间、远端、近端，缠绕两周后，打活结于夹板的前侧或外侧，便于松紧度检查。捆扎后要求能提起扎带在夹板上下移动 1 厘米，过松则固定力不够，过紧则引起肢体肿胀，严重者发生肢体缺血坏死。因扎带的松紧度目前尚无可行的检测方法和标准，叶老叮嘱患者随时复诊，及时检查以了解病情。

4. 夹板固定的适应证和禁忌证

适应证如下：四肢闭合性骨折（包括关节内和近关节处骨折，经手法整复成功者。股骨干骨折因肌肉发达，必须配合骨牵引）；

四肢开放性骨折，创面小或经处理已闭合伤口者；陈旧性四肢骨折，运用手法整复成功者。

夹板固定的禁忌证如下：较严重的开放骨折；难以整复的关节内骨折，如胫骨髁间隆突骨折等；肢体肿胀严重伴有水疱者；难以固定的骨折，如髌骨、股骨颈、骨盆骨折等；伤肢远端脉搏微弱，末梢血循环较差，或伴有动脉、静脉损伤者。

5. 小夹板固定后注意事项

小夹板外固定后要注意观察，其要点可概括为八个字：严密观察，随时调整。应特别注意观察下列情况的变化：①局部疼痛。一般而言，经整复、固定等处理后的骨折，其疼痛程度相对减轻，如出现骨骼突出处有灼痛感，或整个肢段出现持续性剧烈疼痛，则应解除夹板进行检查，以防压迫性溃疡或肢体缺血性坏死的发生。②伤肢的血运情况，如肢端皮肤颜色、温度、感觉及肿胀程度。伤肢远端皮色发绀或苍白，皮肤厥冷，乃为局部组织内压影响远端静脉回流或为血供中断的表现。如上肢桡动脉、下肢足背动脉搏动减弱或消失，提示伤处动脉受阻塞。如被动伸屈指（趾）关节可引起肌腹部明显疼痛，提示血循障碍的可能性。此时应进一步解除夹板、绷带及全部敷料，做对症处理，必要时予以手术充分减压。

在随诊观察病情的同时，应调整夹板松紧度。叶老认为，捆绑固定的质量是影响骨折愈合的关键要素，夹板松紧度的调整，需在助手密切配合下，做到外形匀贴。臃肿或松散的包扎难以达到固定目的。小夹板固定后的外敷药更换也非常重要。

小夹板的固定时间，应根据骨折临床愈合的具体情况而定。一般而言，患者达到骨折临床愈合标准，方可解除夹板固定。

叶老再三强调：小夹板固定必须遵循"三松四紧"的原则，

随时注意调节小夹板绑扎的松紧度。扎带松弛时，应及时调整扎带的松紧度，保持1厘米的正常移动度。定期进行X线检查，了解骨折是否发生再移位，特别是在2周以内要经常检查，如有移位要及时处理。指导患者进行合理的功能锻炼。对无条件住院治疗的患者，将固定后的注意事项及练功方法向患者及家属交代清楚，取得患者的合作。

（三）功能锻炼的步骤与要求

骨折治疗中，固定与锻炼是同样重要的。骨折的整复、固定，为骨折愈合创造了条件，但骨折能否尽早愈合，还在于锻炼。功能锻炼是治疗骨折的重要手段，必须贯穿于骨折治疗的始终。

功能锻炼是中医骨伤科有效的传统疗法之一。传统的练功在肢体运动时还配合调神与调息，即强调肢体动作与意、气结合的方法，从而提高疗效。

1. 功能锻炼分类

功能锻炼分为局部锻炼和全身锻炼。

如有明显的伤病，采用局部锻炼为宜。局部锻炼采用的动作多具有独立性，每个动作的目的明确，可针对患者的伤病重复操练。在局部锻炼时，配合气功功法的调神，用意识引导肢体活动，可使肢体活动更加协调，减轻疼痛。如在骨折的早、中期，嘱患者在复位固定后，进行骨折周围肌肉不带动关节运动的等长收缩锻炼，可以改善血液循环，消肿止痛；同时，通过肌肉收缩，增加骨折端的应力，促进骨折的愈合。

局部锻炼可以配合器械锻炼，如做大竹管蹬滚，脚跟转轴，进行下肢诸关节的锻炼；搓转胡桃或小珠链，进行手部诸关节的锻炼等。

进行全身锻炼可以增强体质，如太极拳、八段锦、五禽戏等，还可以弥补方药之不足。全身各部位功法训练举例：①颈项功法有：与项争力、往后观瞧、颈项侧弯、前伸探海、回头望月等。②肩臂功法有：上提下按、左右开弓、按胸摇肩、双手托天等。③腕部功法有：抓空增力、拧拳反掌、上翘下钩、青龙摆尾等。④腰背功法有：按摩腰眼、风摆荷叶、转腰推碑、弓步插掌等。⑤腿部功法有：左右下伏、半蹲转膝、屈膝下蹲、四面摆踢等。

2. 骨折复位后的分期功能锻炼

骨折复位后，在有效固定的同时，进行三期练功。

骨折早期，进行骨折周围肌肉不带动关节活动的等长收缩，在消除组织肿胀的同时，可增加骨折两断端的压应力，有效地促进骨折的愈合。如为夹板固定，肌肉的等长收缩还可有效地增加夹板内的肌容积，促使骨折残余移位得到进一步矫正。

骨折中、后期，通过伤损肢体肌肉带动关节活动的等张收缩，在促进肢体气血流通、利于骨折愈合的同时，还能及时改善伤损肢体的运动功能，从而缩短病程。

3. 功能锻炼的注意事项

功能锻炼应在医务人员的指导下进行。医务人员可以根据患者的体质和伤病的性质、程度、部位及骨折整复后的稳定情况，制定练功计划，并定期随访，观察患者的病情变化，了解患者的功能恢复情况，了解患者在练功过程中有无偏差，及时调整练功的内容与运动量。

一般情况下，体质较差者或肢体有伤的患者，应在医务人员的指导下，先根据伤病或体质的具体情况，选择合适的局部练功方法，以增加体力或尽快地恢复肢体功能。然后，在全身情况许可的情况下，选择适当的全身练功的锻炼功法，以进一步增强体力，预防疾病的发生，达到强身健体，益寿延年的目的。坚持适宜的全身锻炼，可以促进钙盐在骨骼中沉积，预防骨质疏松。

练功活动应以主动练功为主，被动练功为辅。在练功过程中必须循序渐进，运动量由少到多，逐渐加大，动作由简到繁。练功时不应引起疼痛，即使引起轻微的疼痛，练功结束后，疼痛应随即减轻或消失。如果练功后疼痛不减或局部肿胀，应及时检查，调整练功方法，及时调整或减少练功的运动幅度与运动量，以免加重损伤，延缓恢复。

在练功活动中，在肢体运动的同时，可结合调息与调心，从而提高练功的保健治疗作用。调息即指在肢体运动时配合呼吸运动，不同的功法有不同的调息要求。在一般情况下，局部锻炼进行肢体开、伸、起动作时，做吸气运动；进行合、屈、落动作时，做呼气运动。调心亦叫调神，指在练功时，患者应排除各种杂念以入静。除运动部位外，其他部位尽可能放松，做到用意识引导动作。练功同时配合调息与调神，有调动和培养自身的生理潜能，达到提高免疫能力，调和脏腑功能，益寿延年的作用。

练功次数以每日 2 ～ 3 次为宜，局部锻炼每次 15 ～ 30 分钟，全身锻炼每次 30 ～ 60 分钟，以不感到疲劳为宜；练功时思想要集中，动作准确、缓慢，不宜在疲劳、食后与饥饿时练功；练功应选择空气新鲜的地点，室内外均可，要注意四时的气候，注意保暖，特别应注意避免风寒等外邪的侵袭，预防其他疾病。骨折后期的练功，可配合热敷、熏洗、擦外用药水、药酒、药油及按摩、理疗等方法。

功能锻炼是骨伤科治疗的特点之一，是运用运动的方法防治损伤性疾病，促进肢体功能得到锻炼而加速康复的一种有效疗法。练功疗法贯彻了固定与活动相结合，即"动静结合"的治疗原则，在预防、治疗损伤后遗症及骨伤疾病的康复中发挥着重要作用。正确掌握练功疗法，医患结合，调动患者的主观能动性，有助于患者迅速康复。

三、叶氏内调外治法治疗骨折经验

叶老认为，骨折治疗内调法应气血兼顾。损伤不论在脏腑、经络（脉），或在皮肉、筋骨，都离不开气血，故伤科理论主要建立在"气血并重"基础之上，不能专主血或专主气，"以气为主"是常法，"以血为先"是变法。

其次，叶老主张，治疗骨折应筋骨并治。体现于外治方面，骨折复位后的理筋疗伤和推拿按摩以及各期功能锻炼，都是筋骨并治的具体体现，这对骨折愈合、关节功能的恢复具有很大帮助。体现于内调方面，筋骨与肝肾二脏最为相关，"肝主筋""肾生髓"，筋骨损伤的治疗，尤其一些骨折后愈合较差的患者，治疗多从肝从肾调理。

其三，治疗骨折全程，叶老都主张内治法与外治法相结合。内外同治，能兼顾整体和局部的辩证统一。疾病所需的外治法也包括手术治疗。

（一）骨折的三期用药原则

临床中，骨折损伤后分早、中、后三期，不同阶段有各自的治疗特点。骨折损伤早期，治疗宜止（血）宜活（血）；损伤中期，治疗宜和宜续；损伤后期，治疗宜补宜温。

1. 骨折早期

骨折早期，筋损骨折，气滞血瘀，应内外兼治，除了手法正骨、局部固定外，还应用药予以止血活血。这一阶段通常指伤后1～2周，肿胀可基本消退。

用药有以下三个特点：一是治疗以活血化瘀为主，佐以理气，躯干损伤则往往气血兼顾。二是瘀血易于化热，选用的活血药物宜偏于凉血，如果热象明显的，还须加清热之品。三是结合整体辨证，治疗中注意保护患者的"胃气"。常用的方剂有桃红四物汤、理气活血汤、血府逐瘀汤、复元活血汤。

2. 骨折中期

一般指伤后3～6周，此时筋骨开始接续，瘀血散而未尽，气血仍未调和。治疗上，一方面继续固定，一方面适当活动关节。

用药以调和气血、舒筋和络为主。调和气血代表方：养血四物汤。局部青紫严重者，加蔓荆子9g，紫荆皮9g；断骨愈合缓慢者，加煅自然铜12g，骨碎补9g，续断12g，伸筋草12g等。舒筋和络法的代表方有：蠲痹汤、独活寄生汤等。

3. 骨折后期

一般为伤后7周以后，此时肿胀消退，筋骨接续，但尚未坚固，关节活动也觉牵强。此时应加强活动，使气血通畅，筋骨有力。

常以扶正为主，治疗以补益气血、健筋壮骨多见。代表方：以补气为主的有四君子汤、六君子汤；补血为主的有四物汤、当归补血汤；气血双补的有八珍汤、圣愈汤或十全大补汤；补养脾胃为主的有补中益气汤、参苓白术散、归脾汤等；补筋骨为主的有健步虎潜丸、仙灵骨葆胶囊等；肾阴不足者用六味地黄丸、左归饮；肾阳虚衰者用金匮肾气丸、右归饮；阴虚火旺者用知柏地黄丸、大补阴丸；阴阳两虚者用龟鹿二仙胶化裁调治；舒筋和络为主的有蠲痹汤、独活寄生汤；温经通络法为主的有麻桂温经汤、当归四逆汤、麻黄附子细辛汤、大活络丸、小活络丸、乌头汤等。

后期解除固定后，可用中药熏洗来帮助功能恢复，如海桐皮外洗汤等。临证加味，疼痛明显可以加乳香、没药以止痛；上肢病变加桑枝；下肢病变加牛膝；胸背部病变加重理气药用量。外用药方面，早期使用四黄散外敷，活血消肿；后期使用紫荆膏或芙蓉散，温经散寒。

（二）骨折延迟愈合、不愈合的治疗经验

1. 骨折延迟愈合

骨折愈合时间超过该类骨折正常临床愈合时间1倍以上（一般3个月以上），骨折端尚未连接，骨折处仍有疼痛、压痛、纵轴叩击痛、异常活动现象，X线片显示骨折端所产生的骨痂较少，骨折线不消失，骨折断端无硬化现象而有轻度脱钙，称为骨折延迟愈合，或称骨折迟缓愈合。

骨折迟延愈合的原因非常复杂。从主观上来讲，骨折后固定不当，如固定时间短、下床过早、患者自制力差不能配合等，都是造成此类情况最常见的原因。从客观上来讲，常因固定不够坚强牢靠、骨折端经常承受有害的应力干扰（如剪力、扭转力等）、骨折部位血运较差以及感染所致。

骨折延迟愈合者，骨痂仍有继续生长的能力，只要找出发生的原因，采取针对性治疗措施，一般骨折均可获得愈合。如果为骨折固定不良者，断端存在不良应力干扰，则应改善固定方法。如为股骨颈囊内骨折，断端往往存在剪力和旋转力，而腕舟骨骨折，常存在剪式应力。前者可采用三翼钉内固定手术，后者应加强固定。

2. 骨折不愈合

骨折持续时间已超过所需愈合时间 3 倍以上，即骨折持续时间为正常愈合时间的 4 倍，骨折断端仍有异常活动，X 线片显示骨折断端互相分离，骨痂稀少，骨折端萎缩光滑，骨折端硬化、密度增高，骨髓腔封闭者，称为骨折不愈合，或称骨不连接。

造成骨折不愈合的原因有多种，或因骨折断端牵引过度而分离，或因骨折端有软组织嵌入，或因清创术中去除碎骨片致骨缺损，或因骨折部血供不良，或因手术中过多损伤骨膜血供，或因骨折断端受到有害应力干扰，或因局部感染等，发展结果均可造成骨折不愈合。

骨折不愈合的有效治疗方法为各种方式的植骨术。在做植骨术的同时，也应积极应用中医药治疗。叶老认为，就骨折迟延愈合或不连接的病机而言，首先，血瘀是其主要病理环节，瘀不祛则新不生，新骨不生，断不能续。其次，肝肾亏虚，脾失健运，也是重要的病理因素。肾主骨生髓，肝肾不足，筋骨失养，断骨难续；脾胃纳滞，运化无力，水谷精微输布受阻，四肢百骸失去滋养，筋骨续接困难。

叶老指出，在对骨折迟延愈合、不愈合的治疗中，首先必须检查固定是否合理，功能锻炼是否正确有效，在纠正固定错误和采取正确功能锻炼的基础上进行辨证论治。治疗中应审证求因，用药主要从瘀血、气滞、气虚、肝肾不足、脾胃虚弱五个方面着手。重视气血作用，予以理气活血、补气养血、滋养肝肾、健脾益胃，通过补肾健脾、培补先后天，达到促进骨折愈合的目的。

（1）气滞血瘀为主型 表现为患肢硬肿明显，皮肤或出现青紫，压痛明显，屈伸痛甚，舌质紫暗有瘀斑瘀点，苔淡白或厚腻，脉弦涩，X 线片示骨折端清晰，无骨痂生长。辨证为气滞血瘀，筋骨失养。治宜理气祛瘀，益精续断。

代表方：柴胡 10g，炒白芍 10g，当归 10g，赤芍 15g，土鳖虫 3g，川芎 10g，泽兰 10g，苏木 10g，骨碎补 15g，续断 15g，狗脊 15g，羌活 9g，桂枝 9g。

如果患者脾胃功能欠佳，可予炒稻芽 30g 或炒鸡内金 15g，以健脾消食；如果疼痛明显，可予延胡索 10g，制川乌 6g 以止痛。

（2）**气虚血瘀为主型** 表现为患肢肿胀明显，且多为虚肿，指压凹陷，间有肢体红紫或瘀斑水疱，局部疼痛，疲乏无力，动则气喘，纳呆便秘，舌质淡胖或边有瘀斑，苔白腻，脉细弱或细涩，X 线片示骨折端清晰，很少骨痂生长，间有轻度吸收萎缩。辨证为气虚血瘀，筋骨失养。治宜益气通经、接骨续断。

代表方：养血四物汤合四君子汤化裁。药物组成：生黄芪 20g，当归 10g，炒白芍 15g，赤芍 15g，苏木 10g，丹参 15g，党参 15g，炒白术 15g，茯苓 15g，续断 10g，淫羊藿 10g，骨碎补 15g，狗脊 15g。

（3）**肝肾不足为主型** 表现为肢体肿胀不甚，局部压痛，常感骨空或伤肢酸困、木麻，伴有失眠多梦，夜睡易惊，头晕乏力，舌质淡或嫩红，苔少或无苔，脉沉细无力。X 线片示骨折线清晰，断端骨质疏松或萎缩，无骨痂生长。辨证为肝肾亏损，精血亏虚，筋骨失养而不生。治宜培补肝肾，益气养血。

代表方：左归丸、右归丸或金匮肾气丸等，药物组成：熟地黄 20g，怀山药 15g，山茱萸 6g，枸杞子 15g，菟丝子 15g，鹿角胶^{烊入} 6g，杜仲 15g，续断 10g，淫羊藿 10g，骨碎补 15g，狗脊 15g，炒白术 15g，茯苓 15g，陈皮 9g，随证加减。

叶老认为，骨折迟延愈合、不愈合的内在原因，归纳为气虚气滞，肝肾不足，治疗上要重视气血，滋养肝肾，健脾益胃，培补先后天，同时加补肾接骨之品。通过标本兼治，局部与整体兼顾，才能达到促进骨折愈合的目标。

（三）骨折后期并发症的治疗

1.骨折后期水肿

骨折后期水肿是四肢骨折筋伤中常见的并发症，尤以年老体弱者发病率较高。骨折后期的水肿有二种原因，一种为损伤后血管破裂引起的出血及组织液渗出所致的肿胀，另外一种为损伤后血管未破裂而出现的肿胀，这是由于损伤局部的神经组织反射性地引起血管壁通透性增加，大量组织液渗出所致。从中医学角度看，乃是各种具体原因导致气血回流不畅所致，例如：由于肢体筋伤严重，致使经脉受损、气血运行受阻；或包扎过紧，影响气血流通；或伤肢下垂多，活动少，使气血瘀滞于末端；或过早、过度地热敷和强力按摩刺激，使局部炎性渗出过多，肿胀难消；或年老体弱、气候寒冷，又失于调摄等。

其主要临床表现有：患肢远端或局部肿胀不消，较为弥漫，皮色多紫暗，肤温不高，遇冷肿增，得温肿减，压痛轻微，喜按，按之肿减，且按之凹陷慢起或虚软如棉，肿胀起伏大，时肿时消。晚期呈现慢性充血，远端处于低位时肿胀加剧，故又称此症为重力性水肿。

骨折后期出现水肿，应指导患者进行功能锻炼，通过相应关节的运动，肌肉收缩力的训练，可以促进肿胀的消退。

除了功能锻炼外，应积极开展中医药治疗。局部的肿胀反映出邪实和正虚。骨折后期肿胀多为虚证。例如，老年人桡骨下端骨折，如肿胀虽甚，但按之软而凹陷不起，或时起时伏，即便痛甚，时间虽短，辨证仍属虚证，则治疗一开始，便需扶正祛瘀，和营止痛。

有少数病例，如严重的掌、足部压轧伤，局部疼痛虽轻，时间虽久，但是肿胀甚且实，按之硬，如皮革状，伴瘀斑、硬结等，则为瘀血实证，需活血祛瘀，散结通络。

骨折中后期的水肿，还可以予以续断、舒筋治疗，基本代表方：和营止痛汤。骨折后期的水肿，补虚原则包括补气血、养脾胃、补肝肾等，还可以温经散寒、强筋壮骨等，基本代表方：十全大补汤。

2. 骨折后期功能障碍

骨折后功能障碍是指肢体的活动能力降低。骨折和软组织损伤后期发生功能障碍的主要原因有：①创伤性炎症造成机化、粘连、变性、肌无力、挛缩，致使关节主动活动和被动活动均受限制；②骨折筋伤后，由于肢体长期制动引起的失用性肌萎缩；③缺血性肌挛缩形成瘢痕组织而造成特有的畸形——爪形手、爪形足等肢体严重残废；④骨折移位较大，引起周围神经损伤，造成肢体感觉、运动障碍及相应肢体畸形，如肱骨干骨折可并发桡神经损伤，肱骨髁上骨折可并发正中神经损伤、腓骨上端骨折可合并腓总神经损伤；⑤损伤性骨化（骨化性肌炎），血肿机化后再钙化、骨化，从而影响关节活动，临床上以肘关节部位较易发生。

创伤性炎症引起关节活动和被动活动受限制、制动引起的失用性肌萎缩是骨折后最常见的功能障碍。临床中，针对创伤性关节炎可以采用中药外洗，或者中药内服。外洗中药方可以选用海桐皮外洗汤，中药内服可采用舒经通络，温经散寒等治则，代表方有独活寄生汤、蠲痹汤等，也可以配合针灸、理疗或小针刀治疗。部分非常严重的创伤性关节炎，可以考虑关节置换手术。

针对制动引起的失用性肌萎缩，应该指导患者进行积极的肌肉训练活动，包括肌肉等张运动和等长运动训练，并予以中药外洗和内服。中药内服以疏肝健脾、舒经通络为主，代表方有八珍汤、参苓白术汤、柴胡疏肝汤等，随证进行化裁。

缺血性肌挛缩形成瘢痕组织，造成特有的肢体严重残废，在临床中相对少见，但其预后很差，必要时可以予以手术治疗，进行肢体的功能重建，恢复部分功能。

骨折后引起周围神经损伤，出现肢体感觉、运动障碍等的患者，在神经损伤的早期，可以予以中药积极治疗，治疗原则为补益气血，养营通络，代表方如补阳还五汤等；在神经损伤的后期，可以考虑手术进行功能重建。

损伤性骨化引起的功能障碍，如果功能障碍明显，可以考虑手术去除骨化部分，手术后予以活血化瘀等中医治疗，治疗原则参照新鲜骨折后的原则。

3. 骨折创伤后局部感染

创伤后伤口可发生不同类型的感染，最常见的就是化脓性细菌感染，一般都有伤口清创处理不当的病史。其感染的程度与伤口的大小、深浅、污染程度等密切相关。

轻度感染的伤口仅出现红、肿、热、痛的局部症状，或者伤口出现分泌物或流脓情况。感染较严重者，除局部症状外，还会出现程度不一的全身症状，如发热、口渴、心烦，食欲不振、尿黄、便秘等全身性症状。实验室检查可见血白细胞总数明显升高，中性白细胞增多。当感染严重时，做血培养检查则可以培养出细菌。

伤口感染的中医病机为：邪热蕴结于伤口中，热甚则成毒化脓，引起感染；或在组织或脏腑内形成瘀血，瘀血积滞，久而化热，热甚则肉腐，肉腐则为脓。

中医学对感染的伤口一般按照卫气营血理论来进行辨证。目前对于创伤局部感染都予以中西医结合治疗。感染的伤口一般都予以清理和换药，清除伤口内异物和坏死组织，排除脓液。

伤口感染初期，一般从卫分证论治。此时，伤口局部疼痛，肿胀并有灼热。部分患者出现口微渴、无汗或少汗，或发热、恶寒症状，苔薄白或薄黄，脉浮数。治疗原则宜清热解毒，常选用五味消毒饮化裁。热重可以加生石膏；口渴可以加淡竹叶、白茅根、芦根；便秘加生大黄；伤口红肿灼热严重，加重楼、白花蛇舌草等。

如果伤口感染加重，伤口疼痛较剧烈，灼热，肿胀较甚，有较多脓性分泌物，明显地表现为大热、大渴、大汗、烦躁不安、尿黄、便秘、苔黄或黄腻，脉沉数等症状，当按气分证论治，治疗以清热解毒凉血为主，常用方剂有白虎汤合清瘟败毒饮化裁，或黄连解毒汤等。伤口溃烂加七叶一枝花、白花蛇舌草等。临床中对于严重感染的伤口，应根据细菌培养和药敏试验，针对性选用抗生素或其他抑菌药。

在抗生素广泛应用以前，在一些缺医少药的比较偏僻的农村，骨折创口严重感染，可以出现高热口渴、烦躁不安、不能入睡、表情淡漠、甚则神志昏迷或躁扰谵语等邪毒内陷，热入营血的症状。随着医疗条件的改善，此类病症比较少见。治疗原则宜清营凉血解毒，常用方剂选用清营汤，或犀角地黄汤合黄连解毒汤化裁。

创口感染后期，伤口经久不愈，因气血受损，肌肤失濡，此时治疗原则宜补益气血，益脾生肌，常用方剂选用人参养荣汤、十全大补汤化裁等。

4.化脓性骨髓炎

化脓性骨髓炎属中医附骨痈范畴，是一种附着于骨的深部脓疡。它是由化脓性细菌经血运或直接侵入骨内而发生；另一部分原因是疔疮、疖肿等发病后，正气虚弱，邪毒蚀骨而导致；还有一个比较多见的原因是外伤致开放性骨折，病菌直接入里所致。

中医的病机认识为：热毒是其致病因素，正虚是其发病基础，损伤是其常见诱因。热毒注骨，脉络阻塞，气血瘀滞，蕴积化热成脓，蚀骨腐筋。

在其病理演变过程中，始终存在着"正邪相搏"的核心病机。相搏的结果有三种转归：①正盛邪弱，热毒消散，炎症吸收；②正盛邪实，热毒局限，形成局限性骨脓肿；③正虚邪盛，热毒扩散，在局部腐骨化脓，穿骨窜髓，或者引起全身毒血证候。

急性骨髓炎如果未能及时控制，就会形成脓肿、死骨和包壳骨。死骨和包壳骨的存在，相当于异物留存，使病灶不能愈合，迁延时日，即成慢性骨髓炎.

本病的治疗，主张中西医结合，早期用药极为重要。一般发病早期，热毒炽盛，以清热解毒、消肿为主；发病中期，表现为热毒，还兼有气血虚弱的症状，应予以清热解毒、扶正透托为主；后期出现各种虚证，应以补益为原则，如补气血，养肝肾，壮筋骨等。

早期，一般为发病5日内，肢端疼痛，患肢疼痛拒按，局部红肿高起，灼热，恶寒发热，烦躁口渴，小便赤少，大便燥结，饮食减少，舌红苔黄，脉弦滑数。血化验可以见到：白细胞总数及中性白细胞计数升高等。此时热毒与气血壅遏，尚未化脓，治疗原则是清热解毒，行瘀通络。治疗方法是中西医结合，内外同治。代表方：仙方活命饮、黄连解毒汤或五味消毒饮，临床可随证加减：发于上肢者，加桑枝、桂枝；发于下肢者，加木瓜、牛膝；剧痛者，加乳香、没药；高热者，加石膏、知母、板蓝根。此期可应用抗生素肌肉注射或静脉滴注。一般应选用2种以上有效广谱抗生素，足量、联合使用。医嘱将患肢制动，卧床休息。如果皮肤未破，可以予以四黄散药膏外敷，局部清热消肿。

发病中期，即发病5日以后，肢端肿胀疼痛，拒按，皮色热而不红，全身高热恶寒，脉洪数，舌质红，苔黄。骨膜下脓肿刚形成时，如能做到及时有效的治疗，预后尚佳。若延误至骨膜下脓肿破裂，软组织化脓感染已形成后才进行治疗，则难以避免形成慢性骨髓炎。此期治疗原则是先清营托毒，托里透脓。治疗方法是中西医结合，内外同治。代表方：五味消毒饮、荆芥解毒汤合透脓散化裁。方中可以重用黄芪托里透脓，同时应用抗生素配合治疗。局部继续外敷四黄散药膏。如果骨膜下脓肿破裂，局部肿胀，按之有波动者，则应及时切开排脓。必要时可以切开引流或钻孔开窗引流，务必保持窦道引流通畅。

发病后期，一般指3周后，如果化脓期未得到有效的控制，脓肿出现自行破溃，骨髓、骨质、骨膜、邻近肌肉、皮肤等遭受严重破坏。此时局部病情复杂，全身气血亏虚，多见身热渐退，疼痛缓解。治疗以扶正解毒为原则。如气血两虚证为主者，药用八珍汤或十全大补汤化裁，佐以清热解毒。虚寒肿痛证为主者，治疗应以补血温中、托里定痛为原则，方用托里定痛汤化裁，佐以清热解毒。肝肾亏损证为主者，治疗应以滋补肝肾、调养气血、强筋壮骨为原则，方用补肾壮骨汤，或六味地黄汤加女贞子、菟丝子、牛膝、龟甲、杜仲、枸杞子等。

慢性化脓性骨髓炎的病理特点是：破坏与增生并存，血运不良，病灶内有死骨、包壳骨等存在，脓毒藏匿其间，反复为害，每于全身虚弱时炎症急性发作。疾病经年累月不愈，导致全身正气虚弱，总的病机是虚中挟实。所以虽然局部症状表现突出，但决不能忽视全身情况。在治疗上，应局部与整体结合起来，扶正祛邪，内外同治。非急性发作期的治疗，治宜扶正托毒，益气化瘀，方用托里透脓汤合十全大补汤、八珍汤、人参养荣汤、阳和汤等化裁。急性发作期，治宜清热解毒，托里排脓，方用荆芥解毒汤合五味消毒饮，或用仙方活命饮等。如果病情急剧者，可参照急性骨髓炎的治疗。

有窦道疮口者，用冰黄液冲洗引流。局部用药十分重要，必须坚持连续治疗，保持窦道引流通畅，直至死骨、脓腐排净，死腔、瘘孔消失，才可闭合疮口。死骨较大，死腔、瘘孔内瘢痕肉芽较多者，行手术清除。化脓性骨髓炎是一种消耗性疾病，应配合高蛋白、高营养饮食。

第四章　经验用方

【提要】叶老曾师承浙东著名伤科大家陆银华先生，后经上海魏氏伤科传人李国衡教授悉心指导，在骨伤科疾病的中药内调、外治上有独到见解，自拟叶氏效验方数以百计，由工作室收集整理的就有近百首，应用于伤科临床效如桴鼓。本章整理辑选了叶老临床常用验方85首（其中：伤科验方35首，骨病验方20首，杂病验方30首），试加解析，启迪慧想。

一、伤科常用方

1. 治腰第一方（疏风宽腰汤）

【组成】独活10g，防风10g，海风藤15g，细辛3g，怀牛膝15g，延胡索10g，制川乌^{先煎}9g，陈皮5g，炒稻芽20g，清甘草5g。

【功效】祛风除湿，温经止痛。

【主治】腰腿痛，疼痛以冷痛为主，受寒或阴雨天加重，得温痛减，患者或有风湿类疾病病史，证属风寒痹阻者。

【方解】方中以独活、细辛专入足少阴肾经，搜风寒，通血脉；配以防风、海风藤、制川乌祛风除湿、温经止痛；延胡索活血化瘀，行气止痛；怀牛膝补益肝肾，强壮筋骨，性喜下行而通达四末，为下肢痹病的引经药；陈皮、炒稻芽、清甘草健脾消食，理气和中。全方以辛温散之，则寒湿除，腰膝痹痛自愈。

2. 治腰第二方（化瘀平腰汤）

【组成】当归 10g，赤芍 20g，红花 3g，苏木 10g，怀牛膝 15g，延胡索 10g，制川乌^{先煎}9g，陈皮 5g，炒谷芽 20g，清甘草 5g。

【功效】活血祛瘀，行气止痛。

【主治】腰腿痛，疼痛以刺痛为主，夜间加重，痛有定处，痛处拒按，腰肌僵硬，俯仰转侧不利，近期或有腰部闪挫病史，证属气滞血瘀者。

【方解】方中以当归、赤芍、红花、苏木活血祛瘀、行气止痛；配以延胡索、制川乌活血行气，散寒止痛；怀牛膝补肝益肾，为下肢痹病的引经药；陈皮、炒谷芽、清甘草健脾消食，理气和中。诸药相合，使瘀去气行，则痹痛可愈。

3. 治腰第三方（益肾固腰汤）

【组成】大熟地黄 15g，山茱萸 10g，怀山药 15g，茯苓 15g，怀牛膝 15g，延胡索 10g，制川乌^{先煎}9g，陈皮 5g，炒稻芽 20g，清甘草 5g。

【功效】补益肝肾，强筋健腰。

【主治】腰腿痛，疼痛以酸痛为主，遇劳则作，缠绵不愈，患者年老体衰或久病过劳，时有耳鸣目糊，证属肝肾亏虚者。

【方解】方中以熟地黄滋阴补肾，生精填髓，壮水之主，作为主药；山茱萸温肝敛阴；怀山药益肺健脾补肾；茯苓淡渗脾湿；延胡索、制川乌温经散寒止痛；怀牛膝入肝肾，舒筋骨，性喜下行而通达四末，为下肢痹病的引经药；陈皮、炒稻芽、清甘草健脾消食，理气和中。

4. 治腰第四方（疏肝舒腰汤）

【组成】柴胡 10g，太子参 15g，茯苓 15g，炒白芍 15g，怀牛膝 15g，延胡索 10g，制川乌^{先煎}9g，陈皮 5g，炒稻芽 20g，清甘草

5g。

【功效】调和气血，舒筋活络。

【主治】腰腿痛，腰部沉沉然不舒，或有单侧臀、腿部牵掣感，体质尚平和，证属气血失和者。

【方解】方中以柴胡疏肝解郁，和解表里，升阳举陷；太子参、茯苓、炒白芍健脾益气，调和气血、舒筋活络；延胡索、制川乌活血行气，温经散寒；怀牛膝补益肝肾，逐瘀除痹，引药下行；陈皮、炒稻芽、清甘草健脾消食，理气和中。诸药相合，体用并调，肝脾同治，肝郁得疏，脾弱得复，腰痛自愈。

5. 加味补阳还五汤

【组成】生黄芪60g，当归10g，赤芍15g，桃仁10g，红花3g，川芎10g，地龙10g，川续断15g，川牛膝15g。

【功效】补气活血，益肾通络。

【主治】腰脊损伤后，下肢麻木或酸麻甚剧者。

【方解】方中重用生黄芪为君药，大补脾胃中气，使气旺血行，祛瘀而不伤正。当归长于活血，兼能养血，化瘀而不伤血，为臣药。佐以川芎、赤芍、桃仁、红花活血祛瘀，疏通经络；地龙性善走窜，长于通络，与生黄芪配合，增强补气通络之力，使药力能周行全身。诸药合用，则气旺血行，瘀消脉通，筋肉得以濡养，痿废自能康复。

【备注】本方重用黄芪，病甚者加桂木。

6. 参附回阳汤

【组成】生黄芪60g，当归10g，赤芍15g，桃仁10g，红花3g，川芎10g，地龙10g，党参15g，淡附子^{先煎}10g。

【功效】温阳益气，活血通络。

【主治】腰脊损伤后，下肢截瘫。

【方解】方中重用生黄芪，配以党参健脾益气，使气旺血行，瘀去络通；淡附子补火助阳，逐风寒湿邪；当归、赤芍、桃仁、红花、川芎活血祛瘀；地龙通经活络，力专善走，使药力周行全身。合而用之，则气旺、瘀消、络通，诸症向愈。

7. 川羌活汤

【组成】羌活10g，防风10g，秦艽10g，川续断15g，细辛3g，木瓜10g，五加皮10g，海风藤15g。

【功效】祛风除湿、通络蠲痹。

【主治】腰部劳损，落枕，四肢伤筋，碾伤，扭伤，闪伤，一切陈伤复感风湿，牙龈风，牙槽风，漏肩风，大手风，鹤膝风，猪蹄风，穿背疽，石榴疽，环跳疽，耕田疽，伏兔疽，委中毒，流火，肥大性关节炎，骨膜炎，骨髓炎，骨痨，小儿麻痹症，坐骨神经痛，脚气病及冬天十指冷痛等症。

【方解】羌活发散力强，擅清上焦风湿之邪，秦艽性润而不燥，无论寒湿、湿热或痹病新久，皆可应用，两药共奏祛风湿、止痹痛之效；防风、细辛辛散温化，以升发传经之邪，助羌活、秦艽解表散寒，祛风除湿；配以川续断、五加皮补肝肾、强筋骨、祛风湿；海风藤祛风通经，蠲痹止痛；木瓜和胃化湿，舒筋活络。

【加减法】上肢加丹参、桑枝；背部加木香、香附、延胡索；腰部加木香、香附、延胡索、怀牛膝；臀部加怀牛膝；下肢加川牛膝；腹部去木瓜、加小茴香；麻木加川桂木；寒甚者加川桂枝；痛甚者加小活络丹；津燥者加熟地黄；虚肿痛者加薏苡仁、红枣；肿痛欲化脓外溃者加荆芥、薄荷、金银花、大花粉；孕妇去细辛，加桑寄生；牙龈风去木瓜，加香白芷、明天麻、白僵蚕；针对骨痨等病，可以和阳和汤交替治疗。

8. 荆芥止痛汤

【组成】熟地黄15g，荆芥10g，防风10g，细辛3g，党参15g，茯苓15g，炒白芍15g，陈皮5g，怀牛膝15g，炒谷芽20g，延胡索10g，制川乌^先煎9g，清甘草5g。

【功效】滋肾健脾，通络止痛。

【主治】各类神经性疼痛。病属虚实夹杂，脾肾两虚，疼痛相对较缓者。

【方解】方中熟地黄益肾滋阴、补血生精，党参、茯苓补脾益气、培本扶中，配以炒白芍抑木扶土、和血调营、柔肝缓急；荆芥、防风、细辛祛风散寒，通络除痹；怀牛膝益肾蠲痹，延胡索、制川乌温经止痛，陈皮、炒谷芽、清甘草健脾和中。诸药相合，共奏滋肾健脾，扶正祛邪，通络止痛的作用。

9. 荆芥解毒汤

【组成】荆芥10g，连翘10g，金银花20g，浙贝母15g，薄荷^后下6g，焦栀子10g，天花粉15g，水芦根20g。

【功效】疏风清热，凉血解毒。

【主治】损失后瘀血留滞，化热成毒，或一切痈肿热毒，焮红肿痛。

【方解】方中连翘、金银花清热解毒、疏散风热；荆芥、薄荷升散清宣于上焦，疏散透表以止痒，有"火郁发之"之意；焦栀子清热凉血、泻火解毒；浙贝母、天花粉、芦根清热生津，消肿排脓，可使脓未成即消。诸药合用，共奏疏风清热，凉血解毒之效。

10. 破血四物汤

【组成】当归10g，赤芍15g，生地黄15g，川芎10g，红花5g，桃仁10g，茜草15g，泽兰10g，乳香10g，没药10g。

【功效】滋补阴血，活血化瘀。

【主治】血瘀、血滞者。

【方解】赤芍、川芎、桃仁、红花、茜草、泽兰活血化瘀、调畅气血；当归、生地黄滋阴养血；乳香、没药活血止痛，消肿生肌。全方配伍得当，使瘀血祛、新血生、气机畅，化瘀生新是该方的显著特点。

11. 养血四物汤

【组成】生黄芪 20g，当归 10g，炒白芍 15g，赤芍 15g，熟地黄 15g，红花 3g，苏木 10g，丹参 15g。

【功效】益气养血，活血化瘀。

【主治】骨折后期，气血亏虚，瘀血留滞者。

【方解】生黄芪补肺脾之气，使"有形之血，生于无形之气"；当归、炒白芍、熟地黄滋阴补血；赤芍、红花、丹参活血化瘀；苏木行血破瘀，消肿止痛。以上八味，共奏益气活血，祛瘀生新之效。

12. 八珍汤

【组成】党参 15g，炒白术 15g，茯苓 15g，熟地黄 15g，白芍 15g，当归 10g，川芎 10g，清甘草 5g。

【功效】益气补血。

【主治】骨折后期，气血双虚者。

【方解】方中以党参、炒白术、茯苓健脾益气、培益中焦；熟地黄、当归、白芍滋阴补肾、养血和营。川芎活血行气，使地、归、芍补而不滞。清甘草益气和中，调和诸药。本方补气之中又有行气，补血之中又有和血活血，补气而不滞气，补血而不滞血，活血而不伤血。

【加减法】上肢骨折加丹参；下肢骨折加川牛膝；腰椎骨折加

鹿角胶、龟甲胶、补骨脂、怀牛膝、核桃仁等；骨折后期，或用参茸丸、参茸大补丸等补骨药；四肢骨折或扭挫伤后期，关节屈伸仍牵强不利，可用红枣、嫩桑枝煎服；外伤后期，虚肿日久不退，可加用黄芪、薏苡仁、红枣。

13. 理气活血汤

【组成】香附 10g，木香^{后下}5g，延胡索 10g，郁金 10g，红花 3g，赤芍 15g，当归 10g，紫苏梗 10g，砂仁^{研冲}3g，炒枳壳 10g。

【功效】理气活血，祛瘀消肿。

【主治】胸胁内伤及肋骨骨折，气滞血瘀而疼痛者。

【方解】香附、木香、紫苏梗、枳壳行气和中，砂仁化湿行气，使气行则血行；郁金行气解郁，凉血破瘀，延胡索活血散瘀，理气止痛，红花、赤芍活血祛瘀，当归养血活血。诸药相合，使瘀去新生，气行络通，肿痛自愈。

【加减法】痛甚者加乳香、没药；重症加参三七；胸胁痛而稍有咳痰者加陈皮、浙贝母、杏仁或桃仁、白芥子；多痰者改用疏气豁痰汤；大便秘结者加杏仁、郁李仁、柏子仁、瓜蒌仁、火麻仁、桃仁或改用六仁二生汤。

14. 止痛逐瘀汤

【组成】秦艽 10g，川芎 10g，桃仁 10g，红花 3g，羌活 10g，没药 5g，香附 10g，五灵脂^{包煎}10g，牛膝 10g，地龙 10g，当归 10g，甘草 5g。

【功效】活血化瘀，祛风除湿，通痹止痛。

【主治】瘀血留滞，浑身疼痛。

【方解】方中以川芎、桃仁、红花、当归活血化瘀，消肿止痛；秦艽、羌活祛风除湿，和血舒筋；五灵脂、没药、香附行气活血，蠲痹止痛；牛膝、地龙疏通经络，以利关节；甘草调和诸药。全方共奏活血化瘀、祛风除湿、通痹止痛之效。

15. 血府逐瘀汤

【组成】柴胡 10g，当归 10g，生地黄 15g，赤芍 15g，红花 5g，桃仁 10g，枳壳 10g，桔梗 10g，川芎 10g，川牛膝 15g，清甘草 5g。

【功效】活血祛瘀，行气止痛。

【主治】脑震伤后，瘀血留滞，头痛心悸，失眠，乱梦易醒，服安神剂不效者；可用于胸胁因血瘀而作痛，日久不瘥者。

【方解】方中当归、赤芍、红花、桃仁、川芎活血化瘀；川牛膝祛瘀血，通血脉，引瘀血下行；柴胡疏肝解郁，升达清阳；桔梗开宣肺气，载药上行，又可合枳壳，一升一降，开胸行气，使气行则血行；生地黄凉血清热，合当归又能养阴润燥，使祛瘀而不伤阴血；清甘草调和诸药。本方既行血分瘀滞，又解气分郁结，活血而不耗血，祛瘀又能生新，合而用之，使瘀去气行，则诸症可愈。

16. 复元活血汤

【组成】柴胡 10g，天花粉 15g，当归 10g，穿山甲^{先煎}3g，桃仁 10g，红花 5g，制大黄 10g，甘草 5g。

【功效】活血祛瘀，通络止痛。

【主治】跌打损伤，瘀血留于胁下，痛不可忍。

【方解】方中重用酒制大黄荡涤留瘀败血，引瘀血下行；柴胡疏肝理气，使气行血活，兼可引诸药入肝经；两药合用，一升一降，以攻散胁下之瘀滞，共为君药。当归、桃仁、红花活血祛瘀，消肿止痛，共为臣药。穿山甲破瘀通络；天花粉既能入血分消瘀血，又能清热散结消肿，共为佐药。甘草缓急止痛，调和诸药，是为使药。诸药合用，使瘀去新生，气行络通。服药后以利为度，大便通利则提示瘀血已下，应及时停服，免伤正气。

17. 膈下逐瘀汤

【组成】当归 10g，赤芍 15g，川芎 10g，桃仁 10g，红花 3g，枳壳 10g，牡丹皮 15g，制香附 10g，延胡索 10g，乌药 10g，五灵脂 10g，清甘草 5g。

【功效】活血祛瘀，行气止痛。

【主治】膈下损伤、瘀血留滞作痛，或痞块日久不散，或久泻等。

【方解】方中当归、川芎、赤芍养血活血，与逐瘀药同用，可使瘀血祛而不伤阴血，其中川芎不仅养血活血，更能行血中之气，增强逐瘀之力；牡丹皮清热凉血，活血化瘀；桃仁、红花、五灵脂破血逐瘀，以消积块；配香附、乌药、枳壳、延胡索行气止痛；甘草调和诸药。全方以逐瘀活血和行气药物居多，使气帅血行，更好地发挥活血逐瘀、破癥消积之功。

18. 少腹逐瘀汤

【组成】小茴香 6g，干姜 6g，延胡索 10g，没药 6g，当归 10g，川芎 10g，肉桂^{研冲}3g，赤芍 15g，蒲黄 10g，五灵脂^{包煎}10g。

【功效】活血祛瘀，温经止痛。

【主治】小腹内伤，虚寒疼痛。

【方解】方中当归、川芎、赤芍活血散瘀；小茴香、干姜、肉桂散寒通阳；蒲黄、五灵脂、延胡索、没药活血祛瘀，散结定痛。诸药相配，共成化瘀散结、温阳散寒之功。

19. 通窍活血汤

【组成】麝香^{绢包}0.5g，赤芍 15g，桃仁 12g，红花 15g，川芎 10g，老葱 5 根，鲜姜 5 片，红枣 7 枚。

【功效】活血通窍。

【主治】脑震伤后，双目失聪，或瘀阻经络，脱发不长者。

【方解】方中赤芍、川芎行血活血，桃仁、红花活血通络，葱、姜通阳，麝香开窍，佐以红枣，缓和芳香辛窜药物之性。其中麝香味辛性温，功专开窍通闭，解毒活血，因而用为主药；与姜、葱配伍，更能通络开窍，通利气血运行的道路，从而使赤芍、川芎、桃仁、红花更能发挥其活血通络的作用。

20. 疏气豁痰汤

【组成】紫苏子 10g，白芥子 10g，牛蒡子 10g，杏仁 10g，浙贝母 10g，炒枳壳 10g，陈皮 5g，橘络 5g，旋覆花^{包煎}10g，通草 5g。

【功效】疏气宽胸，化痰止咳。

【主治】胸胁内伤或肋骨骨折、痰多咳呛引痛者。

【方解】紫苏子降气化痰、止咳平喘；白芥子味辛性温，善行善通，利气豁痰，尤其善于祛除两胁及皮里膜外之痰；牛蒡子疏散风热，解毒利咽；杏仁、浙贝母祛痰止咳；枳壳、陈皮、橘络疏气宽胸；旋覆花咸温宣肺，降气化痰；通草清热利水。本方重在顺气、疏气而化痰。气亢为火，火退则还为正气，而各安其所归，所以豁痰必以疏气为先，故名疏气豁痰汤。

【加减法】兼见气滞血瘀者，加赤芍、桃仁、郁金、香附、延胡索、当归尾等；痰中带血或伤重者，去白芥子，加参三七；外感作咳者，加前胡；咳痰不畅者，加枇杷叶、款冬花，甚者加桔梗；阴虚者，去白芥子，加麦冬。

21. 荆芥头痛方

【组成】荆芥 10g，桑叶 10g，菊花 10g，龙骨^{先煎}20g，丹参 20g，天麻 9g，藁本 10g，赤芍 15g。

【功效】活血散瘀，安神醒脑。

【主治】脑震伤中、后期，头痛头晕不除者。

【方解】荆芥升散清宣于上焦，以祛风解表；桑叶、菊花辛凉轻清，疏散肺经风热，又兼清肝明目、平肝潜阳；丹参、赤芍清热凉血，活血化瘀；天麻平肝息风，祛风止痛；龙骨滋肝肾之阴而镇肝潜阳、安神醒脑；藁本辛温，祛风胜湿，散寒止痛，尤擅长治疗颠顶头痛。诸药合用，共奏活血散瘀，安神醒脑之效，头痛自愈。

22. 头晕六味汤

【组成】党参 15g，茯苓 15g，川芎 10g，菊花 10g，怀山药 15g，山茱萸 10g。

【功效】健脾益气，调摄肝肾。

【主治】脑震伤日久，头目眩晕仍缠绵不除者。

【方解】方中以党参为主，取其补脾胃而益肺气；配以怀山药、山茱萸养肝补脾固精，借以复气血不足之源；川芎活血化瘀，祛风止痛，其性走窜，能行血中之气，通上行脑海之径，输精、气、血以养脑元；又以茯苓淡渗健脾；菊花散风清热，平肝明目，既除内湿之留聚，又防肝阳之妄亢。六药相伍，共成通补开合之剂，用治肝肾不足，气虚脾弱，或挟风、挟痰所致之眩晕，收效甚佳。

【加减法】眩晕剧烈者，可加天麻。

23. 二龙一珠汤

【组成】珍珠母^{先煎}20g，龙齿^{先煎}20g，龙骨^{先煎}20g，当归 10g，炒白芍 20g，秦艽 10g，桑叶 10g，麦冬 15g，柏子仁 15g，川牛膝 15g。

【功效】活血通络，平肝息风。

【主治】脑震伤后，遗留头痛不止，眩晕不除，脉弦，系因肝阴暗耗，相火偏旺，风阳升动，上扰清窍所致者。

【方解】方中以珍珠母、龙齿、龙骨平肝潜阳，重镇安神；当归、麦冬、柏子仁滋阴补血，壮水涵木，合炒白芍柔肝而缓肝风之急；秦艽养血荣筋，通利四肢，能止诸痛，又止头风；桑叶疏散风热，平肝明目；川牛膝入肝肾经，性善下行，补益肝肾。诸药相合，共奏活血通络，平肝息风之效。

24. 归脾汤

【组成】生黄芪 20g，党参 15g，炒白术 15g，茯苓 15g，酸枣仁 15g，炙远志 10g，木香[后下] 5g，当归 10g，清甘草 6g，龙眼肉 7只，红枣 7 枚，生姜 3 片。

【功效】益气补血，健脾养心。

【主治】脑震伤后，心脾不足，健忘怔忡，目眩头晕，神疲倦怠，惊悸盗汗，寤而不寐，不思谷食，或嗜卧少食。

【方解】方中生黄芪甘微温，补脾益气；龙眼肉甘温，既能补脾气，又能养心血；党参、炒白术甘温补气，与生黄芪相配，加强补脾益气之功；当归甘辛微温，滋养营血，与龙眼肉相伍，增加补心养血之效；茯苓、酸枣仁、远志宁心安神；木香理气醒脾，与补气养血药配伍，使之不碍胃，补而不滞；清甘草补气健脾，调和诸药；姜、枣调和脾胃，以资生化。

【加减法】如夜寐不宁，乱梦纷纭严重者，加灯心草。如心神不安，怔忡不宁，夜寐不佳者，去生姜，加龙齿。

25. 还少丹

【组成】熟地黄 15g，怀山药 15g，怀牛膝 15g，枸杞子 15g，肉苁蓉 15g，山茱萸 6g，茯苓 15g，杜仲 15g，炙远志 10g，五味子 6g，石菖蒲 10g，芡实 15g，小茴香 6g，巴戟天 15g，大枣 7枚。

【功效】温肾补脾，养血益精。

【主治】脑震伤后，脑气亏耗，肝肾不足，或眩晕健忘，或寒热往来，自汗盗汗，或神不守舍，血不归原，或遗淋不禁，或眼花耳聋，或牙齿浮痛，或肌体瘦弱，或腰酸腿软，或毛发脱落等症。

【方解】方中肉苁蓉、巴戟天入肾经血分，小茴香入肾经气分，共补命火，火旺则强；以熟地黄、枸杞子补肾水以济火，使命火不亢不害；杜仲、怀牛膝补肾以壮腰膝；茯苓、山药渗湿补中以助脾；山茱萸、五味子补肺肾而固精；芡实益肾固精，补脾止泻；远志、石菖蒲通心气而交通心肾；大枣补气益血，润肺助脾。

26. 三七止血方

【组成】三七^{吞服}3g，藕节20g，赤芍15g，陈皮5g，杏仁10g，浙贝母10g，牡丹皮炭15g，茜草炭15g，白茅根20g。

【功效】行瘀止血，宁络定痛。

【主治】胸胁内伤之吐血，咳血，咯血。

【方解】方中三七止血化瘀，消肿定痛；藕节、牡丹皮炭、茜草炭、白茅根凉血止血，祛瘀通经；赤芍活血化瘀；陈皮、杏仁、浙贝母清热化痰，软坚散结。诸药合用，共奏行瘀止血，消肿定痛之效。

【加减法】重症加血余炭、地榆炭。

27. 地榆汤

【组成】地榆10g，槐花10g，侧柏炭10g，荆芥炭10g，黄柏10g，制大黄10g，炒枳壳12g，赤芍12g。

【功效】行瘀止血，通腑定痛。

【主治】腹部内伤，伴见吐血或便血症状。

【方解】地榆、槐花凉血止血，是治疗下消化道出血的常用药对；侧柏炭、荆芥炭两味炭化药，于凉血止血功效上，加强了收敛止血作用；黄柏、制大黄清热解毒，通利肠道；枳壳、赤芍理气宽中，行滞消胀，令血止而不留瘀。

28. 通利止血方

【组成】琥珀^冲6g，金钱草30g，车前子^{包煎}10g，石韦20g，海金沙^{包煎}10g，仙鹤草20g，大蓟15g，小蓟15g。

【功效】行瘀止血，通利定痛。

【主治】肾挫伤，肾络受损，血不循经，尿血不止，小便不利，淋沥涩痛，肾区疼痛。

【方解】琥珀散瘀止血，利水通淋；金钱草、车前子、石韦、海金沙利尿通淋，解毒消肿；仙鹤草、大蓟、小蓟凉血止血，补虚通利。全方以降为顺，以通为用，顺其通降之势，达止血消瘀之目的。

29. 小蓟饮子

【组成】生地黄15g，小蓟15g，滑石^{包煎}10g，通草6g，炒蒲黄10g，淡竹叶10g，藕节20g，当归10g，栀子10g，生甘草5g。

【功效】凉血止血，利尿通淋。

【主治】下焦瘀热所致的尿血证。

【方解】方中小蓟、生地黄凉血止血，清下焦实热，为君药；炒蒲黄、藕节止血消瘀，为臣药；以滑石、通草、淡竹叶、栀子清下焦热结，利尿通淋，当归活血和营，共为佐药；生甘草缓急止痛，调和诸药为使。全方共奏凉血止血，利尿通淋之功。

30. 橘核荔枝汤

【组成】橘核6g，荔枝核6g，川楝子^{杵碎}6g，赤芍15g，炒白芍15g，当归10g，木香^{后入}3g，大茴香3g，小茴香3g。

【功效】行滞散结，散寒止痛。

【主治】疝气，少腹拘急疼痛，牵引睾丸，或有阴囊局部重坠胀痛，遇寒痛甚。

【方解】方中以橘核、荔枝核行滞散结，祛寒止痛；川楝子、木香行气止痛；大茴香、小茴香入肝肾经，能暖肾散寒止痛；赤芍、炒白芍、当归养血活血，柔肝止痛。诸药合用，共奏行滞散结，散寒止痛之效。

31. 海底方

【组成】参三七^{研冲}3g，桃仁10g，赤芍15g，郁金10g，延胡索10g，川楝子^{杵碎}10g，车前子^{包煎}10g，海金沙^{包煎}10g，猪苓15g，通草6g。

【功效】行气活血，利尿通淋。

【主治】海底损伤，尿闭尿血，或小溲淋沥不爽，肿胀疼痛。

【方解】方中参三七止血化瘀，消肿定痛；桃仁、赤芍活血化瘀；郁金、延胡索、川楝子疏肝解郁，行气止痛；车前子、海金沙利尿通淋，清热渗湿；猪苓、通草清热利尿，渗湿消肿。全方共奏行气活血，利尿通淋之效。

【加减法】出血不止者，加西琥珀，合参三七，名曰琥珀三七散；小便不利、点滴不尽者，加王不留行、石韦、瞿麦；胀重作痛甚者，加小青皮、橘核仁、小茴香、枳壳；兼有湿热下注者，加川黄柏、知母。

32. 睾丸伤方

【组成】当归10g，赤芍15g，桃仁10g，红花5g，延胡索10g，川楝子10g，车前子10g，青皮6g，小茴香3g，焦栀子10g，橘核6g，荔枝核6g。

【功效】活血化瘀，行气止痛。

【主治】睾丸受伤、肿痛重胀

【方解】方中以当归、赤芍、桃仁、红花活血化瘀；延胡索、川楝子、青皮、小茴香温中行气止痛；橘核、荔枝核行滞散结、祛寒止痛；车前子、焦栀子清热渗湿，利尿通淋。全方合用，共奏活血化瘀，行气止痛之效。

【备注】本方从疝气方化裁而来。

33. 紫荆膏

【组成】紫荆皮5g，大茴香5g，山柰5g，制川乌3g，制草乌3g，白芷3g，丁香2g，干姜2g，甘松2g，细辛2g，乳香2g，没药2g，胡椒2g，秦艽2g，羌活3g，五加皮3g，防风3g，独活3g，赤芍3g，苏木3g。

共研细末，加饴糖，调成糊状，外敷。

【功效】祛风消肿，温经止痛。

【主治】一切损伤疼痛及风湿痹病。

【方解】方以紫荆皮、乳香、没药、赤芍、苏木、五加皮活血化瘀，行气消肿；大茴香、山柰、白芷、丁香、干姜、甘松、细辛、胡椒温经散寒，理气止痛；制川乌、制草乌、秦艽、羌活、防风、独活祛风除湿，蠲痹止痛。全方调膏外用，辛温走散，共奏理气活血、祛寒除湿、温经止痛之效。

34. 四黄散

【组成】大黄、黄芩、黄柏、栀子等份。

共研细末，过6号筛，混匀后，分装成袋。用时，以清水浸菊花，烧开滤汁，再以适量蜂蜜调制，摊于伤科衬垫上，绷带包扎，2天更换1次。

【功效】舒筋活血，消肿止痛。

【主治】一切红肿热痛及损伤早期。

【方解】方以栀子为君，苦寒、入心经，心主血脉，故有活血止痛消肿之功；大黄为臣，入脾经，止血活血，祛瘀生新；佐以黄柏，入肾经，有清热解毒，消肿止痛之功效；使以黄芩，入肺经，清热、解毒、止血。菊花水，入肝经，清肝解毒，与"四黄"协同，清五脏之火。赋形剂用蜂蜜，益气补中，止痛解毒，润燥防腐，调和百药。诸药合用，共奏舒筋活血、消肿止痛之功。

35. 海桐皮外洗方

【组成】海桐皮 15g，艾叶 15g，透骨草 15g，王不留行 15g，三棱 15g，莪术 15g，白芷 15g，五加皮 15g。

【功效】祛风除湿，温经通络。

【主治】骨折后期，关节及软组织部分或完全强直疼挛；又或骨病日久，兼受寒湿，经络阻滞。

【方解】方中以海桐皮、透骨草、白芷、五加皮辛散温化，祛风除湿，通经活络，活血止痛；艾叶辛苦温，外用温经散寒止痛，祛湿止痒；王不留行、三棱、莪术破血行气，消积止痛。诸药合用，共奏祛风除湿，温经通络之效，则寒湿去，气血行，痹痛自愈。

二、骨病常用方

1. 苓芍六味汤

【组成】党参 15g，柴胡 10g，炒白芍 15g，茯苓 15g，陈皮 5g，炒稻芽 20g。

【功效】疏肝解郁，健脾和胃。

【主治】肝郁脾虚证。

【方解】方中以党参、茯苓益气健脾，促进气血生化；柴胡疏肝解郁，调和气血；炒白芍缓急止痛，养血柔肝；陈皮健脾理气，燥湿和胃；炒稻芽健脾开胃，消食和中。诸药相合，体用并调，肝脾同治，肝郁得疏，脾弱得复，气血调和，骨病向愈。

2. 玉女煎

【组成】生石膏^{先煎}20g，熟地黄 15g，麦冬 15g，知母 10g，川牛膝 15g。

【功效】清胃热，滋肾阴。

【主治】骨病，少阴不足，阳明有余，即所谓胃热阴虚证。

【方解】方中生石膏清胃火之有余，熟地黄滋肾水之不足，两药合用，清火而壮水；知母助石膏以泻火清胃，又助熟地黄滋肾阴、泻相火；麦冬清热养阴；川牛膝导热而引血下行。诸药配伍，共奏清胃热、滋肾阴之功。

3. 清热三妙汤

【组成】水牛角^{先煎}20g，生石膏^{先煎}20g，苍术 10g，黄柏 10g，知母 10g，土茯苓 15g，重楼 15g，炒稻芽 20g，川牛膝 15g，防风 10g，生甘草 5g。

【功效】祛风除湿，清热凉血。

【主治】痛风性关节炎，湿热痹阻经脉，流注下肢。

【方解】方中水牛角咸寒，直入血分，清心、凉血、解毒，使热清血宁；生石膏辛寒，清热解毒，除烦止渴；苍术辛散苦燥，长于健脾燥湿；黄柏苦能燥湿，寒以清热，其性沉降，长于清下焦湿热；知母苦寒，大清肺胃之热，且能益津液；土茯苓、重楼清热解毒，凉血消肿；防风祛风止痛；又以川牛膝补益肝肾，活血除湿，引药下行；炒稻芽健脾消食；生甘草清热解毒，调和诸药。

4. 加味三妙汤

【组成】苍术 15g，黄柏 10g，川牛膝 15g，知母 10g，土茯苓 20g，重楼 15g，泽泻 15g，制川乌^{先煎}10g，汉防己 10g，生甘草 10g。

【功效】祛风除湿，消肿止痛。

【主治】湿热痹阻型关节炎，反复发作，肿胀明显。

【方解】苍术辛散，黄柏苦燥，知母苦寒，三者合用，长于清解湿热且不伤津液；土茯苓、重楼清热解毒，凉血消肿；汉防己、泽泻利水退肿；制川乌祛风止痛；川牛膝祛风除湿，引药下行；生甘草清热解毒，调和诸药。

5. 仙方活命饮

【组成】金银花 20g，防风 10g，白芷 10g，当归 10g，赤芍 15g，陈皮 5g，浙贝母 15g，天花粉 15g，皂角刺 10g，生甘草 5g。

【功效】清热解毒，消肿溃坚，活血止痛。

【主治】痈疽肿毒初起，赤肿焮痛，属阳证者。

【方解】金银花清热解毒疗疮，前人称之为"疮疡圣药"；当归、赤芍、陈皮行气活血通络，消肿止痛；白芷、防风通滞散结，使热毒从外透解；浙贝母、天花粉清热化痰散结，可使脓未成即消；皂角刺通行经络，透脓溃坚，可使脓成即溃；生甘草清热解毒，调和诸药。

6. 软坚散结汤

【组成】浙贝母 10g，生牡蛎^{先煎}20g，炮穿山甲^{先煎}5g，皂角刺 10g，半夏 10g，胆南星 10g，赤芍 10g，三棱 10g，莪术 10g，虎杖 15g，全蝎^{粉吞}3g，猫爪草 15g，藤梨根 30g。

【功效】化痰逐瘀，软坚散结。

【主治】骨病或骨肿瘤，日久顽痰瘀毒交阻筋骨，症见关节畸形，病理性骨折。

【方解】浙贝母、生牡蛎、皂角刺、炮穿山甲软坚散结；半夏、胆南星豁痰燥湿；赤芍、三棱、莪术、虎杖活血祛瘀；全蝎、猫爪草、藤梨根搜风解毒。

7. 夏棱和痹汤

【组成】姜半夏 10g，三棱 10g，莪术 10g，防风 10g，胆南星 10g，赤芍 15g，延胡索 10g，党参 15g，茯苓 15g，清甘草 5g。

【功效】健脾消痰，活血止痛。

【主治】痰瘀互结之痹痛。

【方解】方中姜半夏燥湿化痰，降逆止呕；胆南星清热化痰，息风定惊；三棱、莪术、赤芍、延胡索破血行气，消积止痛；防风祛风解表，渗湿止痛；党参、茯苓、清甘草健脾益气，培本固中，以杜生痰之源。诸药合用，以治疗脾虚生痰、痰瘀互结之虚实夹杂证。

8. 羌活胜湿汤

【组成】羌活 10g，独活 10g，川芎 10g，蔓荆子 10g，防风 10g，藁本 10g，甘草 5g。

【功效】祛风胜湿。

【主治】风湿在表证。

【方解】方中羌活能祛上部风湿，独活善于祛下部风湿，二药相合，能散周身风湿，舒利关节而通痹；以防风、藁本祛太阳经风湿，且止头痛；川芎活血，祛风止痛；蔓荆子祛风，善治头痛，与羌活、藁本、川芎同用，止痛作用尤为显著；甘草制诸药之峻，调和药性，兼以和中。

9. 蠲痹汤

【组成】当归 10g，赤芍 15g，生黄芪 20g，片姜黄 15g，羌活

10g，防风 10g，清甘草 5g。

【功效】益气和营，祛风除湿。

【主治】风湿相搏，身体烦疼，项臂痛重，举动艰难，及手足冷痹，腰腿沉重，筋脉无力。

【方解】方中生黄芪补中益气，利水消肿；防风、羌活疏风除湿，通络止痛；当归、赤芍和营活血；片姜黄理血中之气滞，祛除寒湿；清甘草调和诸药。全方益中气，和营卫，达腠理，共成营卫兼顾、祛风除湿之功。

10. 温阳蠲痹汤

【组成】熟地黄 15g，炒白芍 15g，制附子^先煎10g，桂枝 10g，独活 10g，防风各 10g，骨碎补 15g，续断 15g，狗脊 15g，仙茅 15g，威灵仙 15g，鹿角片^先煎15g，蜂房 6g，全蝎^粉吞3g，乌梢蛇 12g。

【功效】温肾助阳，蠲痹通络。

【主治】痹久不愈，关节肿胀畸形，证属本虚标实，痰瘀互结，痹阻经络，深入骨骱。

【方解】熟地黄养血填精；炒白芍缓急舒筋；制附子、桂枝温肾散寒；独活、防风、威灵仙祛风止痛；骨碎补、续断、狗脊、仙茅、鹿角片补益肝肾；蜂房、全蝎、乌梢蛇搜风剔络。

11. 蠲痹解痛汤

【组成】赤芍、白芍各 20g，三棱 10g，莪术 10g，穿山甲^先煎10g，鹿角片^先煎15g，川牛膝 15g，制川乌^先煎10g，生黄芪 30g，党参 15g，炒白术 15g，薏苡仁 20g，橘红、橘络各 5g，清甘草 5g。

【功效】活血化瘀，逐痰通络。

【主治】痹久不愈，关节疼痛，活动受限，证属气滞痰瘀，痹阻经络。

【方解】赤芍、白芍、三棱、莪术、穿山甲、鹿角片破瘀散结；生黄芪、党参、炒白术、薏苡仁、橘红益气化痰；制川乌、川牛膝、橘络蠲痹通络。

12. 益气通痹汤

【组成】党参15g，茯苓15g，柴胡10g，炒白芍15g，陈皮5g，炒谷芽20g，延胡索10g，姜半夏10g，胆南星10g，防风10g，僵蚕15g，蜂房10g，怀牛膝15g，清甘草5g。

【功效】健脾益气，祛风化痰。

【主治】痹久不愈，关节沉重胀痛，证属本虚标实，正气不足，风痰阻络。

【方解】党参、茯苓、陈皮、炒谷芽、姜半夏、胆南星健脾豁痰；柴胡、炒白芍调肝疏内风；防风、僵蚕、蜂房透邪祛外风；延胡索、怀牛膝蠲痹止痛。

13. 防风汤

【组成】防风10g，羌活10g，秦艽10g，生黄芪20g，当归10g，桂枝10g，炒白芍10g，茯苓10g，生甘草6g。

【功效】祛风散寒，蠲痹通络。

【主治】骨伤科痹病，风寒侵袭，风邪偏胜，关节游走疼痛，活动受限，遇风痛剧。

【方解】防风、羌活、秦艽祛风湿，止痹痛；生黄芪、当归补益气血；桂枝、炒白芍和营通络；茯苓、生甘草健脾和中渗湿。

14. 乌头汤

【组成】制川乌^{先煎}9g，生麻黄9g，炒白芍各9g，生黄芪20g，生甘草6g。

【功效】温经散寒，蠲痹通络。

【主治】痹病，风寒侵袭，寒邪偏胜，关节僵硬冷痛，活动受限，遇寒痛剧。

【方解】制川乌祛风除湿，温经止痛；生麻黄发散风寒；炒白芍养血和营，以防川乌、麻黄辛散耗血；生黄芪益气升阳，利水消肿；甘草配芍药缓急止痛，并能调和诸药。

15. 薏苡仁汤

【组成】薏苡仁20g，苍术10g，川厚朴10g，防风10g，茯苓皮15g，通草6g，桂枝10g，清甘草6g。

【功效】祛风除湿。

【主治】感受湿邪，留滞关节肌肤。

【方解】方中以薏苡仁、苍术燥湿健脾，使湿去而脾运有权，脾健则湿邪得化；厚朴辛苦性温，行气消满，祛湿运脾，疏利经络；防风祛风胜湿，通痹止痛；茯苓皮、通草利水消肿；桂枝温经通阳，助阳化气；清甘草和中，调和诸药。合而为用，共奏祛湿通络之效。

16. 阳和汤

【组成】熟地黄20g，白芥子10g，鹿角胶[烊入]10g，肉桂[后下]5g，炮姜炭10g，炙麻黄10g，生甘草5g。

【功效】温阳补血，散寒通滞。

【主治】凡骨痨、附骨疽、脱疽、流注、鹤膝风、瘰疬、石疽等一切阴疽，外形平坦，色白或黯，不肿或漫肿不腐，舌淡苔白，脉沉细者。

【方解】方中重用熟地黄，滋补阴血，填精益髓；配以血肉有情之鹿角胶，补肾助阳，强壮筋骨。两者合用，养血助阳，以治其本，共为君药。寒凝湿滞，非温通不足以化，故方用炮姜炭、肉桂温热之品为臣药，其中，脾主肌肉，炮姜炭温中，破阴通阳；寒在营血，肉桂入营，温通血脉。佐以麻黄，辛温达卫，宣通经络，引阳气，开寒结；白芥子祛寒痰湿滞，可达皮里膜外。两味合用，既能使血气宣通，又可令熟地黄、鹿胶补而不滞。甘草生用为使，解毒而调和诸药。

17. 补肾壮骨汤

【组成】熟地黄 20g，山茱萸 10g，怀山药 15g，茯苓 15g，怀牛膝 15g，桑寄生 15g，仙茅 15g，延胡索 10g，制川乌^{先煎}6g，清甘草 5g。

【功效】滋肾壮骨，养精益髓。

【主治】腰膝无力，关节酸痛。骨质疏松症、骨关节退行性病变或骨折经久不愈，证属肾精不足者。

【方解】方中以熟地黄滋阴补肾，生精填髓；山茱萸、怀山药温肝敛阴，健脾补肾；怀牛膝、桑寄生益肾阴，仙茅温肾阳，使阴平阳秘，兼能行血；茯苓、甘草健脾和中，生化气血，顾护其本；延胡索、制川乌温经散寒，祛风止痛，兼顾其标。

18. 壮阳健骨汤

【组成】生黄芪 30g，党参 15g，炒白术 15g，仙茅 15g，淫羊藿 15g，鹿角片^{先煎}15g，肉桂 5g，附子^{先煎}10g，怀牛膝 15g，桑寄生 15g，巴戟天 15g，清甘草 5g。

【功效】补肾壮阳，强筋健骨。

【主治】腰膝痿软，关节酸痛，形寒肢冷。股骨头坏死、强直性脊柱炎或骨折经久不愈，证属肾阳亏虚者。

【方解】仙茅、淫羊藿、鹿角片、肉桂、附子、怀牛膝、桑寄生、巴戟天温肾健骨；生黄芪、党参、炒白术、清甘草顾护脾胃。

19. 补气荣骨汤

【组成】生黄芪 30g，党参 15g，炒白术 15g，熟地黄 15g，赤、白芍各 15g，薏苡仁 20g，芡实 20g，怀山药 15g，伸筋草

15g，鹿角片^{先煎}15g，怀牛膝 10g，清甘草 5g。

【功效】补脾益气，和营荣骨。

【主治】关节变形，肌肉萎缩，神疲乏力，关节退行性变或骨折不愈合，证属气血两虚者。

【方解】生黄芪、党参、炒白术、薏苡仁、芡实、怀山药、清甘草补脾益肾；熟地黄、赤芍、白芍、鹿角片补益精血；伸筋草、怀牛膝疏通筋络。

20. 独活寄生汤

【组成】独活 10g，桑寄生 15g，杜仲 15g，怀牛膝 15g，细辛 3g，秦艽 10g，茯苓 15g，桂枝 10g，防风 10g，川芎 10g，党参 15g，当归 10g，炒白芍 15g，干地黄 15g，清甘草 5g。

【功效】祛风湿，止痹痛，益肝肾，补气血。

【主治】风寒湿痹，肝肾两亏，气血不足证。

【方解】方中独活辛苦微温，长于祛下焦风寒湿邪，蠲痹止痛，为君药。防风、秦艽祛风胜湿；桂枝温通经脉；细辛辛温发散，祛寒止痛，均为臣药。佐以桑寄生、牛膝、杜仲补益肝肾，强壮筋骨；当归、芍药、地黄、川芎养血活血；党参、茯苓、清甘草补气健脾，扶助正气，均为佐药。甘草调和诸药，又为使药。诸药相伍，使风寒湿邪俱除，气血充足，肝肾强健，痹痛得以缓解。

三、杂病常用方

1. 消风散

【组成】荆芥 10g，羌活 10g，防风 10g，太子参 15g，茯苓 15g，陈皮 5g，川厚朴 10g，僵蚕 15g，蝉蜕 6g，川芎 10g，藿香

10g，清甘草 5g。

【功效】疏风止痒，扶正祛邪。

【主治】风毒上攻之游面风、皮肤瘾疹瘙痒，妇人血风及顽麻。

【方解】方中用荆芥、羌活、防风、僵蚕、蝉蜕辛散轻浮之力，以祛头、目、项、背之风，且僵蚕、蝉蜕有轻扬清散之力，更兼"以皮走皮"之性，而祛皮肤之风；太子参、茯苓、陈皮、清甘草健脾益气，调中扶正，理气化湿；厚朴、藿香芳香辟秽，理气消胀，以除恶燥湿；川芎行气活血，为血中之气药，有"治风先治血，血行风自灭"之意。诸药相合，祛风活血，理气化湿，又兼有扶正作用，使风邪无留滞之弊。

2. 清热消风汤

【组成】荆芥 10g，当归 10g，生地黄 15g，防风 10g，苍术 10g，知母 10g，生石膏^{先煎}20g，通草 6g，蝉蜕 5g，胡麻仁 15g，苦参 10g，牛蒡子 15g。

【功效】疏风养血，清热除湿。

【主治】游面风，面目红肿，痒如虫行，肌肤干燥，时起白屑，抓破后湿热重者流黄水，风燥盛者出血，痛楚难堪；或钮扣风，瘙痒抓破而出津水；或白屑风，或风疹块；或粟疮奇痒，肤如蛇皮，入夜尤甚；或血风疮，或血疳，或坐板疮等。

【方解】荆芥、防风、牛蒡子、蝉蜕疏风止痒为君，以祛除在表之风邪；配伍苍术祛风燥湿，苦参清热燥湿，通草渗利湿热，俱为臣药；更佐以知母、生石膏清热泻火，当归、生地黄、胡麻仁养血活血。本方特点以祛风为主，配伍祛湿、清热、养血之品，既能祛风除湿，又可养血以助疏风，使风湿得去，血脉调和，则瘙痒自止。

3. 温胆汤

【组成】姜半夏 10g，姜竹茹 10g，茯苓 15g，陈皮 5g，枳壳 10g，清甘草 5g。

【功效】理气化痰，清胆和胃。

【主治】胆胃不和，痰热内扰，虚烦不眠，或呕吐呃逆，惊悸不宁，癫痫等。

【方解】以姜半夏为君，燥湿化痰，降逆和胃；臣以姜竹茹，清化热痰，除烦止呕；茯苓健脾补土以治湿，以杜生痰之源，且有宁心安神之效；治痰当理气，气顺则痰消，故佐以枳壳行气消痰，使痰随气下，以通痞塞；陈皮辛苦而温，燥湿化痰；使以清甘草，健脾和中，协调诸药。诸药相合，共奏理气化痰，清胆和胃之效。

4. 半白汤

【组成】姜半夏 10g，茯苓 15g，陈皮 5g，川厚朴 10g，炒白术 15g，天麻 9g，钩藤 20g，龙齿^{先煎}20g。

【功效】健脾化痰，平肝息风。

【主治】痰饮上逆，痰厥头痛者，胸膈多痰，动则眩晕，恶心呕吐。

【方解】方中以半夏燥湿化痰，降逆止呕，天麻平肝息风而止头眩；钩藤、龙齿二药均入肝经，有平肝息风，清热定惊之效；茯苓、川厚朴、炒白术运脾燥湿，中州得健，能治生痰之本，使祛湿、化痰、止眩之功益佳；陈皮理气化痰，气顺则痰消。本方是在二陈汤的基础上加味而成，在原方燥湿化痰的基础上，加入健脾燥湿、平肝息风之药，组成化痰息风的方剂。

5. 开郁汤

【组成】柴胡 10g，赤芍 15g，桃仁 10g，制香附 10g，紫苏子

10g，通草 6g，姜半夏 10g，青皮 5g，陈皮 5g，大腹皮 15g，桑白皮 10g，甘草 10g。

【功效】行气解郁，化瘀利水。

【主治】气滞血瘀水停之证。

【方解】方中以柴胡、香附升散舒达，调肝解郁；青皮、陈皮疏肝理气，破气消积；赤芍、桃仁活血化瘀，以助气血调达；紫苏子、通草、姜半夏、大腹皮、桑白皮下气宽中，利水消肿；甘草缓急止痛，调和诸药。全方共奏行气解郁，化瘀利水之效。

6. 加味小柴胡汤

【组成】柴胡 10g，太子参 15g，炒白芍 15g，茯苓 15g，陈皮 5g，姜半夏 10g，黄芩 10g，炒稻芽 20g，防风 10g，甘草 5g。

【功效】和解少阳。

【主治】伤寒、中风，邪入半表半里而出现的少阳证。

【方解】柴胡升阳达表，散半表之邪；黄芩降泄退热，清半里之邪；半夏和胃降逆止呕；陈皮理气开胃，燥湿化痰；炒白芍养血敛阴而柔肝；防风祛风解表，渗湿止痉；太子参、茯苓、炒稻芽、甘草健脾和中，益气扶正，以助抗邪外出，使邪气不得更传入里。

7. 柴胡疏肝汤

【组成】柴胡 10g，炒白芍 15g，枳壳 10g，川芎 10g，制香附 10g，清甘草 5g。

【功效】疏肝解郁，行气止痛。

【主治】肝气郁滞证。

【方解】方中用柴胡疏肝解郁，为君药。香附理气疏肝，助柴胡以解肝郁；川芎行气活血而止痛，助柴胡以解肝经之郁滞；香附与川芎二药相合，增加行气止痛之功，为臣药。枳壳理气行滞，炒白芍、清甘草养血柔肝，缓急止痛，共为佐药；清甘草兼调诸药，亦为使药。诸药相合，共奏疏肝行气，活血止痛之功，使肝气条达，血脉通畅，营卫自和，痛止而寒热亦除。

8. 一贯煎

【组成】北沙参 15g，麦冬 15g，当归 10g，生地黄 15g，枸杞子 15g，川楝子^{杵碎}10g。

【功效】滋阴疏肝。

【主治】肝肾阴虚，肝气不舒证。

【方解】方中重用生地黄为君，滋阴养血，补益肝肾；北沙参、麦冬、当归、枸杞子为臣，益阴养血而柔肝，配合君药以补肝体，育阴而涵阳；佐以少量川楝子，疏肝泄热，理气止痛，该药性虽苦寒，但与大量甘寒滋阴养血药配伍，则无苦燥伤阴之弊。诸药合用，使肝体得以濡养，肝气得以条畅，则胸脘痛、胁痛等症可解。

9. 川芎茶调散

【组成】羌活 10g，防风 10g，白芷 10g，薄荷^{后下}6g，荆芥 10g，川芎 10g，细辛 3g，甘草 5g。

【功效】疏风止痛。

【主治】主治风邪头痛。

【方解】方中川芎善治少阳、厥阴经头痛（两侧头痛或头顶痛），羌活善治太阳经头痛（后头痛并牵连项部），白芷善治阳明经头痛（前额痛）；细辛、薄荷、荆芥、防风辛散上行，疏散上部风邪，以增强疏风止痛之效，并能解表；甘草调和诸药。以上八味，合而成为治风邪头痛的主要方剂。

10. 天麻钩藤饮

【组成】天麻 10g，钩藤^{后下}20g，石决明^{先煎}20g，首乌藤 15g，

杜仲 15g，黄芩 10g，栀子 10g，益母草 15g，桑寄生 15g，茯苓 15g。

【功效】平肝息风，清热活血，补益肝肾。

【主治】肝阳偏亢，肝风上扰证。

【方解】方中天麻、钩藤具有平肝息风之效；石决明性味咸平，能平肝潜阳、除热明目，与天麻、钩藤合用，加强平肝息风之力；黄芩、栀子清热泻火，使肝经之热不致上扰；益母草活血利水；杜仲、桑寄生补益肝肾；首乌藤、茯苓安神定志。合而用之，共成平肝息风、清热活血、补益肝肾之剂。

11. 龙胆泻肝汤

【组成】龙胆 10g，栀子 10g，黄芩 10g，柴胡 10g，当归 10g，生地黄 15g，泽泻 10g，车前子^{包煎}10g，通草 6g，生甘草 5g。

【功效】清肝胆实火，泻下焦湿热。

【主治】肝胆实火上炎证及肝胆湿热下注证。

【方解】方中龙胆大苦大寒，能上清肝胆实火，下泻肝胆湿热，泻火除湿，两擅其功，切中病情，故为君药。黄芩、栀子两药苦寒，入肝、胆、三焦经，泻火解毒，燥湿清热，用以为臣，以加强君药清热除湿之力。湿热壅滞下焦，故用渗湿泄热之泽泻、车前子、通草，导湿热下行，从水道而去，使邪有出路，则湿热不留，用以为佐。然肝为藏血之脏，肝经实火，易伤阴血，所用诸药又属干燥、渗利伤阴之品，故用生地黄养阴，当归补血，使祛邪而不伤正；肝体阴而用阳，性喜疏泄条达而恶抑郁，火邪内郁，肝气不舒，用大剂苦寒降泄之品，恐肝胆之气被抑，故又用柴胡疏调肝胆，并能引诸药归于肝胆之经，且柴胡与黄芩相合，既解肝胆之热，又增清上之力，以上六味皆为佐药。甘草为使，一可缓苦寒之品，防其伤胃；二可调和诸药。综观全方，泻中有补，降中寓升，祛邪而不伤正，泻火而不伐胃，使火降热清，湿浊得消，循经所发诸症，皆可相应而愈。

12. 大定风珠汤

【组成】阿胶^{烊入}5g，白芍15g，麦冬15g，生地黄15g，五味子6g，火麻仁15g，生牡蛎^{先煎}20g，炙龟甲^{先煎}15g，鳖甲^{先煎}15g，生甘草5g。

【功效】滋阴息风。

【主治】阴虚动风证。

【方解】方中以阿胶为君，滋养阴液以息内风；重用白芍、麦冬、生地黄以滋阴柔肝，壮水涵木；龟甲、鳖甲滋阴潜阳，均为臣药。火麻仁质润多脂，养阴润燥；牡蛎咸寒，平肝潜阳；五味子味酸善收，与诸滋阴药相伍，而收敛真阴，与甘草相配，又具酸甘化阴之功。上述火麻仁、牡蛎、五味子、甘草4药以加强滋阴息风，共为佐药。甘草调和诸药，又为使药。

13. 六味地黄汤

【组成】熟地黄15g，山茱萸6g，怀山药15g，茯苓15g，泽泻10g，牡丹皮10g。

【功效】滋补肝肾。

【主治】肾阴不足，虚火炎上，腰膝酸软，骨热盗汗，遗精梦泄，或小溲淋沥失禁，或头目昏眩，或失血失音，或舌燥咽痛，虚火牙疼，或耳聋齿摇，尺脉虚大者。

【方解】方中熟地黄滋肾填精为君药；以山茱萸养肝肾而涩精、山药补益脾肾而固精为臣药，三药同用，以达到三阴并补之功。配以茯苓淡渗脾湿，助山药之益脾，且防山药敛邪；泽泻清泄肾浊，防熟地黄之滋腻敛邪，且可清降肾中虚火；牡丹皮清泻肝火，制山茱萸之温，且防其酸涩敛邪，共为佐使药。诸药合用，三补三泻，大开大合，使滋补而不留邪，降泄而不伤正，乃补中有泻，寓泻于补，相辅相成之剂。

【加减法】耳鸣颇剧，且有阻塞感者，加石菖蒲、甘菊花、灵磁石、蔓荆子；眩晕甚剧，加甘菊花、枸杞子、明天麻、化龙齿。

14. 左归丸

【组成】熟地黄15g，怀山药15g，山茱萸6g，枸杞子15g，菟丝子15g，龟甲胶^{烊入}6g，鹿角胶^{烊入}6g，怀牛膝15g。

【功效】滋阴补肾，填精益髓。

【主治】真阴不足，精髓亏损证。

【方解】方中重用熟地黄滋肾益精，以填真阴，为君药。山茱萸养肝滋肾，涩精敛汗；山药补脾益阴，滋肾固精；枸杞子补肾益精，养肝明目；龟鹿二胶为血肉有情之品，峻补精髓，龟甲胶偏于补阴，鹿角胶偏于补阳，在补阴之中配伍补阳药，取"阳中求阴"之意，均为臣药。菟丝子、怀牛膝益肝肾，强腰膝，健筋骨，俱为佐药。诸药合用，共奏滋阴补肾，填精益髓之效。

15. 右归丸

【组成】熟地黄15g，怀山药15g，山茱萸6g，枸杞子15g，菟丝子15g，鹿角胶^{烊入}6g，杜仲15g，附子^{先煎}10g，肉桂^{研冲}3g，当归10g。

【功效】温补肾阳，填精益髓。

【主治】肾阳不足，命门火衰。

【方解】方中附子、肉桂、鹿角胶培补肾中之元阳，温里祛寒，为君药。熟地黄、山茱萸、枸杞子、山药滋阴益肾，养肝补脾，填精补髓，取"阴中求阳"之义，为臣药。菟丝子、杜仲补肝肾，健腰膝；当归养血和血，与补肾之品相配，以补养精血，共为佐药。诸药合用，肝脾肾阴阳兼顾，仍以温肾阳为主，妙在阴中求阳，使元阳得以归元，故名"右归丸"。

16. 二仙汤

【组成】仙茅 15g，淫羊藿 15g，巴戟天 15g，当归 10g，知母 10g，川黄柏 10g。

【功效】温肾阳，补肾精，泻肾火。

【主治】肾阴、肾阳不足而虚火上炎者。

【方解】方中仙茅、淫羊藿、巴戟天温肾阳，补肾精；黄柏、知母泻肾火、滋肾阴；当归温润养血，调理冲任。全方的配伍特点是壮阳药与滋阴泻火药同用，用于阴阳俱虚于下，而又有虚火上炎的证候。

17. 平胃散

【组成】苍术 10g，川厚朴 10g，陈皮 5g，清甘草 5g，生姜 5g。

【功效】燥湿运脾，行气和胃。

【主治】脾胃湿滞证。

【方解】方中以苍术为君，以其味苦性温而燥，最善燥湿，兼以健脾，能使湿去而脾运有权，脾健则湿邪得化；臣以厚朴，辛苦性温，不但能行气消满，且有芳香苦燥之性，行气而兼祛湿；佐以陈皮理气和胃，燥湿健脾；使以甘草，甘缓和中，调和诸药；生姜温胃散寒。综合全方，重在燥湿运脾，兼能行气除满，使湿浊得化，气机调畅，脾气健运，胃得和降，则诸症自除。

18. 参苓白术汤

【组成】党参 15g，茯苓 15g，炒白术 15g，炒扁豆 15g，怀山药 15g，薏苡仁 20g，莲子肉 15g，砂仁^{研冲}3g，桔梗 10g，清甘草 5g。

【功效】补益脾胃，兼以渗湿止泻。

【主治】脾虚湿盛。

【方解】方中党参、炒白术、茯苓益气健脾渗湿为君。配伍怀山药、莲子肉助君药以健脾益气，兼能止泻；并用炒扁豆、薏苡仁助白术、茯苓以健脾渗湿，均为臣药。更用砂仁醒脾和胃，行气化滞，是为佐药。桔梗宣肺利气，通调水道，又能载药上行，培土生金；清甘草健脾和中，调和诸药，共为佐使。综观全方，补中气，渗湿浊，行气滞，使脾气健运，湿邪得去，则诸症自除。

19. 三仁汤

【组成】杏仁 10g，白豆蔻^{后下}5g，薏苡仁 20g，厚朴 10g，姜半夏 10g，通草 6g，滑石^{包煎}10g，淡竹叶 10g。

【功效】疏利气机，宣畅三焦，上下分消湿热。

【主治】湿温初起，或暑温夹湿，邪在气分。

【方解】以三仁为君药，其中杏仁苦温宣畅上焦肺气，使气化则湿亦化，此即开上；白豆蔻芳香化湿，行气宽中，宣畅脾胃，此即畅中；薏苡仁利湿清热而健脾，疏导下焦，使湿热从小便而去，此即渗下。配伍滑石、通草、淡竹叶甘寒淡渗，利湿清热，疏导下焦，使湿有出路，三药为臣药。姜半夏燥湿和胃，止呕除痞；厚朴行气化湿；二药又可使寒凉之品清热而不碍湿，共为佐药。本方药性平和，无温燥辛散太过之弊，有宣上畅中渗下、上下分消之功，可使气畅湿行，暑解热清，脾运复健，三焦通畅，诸症自除。

20. 八正散

【组成】萹蓄 15g，瞿麦 15g，制大黄 10g，栀子 10g，滑石^{包煎}10g，通草 6g，车前子^{包煎}10g，生甘草 5g，灯心草 3g。

【功效】清热泻火，利水通淋。

【主治】湿热淋证。

【方解】方中以萹蓄、瞿麦、滑石、车前子、通草利水通淋之品，清利湿热；伍以栀子清泻三焦湿热，制大黄泻热降火，生甘草调和诸药而止茎中作痛，加少量灯心草可导热下行。诸药合用，共奏清热泻火，利水通淋之效。

21. 五皮散

【组成】桑白皮 15g，大腹皮 15g，生姜皮 10g，茯苓皮 15g，陈皮 5g。

【功效】健脾化湿，理气消肿。

【主治】皮水。

【方解】方中茯苓皮甘淡渗湿，实土而利水，其功专行皮肤水湿，多用于皮肤水肿；湿阻则气滞，气行则湿行，大腹皮能行气导滞，为宽中理气之捷药，能利水消肿；陈皮既健脾又理气燥湿，健脾则脾运有力，水湿难停，理气则加强大腹皮行气导滞之功；肺为水之上源，主通调水道，故以桑白皮肃降肺气，通调水道而利水消肿；生姜皮辛散水气，和脾行水消肿，主要用于水肿小便不利。五药相配，共奏利水消肿，理气健脾之功。

22. 五苓散

【组成】桂枝 10g，炒白术 15g，茯苓 15g，猪苓 15g，泽泻 10g。

【功效】利水渗湿，温阳化气。

【主治】蓄水证，水湿内停，痰饮。

【方解】方中重用泽泻为君，取其甘淡性寒，直达肾与膀胱，利水渗湿；臣以茯苓、猪苓之淡渗，增强利水渗湿之力；佐以炒白术健脾而运化水湿，转输精津，使水精四布，而不直趋于下；又佐以桂枝，一药二用，既外解太阳之表，又内助膀胱气化。五药合用，利水渗湿，化气解表，使水行气化，表邪得解，脾气健运，则蓄水留饮所致诸症自除。

23. 猪苓汤

【组成】猪苓 15g，茯苓 15g，泽泻 15g，阿胶^{烊入}5g，滑石^{包煎}10g。

【功效】利水清热养阴。

【主治】水热互结证。

【方解】方中以猪苓为君，取其入膀胱经、肾经，淡渗利水；臣以泽泻、茯苓之甘淡，以助猪苓利水渗湿之力；佐以滑石之甘寒，利水而清热；阿胶之甘咸，润燥而滋阴。五药合方，利水渗湿与清热养阴并进，利水而不伤阴，滋阴而不敛邪，使水湿去，邪热清，阴津复，诸症自解。

24. 可保立苏汤

【组成】生黄芪 20g，党参 15g，炒白术 15g，当归 10g，炒白芍 15g，酸枣仁 15g，山茱萸 10g，枸杞子 15g，补骨脂 15g，茯苓 15g，核桃仁^{打粉}5 只，清甘草 5g。

【功效】大补元气，温养脾肾。

【主治】病久气虚，虚不固体，四肢抽搐，项背反张，手足握固；气虚不升，则双目天吊，口噤不开；气虚不固津液，则口流涎沫；气不归元，则喉间辘辘作声。

【方解】方中重用生黄芪大补元气，党参、炒白术、茯苓、清甘草益气健脾；当归、炒白芍养血敛阴；山茱萸、枸杞子、补骨脂、核桃仁益肾；酸枣仁安神定惊。诸药合用，共奏益气养血，温补脾肾之功。

25. 五子衍宗丸

【组成】枸杞子 20g，覆盆子 15g，菟丝子 15g，五味子 10g，车前子^{包煎}10g。

【功效】补肾益精。

【主治】肾精不足证。

【方解】方中菟丝子既能温补肾阳，又可补益肾阴，且可补脾以资化源；枸杞子味甘质润，滋补肝肾而益精；二药合用，补肾益精的功效大增，共为君药。覆盆子补肾助阳，固肾涩精；五味子补肾固精；二者助君药加强补肾之功，且可固涩肾精，为臣药。车前子利湿泄浊，防诸药滋腻恋邪，为佐药。诸药相伍，使肾虚得补，肾精充盛，则诸症可愈。

26. 六仁三生汤

【组成】郁李仁 15g，柏子仁 15g，瓜蒌仁 15g，火麻仁 15g，杏仁 10g，桃仁 10g，生香附 10g，生延胡索 10g，生枳实 10g。

【功效】祛瘀通结。

【主治】一切伤后大便闭结不通者。

【方解】方中以郁李仁、瓜蒌仁质润性降，润滑肠道，专治肠胃燥热，大便秘结；柏子仁性润滑，润肺治燥，用治虚秘；火麻仁养血益津，润肠通便；以质润多脂的杏仁滋肠燥，且降肺气，而利大肠传导；以桃仁润燥滑肠，祛瘀通结；复以生香附、生延胡索、生枳实理气行滞，使气行则大肠得以运化。诸药合用，润肠通便而不伤津液，用于津枯肠燥之便秘，奏功甚捷。

【加减法】服后仍不解者，可加生大黄、玄明粉、更衣丸、咸苁蓉，或改用大承气汤；若苔白者，用桃核承气汤；癫狂、痫证兼便结者，可加用礞石滚痰丸。

若服药后，便泻不止者，嘱服冷粥一碗，其泻即止。

27. 导赤散

【组成】生地黄 15g，通草 6g，淡竹叶 10g，甘草梢 6g。

【功效】清心养阴，利水通淋。

【主治】心经火热证，心经有热或心移热于小肠。

【方解】方中通草入心与小肠，味苦性寒，清心降火，利水通淋，用以为君；生地黄入心肾经，甘凉而润，清心热而凉血滋阴，用以为臣，与通草配合，利水而不伤阴，补阴而不恋邪；淡竹叶甘淡，清心除烦，引热下行；甘草用梢者，取其直达茎中而止淋痛，并能调和诸药，且可防通草、生地黄之寒凉伤胃，为方中佐使。四药合用，共成清热利水养阴之剂。

28. 止嗽散

【组成】荆芥 10g，百部 15g，紫菀 15g，桔梗 10g，白前 10g，陈皮 5g，清甘草 5g。

【功效】止咳化痰，疏表宣肺。

【主治】风邪犯肺之咳嗽。

【方解】方中紫菀、百部为君，两药味苦，都入肺经，其性温而不热，润而不寒，皆可止咳化痰，对于新久咳嗽都能使用；桔梗、白前味辛平，亦入肺经，桔梗味苦辛，善于开宣肺气，白前味辛甘，长于降气化痰，两者协同，一宣一降，以复肺气之宣降，增强君药止咳化痰之力，为臣药；荆芥辛而微温，疏风解表利咽，以除在表之余邪；陈皮理气化痰，均为佐药；甘草缓急和中，调和诸药，合桔梗、荆芥又有利咽止咳之功，是为佐使之用。综观全方，温而不燥，润而不腻，散寒不助热，解表不伤正。

29. 泻白散

【组成】桑白皮 15g，地骨皮 15g，生甘草 6g，粳米 20g。

【功效】清泻肺热，平喘止咳。

【主治】肺热咳喘证。

【方解】方中桑白皮有清泻肺热、平喘止咳的作用，不燥不刚，虽泻肺气而无伤于娇脏，为君药；地骨皮甘淡而寒，助君药以泻肺中伏火，对于阴虚有热者尤宜，有养阴之功而为臣药；炙甘草、粳米养胃和中，以扶肺气，共为佐使药。全方清热而不伤阴，泻肺而不伤正，使肺气清肃，则咳喘自平。

30. 牵正散

【组成】白附子 10g，白僵蚕 15g，全蝎^{吞服}3g。

【功效】祛风化痰止痉。

【主治】风中经络，口眼㖞斜。

【方解】方中白附子辛温，祛风止痉，尤擅长治头面之风，且能燥湿化痰；僵蚕、全蝎均能祛风止痉，其中全蝎善于通络，僵蚕兼有化痰之功。诸药相合而力专效著，使风散痰消，经络通畅，则诸症自愈。

第五章　经验药对

【提要】药对在中医方剂的药物配伍中占有重要地位。药对可以相互协同，纠正偏性，缓和毒性，相辅相制或相反相成，蕴含着深奥精辟的中国古代哲学思想，在中医辨证施治的过程中能起到优化药物组合的作用。本工作室采用数据挖掘法，分析叶老治疗骨伤科疾病的辨证思路与用药经验，整理出常用经验药对106对，为方便学习，归纳为蠲痹类药对、清热类药对、温经类药对、活血类药对、止血类药对、理气类药对、化痰软坚类药对、退肿类药对、补益类药对、和中类药对、虫类药对、息风类药对、通便类药对、安神类药对，共14个类别。

一、蠲痹类药对

1. 防风、白芍

防风味辛、甘，入膀胱、肝、脾经，《本草蒙筌》认为此药为太阳本经之药，又通行脾、胃二经，随引竟至，尽治一身之痛，而为风药中之润剂也。《景岳全书》认为此药为阳药，其气平，散风，随诸经之药，各经皆至。本品解表祛风，胜湿止痉，主治大风，头眩痛，恶风，风邪，目盲无所见，风行周身，骨节痹，烦满。

白芍味苦、酸，性凉，入肝、脾经，擅疏肝理气、柔肝养血、缓中止痛、平肝敛阴，主治肝胃不和所致胸胁胀痛、脘腹疼痛诸症，及月经不调、经行腹痛、崩漏、自汗、盗汗、头痛、眩晕等症。

防风辛散，祛风解表；白芍酸收，和营敛阴。二药配伍，一散一收，一温一寒，一阴一阳，开合相济，相互制约。防风祛风胜湿而不伤阴，白芍养血敛阴而不滞邪，二药合用，散中寓补，补中兼疏，相辅相成。

2. 防风、葛根

防风为辛温类解表药，能祛风解表、胜湿止痛，其性温而不燥。葛根为辛凉解表药，辛、凉，入肺、胃经，以发表解肌、解热生津、升阳透疹为功。

叶老常以防风配葛根，用意有三：其一，两者药性相制，一温一凉而致平和，风邪身痛无问寒热，均可相须为用；其二，防风入太阳而走表，葛根入阳明而解肌，当外邪袭表渐有入里之势，两药协同，从阳明透邪，出太阳而解；其三，骨伤科常用之祛风活血药多属辛燥，唯防风润泽不燥、葛根生津止渴，两者联用，在处方中与大队芳香辛燥药物相伍，佐制其燥性，防其耗伤阴血。

3. 防风、荆芥

防风，祛风胜湿，止痛止痉，甘缓不峻。荆芥，辛、温，入肝、肺经，以辛为用，长于散风，既散风寒，发汗解表，又疏风热，清利头目，止痒透疹。《本草经疏》曰："荆芥，入血分之风药也。"

两者都归入辛温解表药，用以祛风胜湿止痛。荆芥以辛为用，以散为功，偏于发散上焦风寒；炒黑入药，又入血分，发血分郁热。防风善走上焦，善去上焦风邪，又走气分，去周身之风。荆芥寒热皆宜，而防风胜湿不燥，二药配伍应用，相辅相成，调气和血、扶正祛邪。

4. 防风、黄芪

防风为祛风圣药。黄芪，味甘，性微温，质轻皮黄肉白，质轻升浮，入表实卫，色黄入脾，色白入肺，为升阳补气之圣药，既能升阳举陷，又能温分肉、实腠理、补肺气、泻阴火；炙品入药，可补中气、益元气、温三焦、壮脾阳、利水消肿、生血生肌、排脓内托。

黄芪补气升阳，固表止汗，利水消肿；防风祛风解表，胜湿解痉，止泻止血。黄芪甘温补气，固表扶正；防风辛散祛风，解表祛邪。二药伍用，黄芪得防风疏散之力而不恋邪，防风得黄芪固表之功而不散泄，散中寓补，补中兼疏，动静结合，固表止汗。《神农本草经》谓黄芪、防风皆治"大风"，既可散邪解毒，又可益气扶正，以免正气不支，邪毒内陷。

5. 防风、白术

防风，气平散风，风能胜湿，故亦祛湿，除湿疮。白术，味苦、甘，性温，入脾、胃经，功擅健脾益气、燥湿利水、止汗、安胎，多用于脾虚食少，腹胀泄泻，痰饮眩悸，水肿，自汗，胎动不安；炒白术更能健脾止泻。

防风辛散去风，解表祛邪，以散为主；白术甘温性缓，健脾燥湿，守而不走。二药配伍，补中寓疏，疏中寓补；一阴一阳，开合相济。

6. 防风、五加皮

防风，气浮而升，性温而润，善走上焦，为祛风圣药，既可祛风解表，又能蠲痹止痛，炒用有止血之功。五加皮，味辛、苦，性温，入肝、肾经，既能祛散风湿之邪，又能补肝肾、强筋骨，为强壮性祛风湿药，乃祛风湿、疗痹痛、强筋骨、起痿弱之要药。

防风祛周身之风，且能胜湿；五加皮补肝肾、强筋骨、祛风湿，对肝肾不足而有风湿者最为适用。二药合用，防风得五加皮之助，可祛虚人风痛；五加皮得防风之助，蠲痹止痛效彰。

7. 桂枝、白芍

桂枝，味辛、甘，性温，入心、肺、膀胱经，其体轻，色赤，有升无降，有解肌发表、调和营卫、温阳化气、利水消肿的功效，用于治疗风寒湿痹、肩臂肢节疼痛，可温经通脉、祛风除湿、宣通痹阻、祛寒止痛。白芍，具有养血敛阴、平抑肝阳、柔肝止痛功效。生白芍性凉，养阴为主，且能润肠通便；炒白芍性转温，养血敛阴和胃。

桂枝辛散，白芍酸收，二药配伍，养血敛阴而不滞邪，和营解肌而不伤阴。白芍善走阴分、缓急止痛；桂枝振奋心阳、温经通络，一阴一阳，一收一散，相互制约，共奏调营卫、和气血、止痹痛之效。

8. 川芎、白芷

川芎，味辛，性温，入肝、胆、心包经，辛温走窜，走而不守，能上行颠顶，下达血海，外彻皮毛，旁通四肢，为血中之气药，有活血行气、祛风止痛之功。白芷，味辛，性温，入肺、胃经，升多于降，善走气分，又走血分。既能祛风燥湿、通窍止痛，又能消肿排脓、止痛。

川芎与白芷皆辛温，白芷行上而川芎走窜，能通四肢，能走皮毛，二药相配，祛风力强，辛温燥湿力增，对由风寒湿引起的痹痛有更好的祛风燥湿、温通经脉作用。

9. 麻黄、熟地黄

麻黄，味辛、微苦，性温，入肺、膀胱经，具有发汗散寒、宣肺平喘、利水消肿的功效。熟地黄，味甘，性微温，入心、肝、肾经，具有补血滋阴、益精填髓的功效。熟地黄味厚气薄，为补血生精、滋阴补肾之要药。

麻黄配熟地黄而不走表，熟地黄得麻黄而不滋腻。二者相伍出自王洪绪《外科全生集》中治疗阴疽的阳和汤（鹿角胶、肉桂、麻黄、姜炭、熟地黄、白芥子、生甘草）。熟地黄填髓和营，得麻黄之佐，宣通经络，开腠理，散寒结，引阳气由里达表，通行周身，治疗阳虚阴盛、寒凝经络之痹病及阴疽等。

10. 羌活、独活

羌活味辛、苦，性温，入膀胱、肾经。本品气雄而散，味薄上升，既能发汗解表，散足太阳膀胱经游风、头风，又能祛风化湿，通痹止痛，其上行发散之功较强，善治头及上肢关节疼痛等症。独活味辛、苦，性微温，入膀胱、肾经。本品升中有降，能祛风胜湿、宣痹止痛，又能发表祛风、胜湿止痛。

羌活善行上焦而理上，长于祛风寒，能直上颠顶，横行肢臂；独活行下焦而理下，长于祛风湿，能通行气血，疏利腰膝，下行腿足。二药伍用，一上一下，直通足太阳膀胱经，共奏疏风散寒、除湿通痹、活络止痛之功。

11. 羌活、细辛

羌活，既能发汗解表，又能祛风湿、利关节、止疼痛。用于治疗风寒湿邪侵袭引起的肢节疼痛、肩背酸痛，尤其善治上半身的疼痛。细辛，味辛，性温，入肺、肾经，味辛而厚，气温而烈，上行入肺，下行走肾，为宣通内外，发散风寒的要药，又具有较强的止痛作用，对各种原因所致的头痛、牙痛、骨节疼痛均有效。

二药均能辛温发散。两者合用，则辛散作用更强，擅治头痛脊强、一身尽痛、风寒湿痹痛，尤以上半身为宜。

12. 荆芥、细辛

荆芥，味辛，性微温，入肺、肝经，功擅解表、散风、透疹。

本品辛散气香，以辛为用，以散为功，偏于发散上焦风寒，且微温不烈，药性缓和，为发散风寒药中之药性最为平和者。对于外感表证，无论风寒、风热或寒热不明显者，均可使用；炒炭可止血祛风，治衄血、便血、崩漏等多种出血证。

细辛，上行入肺发表，下行走肾散寒，为宣通内外、发散风寒之要药，有较强止痛作用，还能温肺化饮。

荆芥与细辛配伍，相辅相成，并走于上，祛风散寒止痛之力增强，用于风寒痹病，效果颇佳。

13. 柴胡、葛根

柴胡，味苦、辛，性微寒，入心包络、肝、胆、三焦经，为治疗邪入半表半里之要药，能疏肝解郁，用于治疗肝郁气滞引起的胁肋胀痛、月经不调等；也能升阳举陷，治疗清阳下陷的脱肛、子宫下垂、胃下垂等。葛根，味甘、辛，性平，入脾、胃、肺、膀胱经，升发清阳、解肌退热，可治疗发热、头痛、项背痛、麻疹初起、疹出不畅、脾虚泄泻等。

柴胡轻清辛散，能引清阳之气上升，以疏调少阳之气；葛根升发脾胃清阳之气，发表透疹。两者都有解表、升阳作用，配伍后清阳升发之力得到增强，通行肌表内外，可收升阳散邪之功。典型方剂为柴葛解肌汤，两药伍用可以加强解肌、透表、清热功效。

许多颈肩腰腿痛患者，辨证属风寒湿痹病，叶老予以两药配伍，共奏升阳、疏风、散邪之功。

14. 秦艽、鳖甲

秦艽，味苦、辛，性微寒，入胃、肝、胆经，可升可降，既能祛风湿、疗痹痛，治疗痹病（行痹、着痹、痛痹均可使用），又能退虚热，治疗阴虚内热、骨蒸潮热。鳖甲，味咸，性平，入肝、脾、肾经，长于滋肝肾之阴而潜纳浮阳，治肝肾不足、潮热盗汗、阴虚阳亢，又能软坚散结、破瘀通经。

秦艽祛风除湿，退虚热，乃风药中之润剂，味辛能走；鳖甲滋阴潜阳，善能攻坚又不损气，味咸能下。秦艽得鳖甲相助，祛风除蒸而不伤阴；鳖甲得秦艽相助，滋阴软坚而走经络。秦艽配鳖甲，共奏蠲痹、透肌、退热之功，适用于痹病日久、阴虚内热者。

15. 秦艽、威灵仙

秦艽，阴中微阳，可升可降，既能祛风湿、疗痹痛，又能退虚热，还能治疗湿热黄疸，以及半身不遂、上肢拘挛者。威灵仙，味咸、辛，性温，入膀胱经。本品辛散温通，性猛善走，可导可宣，能通行十二经脉，既可祛在表之邪，又能化在里之湿，有祛风除湿、通络止痛、消痰逐饮、消除骨梗的功效。凡风湿痹痛，肢体麻木，经脉拘挛，屈伸不利，无论上下皆可应用，尤宜于风邪偏盛，拘挛掣痛者，且为痛风之经验用药。

秦艽辛散苦泄、性质平和，为风中之润药，能散风除湿、舒筋通络；威灵仙祛风湿、通经络，通行十二经脉。两药伍用，直通上下，治疗风湿痹痛相得益彰。

16. 木瓜、牛膝

木瓜，味酸，性温，入肝、脾经，酸温气香，酸能入肝，以舒筋活络；温香入脾，能醒脾和胃化湿、生胃津、助消化。主治湿痹拘挛、腰膝酸重、吐泻转筋、脚气水肿，为治疗久风顽痹、筋脉拘急之要药。牛膝，味苦、甘、酸，性平，入肝、肾经，长于补肝肾、强腰膝、逐瘀通经、利尿通淋、引血下行，主治寒湿痿痹、四肢拘挛、腰膝酸痛、淋证、痛经。

牛膝苦平降泄，性善下行；木瓜善于温通肌腠之湿滞，为治疗湿痹、脚气之要药，又能治转筋腿痛。两者联用，酸甘养阴，柔肝舒筋，治疗风湿痹痛，尤以治下肢关节酸肿胀痛、肌肉痉挛为长。

17. 桂枝、桑枝

桂枝，既能解肌发表、调和营卫，又能温经通脉、祛风除湿、祛寒止痛。桑枝，味苦、性平，入肝经，性质平和，长于祛风活络、通利关节、利水消肿，并有镇痛作用。

桂枝辛甘温，祛风寒湿邪，温经通络；桑枝苦平，祛风除湿，无论寒热，善疏经络，通达四肢。二药伍用，通络消肿之功增强，祛风除痹效佳。

二、清热类药对

1. 黄芩、牡丹皮

黄芩，味苦，性寒，入肺、胆、胃、大肠经，具有清热燥湿、泻火解毒、止血安胎的功效，在应用上有生用、炒用、酒炒、炒炭的区别。生黄芩偏于清热燥湿，炒黄芩偏于清热泻火安胎，酒黄芩偏于清上焦肺热，黄芩炭偏于清热止血。牡丹皮，苦、辛，微寒，入心、肝、肾经，功能清热凉血，活血化瘀。牡丹皮善清血，而又活血，使血畅不留瘀，热清不妄行。故对血热炽盛、肝肾火旺及瘀血阻滞等证，恃为要药。

二者配伍，用于络脉瘀阻，气血瘀滞化热，红肿疼痛。牡丹皮能活血散瘀，使瘀滞散而气血流畅，疼痛得解；黄芩能清热止血，防止血热妄行，不循常道。

2. 黄芩、白芍

黄芩，具有清热燥湿、泻火解毒、止血安胎功效。白芍，有补血敛阴、柔肝止痛、平肝之功，为治疗诸痛之良药，凡血虚痛经、肝郁胁痛、脘腹绞痛、四肢拘痛、挛急阵痛、阳亢头痛等，皆可应用。

二药合用，常用于伤科血证，热入营分或阴虚血热，以白芍养血和营，黄芩凉血止血。

3. 黄芩、白术

黄芩，具有清热燥湿、泻火解毒、止血安胎功效。白术，甘温补中，苦可燥湿，为健脾燥湿要药，具有补脾益气、燥湿利水、固表止汗、益气安胎功效，凡脾虚不运，或停痰停湿，发为泄泻或肿满之证，皆以之为主药。

对于骨伤科疾病，气滞血瘀日久，郁而化热，久病必虚，以白术健脾益气，调气血生化之源，又可消肿；黄芩清热宁血，防止局部瘀热化毒，可收良效。且二药兼有安胎作用，又可联合用于外伤所致胎动不安。

4. 黄芩、柴胡

黄芩，体轻主浮，善清上焦肺火；炒炭入药，可以泻火止血。柴胡味苦、辛，性微寒，入心包络、肝、胆、三焦经，功擅透表退热、升阳举陷，为解郁良药，治疗邪入少阳之要药。

两者相伍，最经典的方剂就是小柴胡汤。黄芩清半表半里之里热，柴胡解半表半里之外邪；黄芩降浊火，柴胡升清阳，二药合用，升清降浊，表里调和，为清透少阳之佳配。内证得之，可疏利三焦，条达上下，运转枢机。骨伤科临床中，常伴有少阳证，应用该药对，可条达上下、运转枢机。

5. 黄芩、大黄

黄芩，清热燥湿、泻火解毒，体轻主浮，入肺能清肺泻火。大黄，味苦，性寒，入胃、脾、心包、大肠、肝经，泻热毒、破积滞、行瘀血，既入气分，又入血分。其性沉而不浮，走而不守，其力猛而下行，为苦寒攻下之要药。

黄芩和大黄均苦寒，清里热。大黄得黄芩，一下焦一上焦，清里热、凉血作用益彰。二药配伍，三焦实热皆可泻，用于骨伤科的各种感染，高热便秘。制成散剂外用，可清热解毒消肿（如四黄散）。

6. 黄柏、知母

黄柏，味苦，性寒，入肾、膀胱、大肠经，生用降实火，酒制治上，盐制治下，炒能止血。本品既能清实热、退虚热，又能清热燥湿、泻火解毒。《珍珠囊》云："黄柏之用有六：泻膀胱龙火，一也；利小便结，二也；除下焦湿肿，三也；痢疾先见血，四也；脐中痛，五也；补肾不足，壮骨髓，六也。"知母，味苦、微甘，性寒，入肺、胃、肾经，质润气和，降而能升，沉中有浮，具有清热泻火、滋阴润燥功效。本品上行能清肃肺气，泻肺火，治疗温热病热在气分，出现高热汗出，脉洪大有力者等证；入于中，能清胃火，除烦渴；行于下，能泻相火，滋肾阴，治疗阴虚火旺，肺肾阴亏引起的骨蒸潮热，盗汗，心烦。

黄柏苦寒坚阴，清热燥湿，泻火解毒，善退虚热；知母甘寒，上清肺金，下润肾燥。二药配伍，相互促进，清热而不燥，滋阴而不滞，故对湿热留恋经络、关节日久的痹病颇为合度。

7. 黄柏、苍术

黄柏，功擅清热燥湿、泻火除蒸、解毒疗疮。盐黄柏滋阴降火，用于阴虚火旺，盗汗骨蒸。苍术，味辛、苦，性温，入脾、胃、肝经，功擅燥湿健脾、祛风散寒、明目辟秽。

黄柏与苍术组成二妙散，这两味药有一"清"一"燥"之妙。黄柏苦寒燥湿，性利下而能除湿，为肾经主药；苍术苦温燥湿，乃治疗阴分之湿热痿病的妙药。李杲谓之为"除湿发汗，健胃安脾，治痿要药"。"二妙"者，黄柏为君，苦以燥湿，寒以清热，其性沉降，长于清下焦湿热；臣以苍术，辛散苦燥，长于健脾燥湿。二药相伍，清热燥湿，标本同治。

8. 土茯苓、重楼

土茯苓，甘淡，性平，入肝、胃、脾经，功专清热解毒、利水退肿。重楼（又名蚤休），味苦，性微寒，入肝经血分，功专清热解毒、息风止痛。

二药伍用，叶老取名"土蚤散"，常用于骨伤科的一些感染性疾病，如急性骨髓炎、急性发作的痛风性关节炎、局部软组织感染、关节滑膜炎、急性脉管炎等，临床表现为红肿热痛，证属热毒内盛的急症，取效良好。盖两者皆为清热解毒药，土茯苓入脾经，据《素问·至真要大论》"诸湿肿满，皆属于脾"，故重在利水退肿，擅于清除关节、滑囊、软组织之积液；而重楼入肝经血分，疏通全身气机，使通而不滞、散而不郁，故重在凉血调气止痛。两者和合，水自去而血自和，肿速退而痛立止，乃水气血兼顾之典范。

9. 金银花、连翘

金银花，味甘，性寒，入肺、心、胃经，功擅清热解毒、疏散风热，可用于痈肿疔疮，是治疗一切内痈、外痈的要药。连翘，味苦，性微寒，入肺、心、小肠经，功擅清热解毒、疏散风热、消肿散结，乃"疮家圣药"。

金银花和连翘都属于清热解毒药，皆可清热解毒、疏散风热，治疗疮痈。骨伤科疾病伴局部红肿破溃，初起可用金银花、连翘治疗疮痈；或兼证见风热外感，咽痛咳嗽，亦极常用。

10. 紫花地丁、蒲公英

紫花地丁，味辛、苦，性寒，入心、肝经，能清热解毒、消散痈肿，治一切化脓性炎症。蒲公英，味甘、苦，性寒，入肝、胃经，能清热解毒、散结消痈，又名"黄花地丁"。《本草新编》说："蒲公英亦泻胃火之药，但其气甚平，既能泻火，又不损土，可以长服久服而无碍。凡系阳明之火起者，俱可大剂服之，火退而胃气自生。"

二者常配伍而用，清热解毒力强。蒲公英又有散结作用，见痈肿硬结，更宜配用，一般用量在30g以上。

11. 栀子、牡丹皮

栀子，味苦，性寒，入心、肝、肺、胃、三焦经。本品生用泻火，炒黑止血，姜汁炒止烦呕，能清热利湿、泻火解毒、凉血止血。牡丹皮，味辛、苦，性微寒，入心、肝、肾经，性寒苦泄，专入血分，可凉血、活血，使血凉而不瘀，血活而不妄行。既能泻血中伏火，又能散热壅血瘀，能治肝郁火旺、热入营血。

栀子苦寒，其性清利，偏走气分，善清气分郁热；牡丹皮能散能行，入血分，泻血中伏火。两药合用，有气血两清、凉血止血之功，尤适用于肝郁火旺、血热妄行诸证。

12. 石斛、生地黄

石斛，味甘、淡，性寒，入肺、胃、肾经，《本草纲目》载有"伤中，除痹下气，补五脏、虚劳羸瘦，强阴益精……"之功效，既能养胃阴、生津液、清虚热、止烦呕，用于治疗胃阴不足、虚火上炎所致的烦渴、干呕、饮食乏味，也可治疗热病后期，阴液亏损、虚热微烦；且能摄元气、强腰膝、坚筋骨，用于治疗腰膝软弱无力。生地黄，味甘、苦，性寒，入心、肝、肾经。本品甘寒多汁，略带苦味，性凉而不滞，质润而不腻，长于清热泻火、生津止渴、凉血止血，止血而不留瘀。

二者皆为甘寒之品，相须而用，增强养阴生津、清热退热、止渴除烦之效；又都入肾经，有滋养肝肾，生津填髓，治疗骨痿之功。

13. 玄参、生地黄

玄参，味甘、苦、咸，性寒，入肺、胃、肾经，质润多液，色黑入肾，为泻无根浮游之火的圣药。既能养阴凉血，清热泻火，除烦止渴，用于治疗热毒实火，或阴虚内热的口干口渴，还能解毒散结，用于治疗阴虚火旺、痰火郁结所引起的瘰疬、痰核、瘿瘤。生地黄，清热泻火，生津止渴，凉血止血，止血而不留瘀。

二者相配则清热凉血之效卓，对瘀热留滞关节的痹病，能起到凉血祛瘀、增加津液、通利关节之功。

14. 麦冬、沙参

麦冬，味甘、微苦，性微寒，入心、肺、胃经，功能养阴生津、润肺止咳。沙参，味甘、微苦，性微寒，入肺、胃经，功能养阴清热、润肺化痰、益胃生津。

人体津液充盈，流注于关节，则关节滑利；输渗于骨髓，则骨骼滋养。若津液耗损，则关节屈伸不利，骨骼松脆易折。二药相伍，润肺生津，濡润骨骼，治疗津亏型骨质疏松症。

15. 淡竹叶、白茅根

淡竹叶，味甘、淡，性寒，入心、胃、小肠经，上能清心火而除烦，下能利小便而渗湿。白茅根，味甘，性寒，入肺、胃、膀胱经，功擅凉血止血、清热利尿。

白茅根和淡竹叶均有清热利尿功效，常相伍用于治疗痛风。中医认为，痛风属于"热痹"，湿热裹夹。本药对清热凉血，祛湿利尿，其利尿的作用温和而又持久，有利于促进尿酸排泄。

16. 淡竹叶、芦根

淡竹叶，具有清热、除烦、利尿通淋的作用。芦根，味甘，性寒，入肺、胃经，功能清热生津、除烦、止呕、利尿。

二药性味甘寒，均归胃经。芦根甘味大于淡竹叶，主归肺经；淡竹叶味甘淡，主归心经，兼入小肠经。二者功效皆能清热泻火、除烦利尿，芦根还善生津止渴、清胃止呕。两药相须而用，常用于治疗痛风急性期，服用降尿酸药后，出现呕吐伤津之证。

17. 生石膏、细辛

生石膏，味辛、甘，性大寒，入肺、胃经。本品质重气浮，入于肺经，既能清泻肺热而平喘，又能清泻气分实热，以解肌肤邪热；入于胃经，能清热泻火，而治疗胃火亢盛，胃火上炎，以致头痛、牙龈肿痛等症。

细辛味辛而厚，气温而烈，上行入肺，以发散在表之风寒；下行走肾，以散肾经之风寒，故为宣通内外，发散风寒的要药，用于治疗素体阳虚，外感风寒，以致恶寒、发热，脉反沉者。细辛不仅有发散风寒之功，同时又有较强的止痛作用。另外，它还能温肺化饮、镇咳祛痰。

二药伍用，以细辛之升散，引生石膏之寒凉，达于上焦，共奏清热泻火、通络止痛之功，而无燥烈遏邪之弊。此亦热药入寒剂，盖取其反佐之义也。

18. 薄荷、蝉蜕

薄荷，味辛，性凉，入肺、肝经，辛能发散，凉能清利，性浮上升，为药中春升之令，能疏肝解郁，发表透疹，芳香辟秽。蝉蜕，味甘、性寒，入肺，肝经，轻浮宣散，能入肺经，长于疏风热，为散风除热之要药，有一定的宣肺开音功能；入肝经，有良好的疏肝经风热作用，也可治小儿惊痫夜啼、破伤风等症。

薄荷清轻芳香，辛凉行散；蝉蜕清轻升散，善走皮腠。两者合用，升散之力倍增，散风热、利咽、透疹、止痒作用益彰。骨伤科疾病，兼夹咽喉疼痛，或咽部不适等上焦热证，二药常相须为用，以治疗兼证。

19. 桔梗、甘草

桔梗，味苦、辛，性平，入肺经，有清肺、利咽、祛痰、排脓的功效。甘草，甘，平，入心、肺、脾、胃经，具有补脾益气、清热解毒、祛痰止咳、缓急止痛、调和诸药的功效。在痹病患者服用附子、乌头时，多用甘草调和诸药，缓解峻猛药性以解毒。

桔梗配甘草为桔梗汤，出自汉代张仲景的《伤寒论》，主治风邪热毒客于少阴，上攻咽喉。二药相合，有宣肺利咽、清热解毒的功效，以治骨伤科兼证。

三、温经类药对

1. 附子、干姜

附子，味辛、甘，性大热，入心、肾、脾经。本品纯阳有毒，走而不守，上能助心阳以通脉，下可补肾阳以益火，是一味温补命门之火、温里回阳救逆的要药，尚可通行十二经脉、祛寒除湿、温经止痛，用于治疗风寒湿痹，寒湿偏盛、周身骨节疼痛等证。干姜，味辛，性热，入脾、胃、肾、心、肺经。本品功能温中散寒、回阳通脉、温肺化饮。辛开温通，可治疗阳气衰微、阴寒内盛的厥逆亡阳之证。

二者皆为辛热之品，均能温里散寒，回阳救逆，同用可治疗阴寒内盛、脾阳不振之脘腹冷痛、大便溏泄，以及亡阳证，四肢厥逆、脉微欲绝等症。二者常相须为用，附子走而不守，干姜能走能守。干姜能增强附子回阳救逆的作用，所谓"附子无姜不热"。不同之处在于：附子有毒，其温里散寒、回阳救逆之力较强，并善于补火助阳，善治肾阳、脾阳、心阳虚证，以及寒湿痹痛等证，以治中下二焦之里寒证为主；干姜虽温里散寒、回阳救逆之力不如附子，但又能温肺化饮，以治中上二焦之里寒证为主。二药相配用于骨伤科，尤擅治疗阴寒痛痹。

2. 附子、肉桂

附子上助心阳，下补肾阳。《神农本草经》曰："主风寒咳逆邪气，温中，金疮，破癥坚积聚血瘕，寒湿，痿躄，拘挛，膝痛，不能行步。"肉桂，辛、甘、性大热，入肾、脾、心、肝经，擅补火助阳、引火归原、散寒止痛、温通经脉。《日华子诸家本草》说："治一切风气，补五劳七伤，通九窍，利关节，益精，明目，暖腰膝，破痃癖癥瘕，消瘀血，治风痹骨节挛缩，续筋骨，生肌肉。"气味纯阳，善走肝肾血分，大补命门，既能温脾肾阳气，又能温通血脉而散寒止痛。

二药均有补火助阳、散寒止痛之功，但附子性烈，长于回阳救逆，散寒止痛；肉桂性缓，长于暖下焦而温肾阳，并引火归原以摄无根之火，且能行气通滞。二者相须为用，温肾助阳、引火归原，共奏温经散寒止痛之效。

3. 附子、人参

附子，能回阳救逆，补火助阳，散寒止痛，走而不守。人参，味甘、微苦，性平，入脾、肺、心经，性禀中和，不寒不燥，能大补元气、复脉固脱、补脾益肺、生津安神。

二药相配，互补协调，上助心阳，中益脾阳，下补肾阳。附子得人参则回阳而无燥热伤阴之弊，人参得附子则补气而兼温里之功。且二者并用，大补大温、回阳固脱，相须得当，能瞬息化气于乌有之中，顷刻生阳于命门之内。外伤后大量失血，阳气欲脱，危急虚证，每赖参、附救急。

4. 高良姜、香附

高良姜，味辛，性热，入脾、胃经，辛散之极，能行气止痛、温胃散寒、温中止呕。香附，味辛、微苦甘，性平，入肝、胃经，辛苦香燥，乃行气开郁之要品，既能疏肝理气、行气止痛，又能调经止痛。生品能上行胸膈，外达皮肤；制后可下走肝肾，外彻腰足；炒黑善行血分以止出血。

高良姜辛辣芳香，温热行散，功专行气止痛；香附辛散苦降，药性缓和，能通行三焦，疏肝解郁，善行血中之气而理气活血。二药配伍，共奏温中散寒、理气止痛之效。

四、活血类药对

1. 桃仁、红花

桃仁，味苦、甘，性平，入心、肝、大肠经。本品入肝经血分，善行血滞，祛瘀力强，为破瘀行血之良药。质润多油脂，润燥滑肠，故可用于肠燥便秘证，又能降肺气，有止咳平喘之功。红花，味辛、性温，入心、肝经。本品辛散温通，能活血通经、祛瘀止痛，小剂量用药可调养气血。

桃仁入血分，少用养血，多用破血行瘀，偏于治疗局部有形瘀血，病位在下者尤宜；红花走而不守，迅速四达，活瘀血、生新血，偏于治瘀血散在全身无定处者。桃仁破瘀力强，红花行血力胜，二药伍用，活血通经、祛瘀生新、消肿止痛力增。

2. 三棱、莪术

三棱，味苦、性平，入肝、脾经，苦平降泄，入肝脾血分，破血中之气，具有破血行气、消积止痛的功能，用治癥瘕痞块、瘀血经闭、食积胀痛等症。莪术，味辛、苦，性温，入肝、脾经，辛温行散，苦温降泄，入肝脾气分，有破血行气，消积止痛之功。外用治跌打损伤、瘀血肿痛；内服治癥瘕积聚、经闭及心腹瘀痛。

三棱苦平降泄，入肝脾血分，为血中气药，长于破血中之气；莪术苦辛温，入肝脾气分，为气中血药，长于破气中之血。三棱破血通经力强，莪术行气消积效专，两者配伍，气血双施，破血化瘀、行气止痛、化积消块作用益彰。适用于气滞血瘀、食积日久而成的癥瘕积聚以及气滞、血瘀、食停、寒凝所致的诸般疼痛。

3. 当归、川芎

当归，味甘、辛，性温，入心、肝、脾经，辛甘温润，甘温和血，辛温散寒，有补血调经、活血止痛、祛瘀消肿、润燥滑肠之效，尤长于补血，为补血之圣药。川芎，味辛，性温，入肝、胆、心包经，气雄味薄，辛温香窜，走而不守，能上行颠顶，下达血海，外彻皮毛，旁通四肢，为血中之气药，能活血行气、祛风止痛，为治头痛之良药。

当归甘辛性温，质润而腻，养血之中有活血之力；川芎辛温香窜，活血化瘀，行气祛风，善于行走。当归以养血为主，川芎以行气为要。当归、川芎伍用，名曰佛手散，又名芎归散。二者互制其短而展其长，润燥相宜，当归之润可制川芎辛燥，川芎辛燥又防当归滋腻，祛瘀而不耗伤气血，养血而不致血壅气滞，气血兼顾，养血调经、行气活血、散瘀止痛力增。

4. 茜草、泽兰

茜草，味辛、微苦，性寒，入肝、肾经，功擅凉血活血、祛瘀通经。本品止血而不留瘀，行血通经宜生用，止血宜炒炭用。泽兰，味苦、辛，微温，入肝、脾经，功擅活血调经、祛瘀消痈、利水消肿。《神农本草经》记载："主乳妇内衄，中风余疾，大腹水肿，身面四肢浮肿，骨节中水，金疮，痈肿疮脓。"

茜草苦寒，降泄清热，善走血分，既能凉血止血，又能活血行血，故可用于血热妄行或血瘀脉络之出血证；泽兰苦泄温通，行而不峻，善疏肝脾之郁，又能活血祛瘀，利水消肿，具有通经散结而不伤正的特点，善治瘀血阻滞，水瘀互结之证。茜草、泽兰均入肝经血分，二药配伍，茜草寒通，泽兰温通，相须为用，对寒热错杂之血瘀肿痛，有活血化瘀、祛瘀生新、消散瘀肿之效。

五、止血类药对

1. 白及、三七

白及，味苦、甘、涩，性微寒，入肺、肝、胃经，功擅收敛止血，消肿生肌，常用于咯血、吐血、外伤出血、疮疡肿毒、皮肤皲裂。三七，味甘、微苦，性温，入肝、胃经，功擅散瘀止血、消肿定痛，用于咯血、吐血、衄血、便血、崩漏、外伤出血、胸腹刺痛、跌仆肿痛。

三七性温，止血效果佳，可用于各种血证，兼有活血化瘀之功；白及性微寒，收敛止血，走肺、胃二经，尤擅治肺、胃出血，外用消肿生肌。三七与白及伍用，一散一收，一温一寒，收敛止血、祛瘀生新，治疗跌打损伤及其他原因所致的瘀血肿痛，既可作煎汤内服，又可作散剂外用。

2. 芦根、白茅根

芦根，味甘，性寒，入肺经、胃经，功擅清热生津、除烦、止呕、利尿。本品用于热病烦渴、胃热呕吐、肺热咳嗽、肺痈吐脓、热淋涩痛。白茅根，味甘，性寒，入肺、胃、膀胱经，功擅凉血止血、清热利尿，用于血热吐血、衄血、尿血、热病烦渴、肺热咳嗽、胃热呕吐、湿热黄疸、水肿尿少、热淋涩痛等。

芦根与白茅根皆为甘寒凉润之品，均能入肺、胃二经而具清热之功。芦根中空，偏清气分之热，既善养阴清肺、宁嗽止咳，又能清胃生津、止渴止呕；白茅根偏清伏热，凉血止血，又能益胃止渴、清热利水，且味甘而不腻膈，性寒而不碍胃，利水而不伤阴，为治疗因热所致上、下诸失血之良药。二药同用，相须相辅，清热生津力强，且清热不伤阴，生津不恋邪，性平缓而不黏腻，故为甘寒清热之妙对，可广泛应用于多种热证出血。二者以鲜品入药，疗效更佳。

3. 侧柏叶、地榆

侧柏叶，味苦、涩，性微寒，入肺、肝、大肠经，功擅凉血止血、止咳祛痰、祛风湿、散肿毒。地榆，味苦、酸、涩，性微寒，入肝、大肠经，功擅凉血止血、解毒敛疮。生用长于凉血止血；炒炭功专止血。

地榆较侧柏叶收涩性强，善于治痔血、便血、血痢、崩漏等出血，并能解毒敛疮，乃治烫伤、湿疹、皮肤溃烂之要药；侧柏叶治疗出血范围较广，又能乌须生发，治肺热咳嗽。侧柏叶与地榆相伍，收涩凉血止血力强，多用于治疗血热妄行引起的尿血、便血、崩漏等。

4. 小蓟、白茅根

小蓟，味甘、苦，性凉，入心、肝经，功能凉血止血、祛瘀消肿。主治衄血、吐血、尿血、血淋、便血、崩漏、外伤出血、痈肿疮毒等。白茅根，功擅凉血止血、清热利尿。主治热病烦渴、吐血衄血、肺热喘急、胃热哕逆、热淋尿涩、水肿黄疸。

小蓟与白茅根均能凉血止血，用治血热出血之证，尤以治尿血、血淋为长。伤科血证中，二者常联用，治疗肾挫伤及海底伤。

5. 蒲黄、五灵脂

蒲黄，味甘，性平，入肝经、心包经，长于收敛止血、活血行瘀，为止血行瘀之良药，有止血不留瘀的特点。一般认为蒲黄生用性滑，行血消肿；炒黑性涩，功专止血。五灵脂，味苦、甘，性温，入肝、脾经，能通利血脉、散瘀止痛，为治疗瘀滞疼痛之要药。

蒲黄辛香行散，性凉而利，专入血分，功擅收敛止血、活血祛瘀；五灵脂气味俱厚，苦泄温通，专走血分，功专活血行瘀、行气止痛。二药伍用，名曰"失笑散"，出自《太平惠民和剂局方》，通利血脉、活血散瘀、消肿止痛力增。

6. 大黄、三七

大黄，大苦大寒，其性沉而不浮，其用走而不守，其力猛而下行，能泻下攻积、清热泻火、凉血解毒、逐瘀通经。三七，专走血分，善化瘀血、止出血，散瘀血、消肿块，行瘀血、止疼痛，故为血家要药，理血妙品。

大黄苦寒，气味俱厚，破积导滞，行瘀通经。三七苦温，活血散瘀，消肿止痛。二药伍用，逐瘀生新、消肿止痛力增，用于伤科急性损伤后大便秘结更宜。

六、理气类药对

1. 川楝子、延胡索

川楝子，又称金铃子，味苦，性寒，有小毒，入肝、胃、小肠、膀胱经。本品苦能胜湿，寒可泄热，功擅疏肝行气、驱虫止痛。常用于治疗肝郁气滞、肝胆火旺所引起的胁腹胀痛、疝痛、虫积腹痛。延胡索，味辛、苦，性温，无毒，入心、脾、肝经。本品辛散温通，既入血分，又入气分，活血散瘀，理气止痛，善治一身上下诸痛。

两药皆具有止痛作用，川楝子以寒降为主，延胡索以温通为要。二药相伍，一寒一温，一降一通，相得益彰，共奏行气活血、理气止痛之效。

2. 郁金、延胡索

郁金，味辛、苦，性寒，入心、肺、肝、胆经。本品体轻气窜，其气先上行而微下达。入于气分则行气解郁，达于血分而凉血破瘀。延胡索，辛散温通，活血散瘀，理气止痛，善治一身上下诸痛。

二药均能入气入血，相须为用则活血、理气、止痛力强。

3. 郁金、香附

郁金，功擅活血止痛、行气解郁、清心凉血、利胆退黄。主治胸胁刺痛、胸痹心痛、经闭痛经、乳房胀痛、热病神昏、癫狂痫证、血热吐衄、黄疸尿赤。香附，功擅疏肝解郁、理气宽中、调经止痛，主治肝郁气滞、胸胁胀痛、疝气疼痛、乳房胀痛、脾胃气滞、脘腹痞闷、胀满疼痛、月经不调、经闭痛经。

郁金与香附味均辛、苦，入肝经，具有疏肝解郁止痛之功，可治肝郁气滞证。郁金药性寒凉，也入心经，既能活血止痛，又可行气解郁，是"血分之气药"，尤宜于治疗血瘀气滞而有郁热之证；又可清心凉血、清降痰火以开窍，可治血热妄行的各种出血证和湿浊、痰热蒙蔽心窍所致神志不清及痫证、癫狂之病；还能利胆退黄，用于治疗湿热黄疸及胆石症。香附药性偏温，专入气分，功专疏肝行气，又能调经止痛，故称"气病之总司，妇科之主帅"。可治肝郁气滞之月经不调、痛经等症；香附还能入脾经，有健脾、祛除消化道积气作用。二药合用，郁金活血凉血止痛，香附行气解郁止痛，可加强行气止痛之功，多用于气滞血瘀的胁肋疼痛、经闭腹痛等。

4. 枳实（壳）、厚朴

枳实，味苦、辛、微酸，性寒，入脾、胃、大肠经，为脾胃气分药。本品苦寒降气，苦泄力大，行气力强，故为破气之药，能除胸腹痞满，兼能化痰开痹、消积导滞，乃破气导滞之要药。枳壳是枳实的成熟果实，生用气锐，炒用力缓，苦降下行，气锐力猛，尤善逐宿食，通便闭，以治实满。厚朴，味苦、辛，性温，入脾、胃、肺、大肠经，有燥湿消痰、下气除满之效。

枳壳与枳实，本为一物，功效相近，枳实性苦而速，枳壳性和而缓。枳实（壳）与厚朴常配合应用，枳实破气力强，长于化痰除痞、消积导滞；厚朴行气力缓，长于燥湿散满，且能下气平喘。二药相伍，能治食积便秘，去有形实满，又能治湿滞伤中，散无形湿满。

5. 柴胡、枳壳

柴胡，味苦、辛，性微寒，入心包、肝、胆、三焦经，为治疗邪入少阳、寒热往来之要药；也治疗疟疾寒热、外感发热、阴虚骨蒸等；且能疏肝解郁，用于治疗肝郁气滞引起的胁肋胀满疼痛、月经不调等；还能升阳举陷，治疗清阳下陷的脱肛、子宫下垂、胃下垂等。枳壳，能破气、行痰、消积，常用于治疗胸膈痰滞、胸痞、胁胀、食积、嗳气、呕逆、下痢后重、脱肛、子宫脱垂等。

柴胡苦辛，味薄气升；枳壳苦降，善走肺胃气分。柴胡与枳壳配伍，一升一降，条畅气机。典型处方如《景岳全书》的柴胡疏肝散，治疗肝气郁滞，胁肋疼痛。骨质疏松症患者及胸廓挫伤、肋骨骨折患者，凡症见胁肋疼痛、胸满者，皆常使用。

6. 瓜蒌仁、薤白

瓜蒌仁，味甘、苦，性寒，入肺、胃、大肠经，功擅润肺化痰、散结润肠。薤白，味辛、苦，性温，入肺、胃、大肠经，辛散苦降，温通滑利，能宣通胸中之阳，以散阴寒之结，为治疗胸痹的要药。

瓜蒌仁甘寒润，以清降为要，宽胸利膈而通闭；薤白辛苦温，以温通为主。二药相配，一散一收，一通一降，通阳行气、散结止痛之效彰。

7. 柴胡、升麻

柴胡，功擅透表泄热、疏肝解郁、升阳举陷。升麻，味辛、甘，性微寒，入肺、脾、胃、大肠经，体轻升散，能疏散风热、解毒透疹，治疗外感风热导致的头痛、咽喉肿痛、麻疹不透；且能升阳解郁，引药上行，治疗阳明胃热的牙龈肿痛、口舌生疮等；亦能升举清阳之气，治疗中气下陷的气短、乏力、内脏下垂等。

柴胡轻清辛散，功擅疏调少阳之气，而理肝脾，调中宫，消痞满，能引清气上行，可升阳举陷；升麻体轻升散，能升发脾胃清阳，发表透疹。两者功效有相似之处，均有疏散解表、升举阳气作用。二药配伍，疏散解表、升发清阳之力增强，可通达肌表内外，阳升邪散，透发疹毒。叶老使用该药对，意在提升中气。许多骨关节病患者，在关节疼痛、酸胀不适的同时，出现神疲乏力，肢体重滞，晨起减轻，午后加重，证属中气不足，治疗时应用柴胡、升麻药对，取其升举阳气之功。

七、化痰软坚类药对

1. 姜半夏、胆南星

半夏和天南星同属天南星科，皆有小毒。为减其毒性，半夏用姜炮制，性温，入脾、胃、肺经，用以燥湿化痰，为治疗湿痰要药。胆南星，用牛、羊或猪的胆汁加工酵解，去峻烈伤阴之弊，增开宣化痰之功，味苦、微辛，性凉，入肺、脾、肝经，用以清热化痰，息风定惊，为治疗风痰要药。

两者同为化痰药，姜半夏专走肠胃，以治湿痰为主；胆南星专走经络，以治风痰为长。姜半夏经姜汁炮制，性味辛温；胆南星得胆液酵解，性味苦凉。两者联用，则寒热相制，功兼脏腑经络，一切痰湿，或黏滞于脏腑、或走窜于经络，或郁久化热、或从而寒化，概能治之。

骨伤科疾病中，凡病程较长，病情复杂，辨证属于顽痰阻络的，如强直性脊柱炎、股骨头坏死、类风湿性关节炎、陈旧性软组织损伤、顽固性神经性疼痛等，遵照"怪病多从痰治"原则，在治疗中常以姜半夏和胆南星联合应用。

2. 白附子、制南星

白附子，味辛，性温，入胃、肝经，功擅祛风痰、定惊搐、解毒散结、通络止痛。主治中风痰壅、口眼㖞斜、语言謇涩、惊风癫痫、破伤风、偏正头痛、瘰疬痰核、毒蛇咬伤。一般用法为炮制后内服，外用则生品适量捣烂，熬膏或研末，以酒调敷患处。制南星，味苦、辛，性温，入肺、肝、脾经，功能燥湿化痰、祛风止痉、散结消肿。主治顽痰咳嗽、风痰眩晕、风痰壅盛、口眼㖞斜、半身不遂、癫痫、惊风、破伤风；外用治痈肿，蛇虫咬伤。

白附子与制南星，两者均有祛风化痰功效，相伍使用，以加强祛痰通络、散结消肿之功。

3. 白附子、白僵蚕

白附子，功擅祛风痰、定惊搐、解毒散结、通络止痛。白僵蚕，味咸、辛，性平，入肝、肺、胃经，功擅祛风解痉、化痰散结。主治中风失音、惊痫、头风、喉风、瘰疬结核、风疮瘾疹、丹毒、乳痈。

白附子配伍白僵蚕，见于牵正散（《杨氏家藏方》），用以祛风化痰、通络止痉。主治风痰阻于头面经络，口眼㖞斜，或面肌抽动。其中，白附子辛温燥烈，入阳明经而走头面，以祛风化痰，尤善散头面之风。白僵蚕助白附子，加强祛风化痰之力，又能通络止痉。合而用之，使风邪得散、痰浊得化、经络通畅。

4. 半夏、天麻

半夏，味辛，性温，入脾、胃、肺经，功擅燥湿化痰、降逆止呕、消痞散结。本品内治湿痰寒痰、咳喘反胃、痰饮眩悸、脘痞胸闷、梅核气；外治痈肿痰核。天麻，味甘，性平，入肝经，功擅息风定惊，主治眩晕头痛、肢体麻木、半身不遂、语言謇涩、小儿惊痫动风。

半夏燥湿化痰降逆，天麻息风除眩止痛，两者相配，主治痰饮上逆之眩晕头痛，以"半夏白术天麻汤"最有代表性，化痰息风，健脾祛湿。临床常用该药对治疗各类眩晕、高血压病、癫痫、面神经瘫痪等属风痰上扰者。

5. 半夏、浙贝母

半夏，功擅燥湿化痰、降逆止呕、消痞散结。本品内治湿痰寒痰、咳喘反胃、痰饮眩悸、脘痞胸闷、梅核气；外治痈肿痰核。姜半夏燥湿祛痰止呕，治脾湿痰涎壅盛作呕；清半夏辛燥性减，宜于体弱痰多，而寒湿较轻者；半夏曲，由清半夏和面发酵而成，辛平微甘，能温胃化滞开郁，适用于脾胃虚弱，腹胀作呕者。外用适量，磨汁涂或研末以酒调敷患处。浙贝母，味苦，性寒，入心、肺经，功能清热化痰、解毒散结，主治风热或痰热咳嗽、肺痈吐脓、瘰疬瘿瘤、疮痈肿毒。

半夏与浙贝母，两者都能化痰，但半夏辛温，长于治湿痰；浙贝母苦寒，长于清热痰。二者合用，寒温并治，化痰散结之力加强。用以治疗顽痰痹病等骨伤科疾病，如陈旧性软组织损伤，漫肿色暗者。

6. 浙贝母、生牡蛎

浙贝母，开泄力强，长于宣肺化痰止咳、解毒散结制酸，主治风热或痰热咳嗽、呕泛酸水、瘰疬瘿瘤、疮痈肿毒。生牡蛎，味咸、涩，性寒，入肝、肾经。本品为贝壳介类，质重坠，能镇静安神、潜阳固涩、软坚散结，主治阴虚阳亢之潮热盗汗、头痛眩晕、烦躁失眠及瘰疬肿块。

两药合用，清热化痰、软坚散结之力增强，可用于治疗痰火郁结所致的痰核肿块。

7. 海蛤壳、海浮石

海蛤壳，味苦、咸，性平，入心、肾二经，有清热利水、化痰软坚、制酸止痛功效，治疗痰热喘嗽、水肿积聚等。海浮石，味咸，性寒，入肺、肾经，有清肺火、化老痰、软坚通淋的功效，治疗痰热喘嗽、瘰疬、瘿瘤、癃闭等。

二药咸平与咸寒，具有化痰软坚之功效。应用时各用 20～30g，等量，不以海蛤壳为壳类而用量轻，也不以海浮石为石类而用量重。二药联用，为治疗痰热证的经典药对。骨伤科中，着痹痰湿留恋，日久化热者，关节变形，反复红肿热痛，常以二药联用治疗。

8. 天竺黄、海浮石

天竺黄，味甘，性寒，入心、肝、胆经，有逐痰利窍、清热祛风、凉心定惊的功效，能治疗中风痰壅失语。海浮石，质硬而松脆，体虚而轻浮，投于水中，浮而不沉，擅走上焦。

二药配伍，能清能化，对热象明显的痰浊壅阻证效佳。

9. 枳壳、竹茹

枳壳，体轻气窜，其气先上行而微下达，入于气分则行气解郁，入于血分则凉血破瘀，为疏肝解郁、行气消胀、祛瘀止痛的要药。竹茹，味甘，性微寒，入肺、胃、胆经，能清化痰热、除烦止呕。

二药相配，行气化痰力强，能清肝泄胆、和胃降逆，治疗骨伤科兼证及痰浊壅阻经络的痹病，均有独特的功效。

10. 麻黄、白芥子

麻黄，功擅发汗解表、宣肺平喘、利水消肿。主治风寒表实证、胸闷喘咳、风水浮肿、风湿痹痛、阴疽痰核。白芥子，味辛，性温，入肺、胃经，功擅利气豁痰、温中散寒、通络止痛。主治痰饮咳喘、胸胁胀满、反胃呕吐、中风不语、肢体痛麻、阴疽肿毒、跌打肿痛。

麻黄与白芥子，二药辛温，同入肺经。麻黄宣通腠理，通九窍，调血脉；白芥子走窜利气，既能温宣肺气，化寒湿凝痰，又能通达经络，尤善搜胁下皮间膜外、筋骨经络之间的寒痰。临床应用于寒痰壅肺，咳喘、胸闷、痰多者，以及痰湿阻滞经络，肢体麻木、关节肿痛者。

11. 海藻、昆布

海藻，味苦、咸，性寒。入肝、胃、肾经，功擅软坚散结、利水消痰。主治瘿瘤、瘰疬、睾丸肿痛、痰饮水肿。昆布，味寒，性咸。入肝、胃、肾经，有软坚散结、消肿利水、润下消痰之功。治疗痰饮水肿、瘿瘤、瘰疬、睾丸肿痛。

二药均咸寒，功能清热化痰、软坚散结、利水消肿，常相须为用，为治疗痰热结聚之药对。

12. 穿山甲、皂角刺

穿山甲，味咸，性微寒，入肝、胃经，功擅通经下乳、消肿排脓、搜风通络，治疗经闭癥瘕、乳汁不通、痈肿疮毒、关节痹痛、麻木拘挛。皂角刺，味辛，性温，入肝、胃经，功擅消肿托毒、排脓、杀虫。用于痈疽初起或脓成不溃，且可外治疥癣。

穿山甲消肿溃痈通络，皂角刺消肿托毒排脓。二者伍用，其消肿排脓之功效增强，用于治疗外科疮疡尚未成脓或脓成未溃者。

八、退肿类药对

1. 薏苡仁、通草

薏苡仁，味甘淡，性微寒。入脾、胃、肺、大肠经，为健脾补肺之要药，能升能降，升少降多，上清肺热，下利肠湿。擅治肺痈、肠痈、水肿、小便不利等病症，又可健脾止泻，治疗脾虚湿盛之泄泻。通草，味甘淡，性微寒。入肺、胃经，功擅清热、利湿、通乳，治疗小便不利、湿热内蕴、乳汁不多。

薏苡仁和通草同属利水渗湿药，性皆微寒，味甘淡平和。《本草新编》云："薏仁最善利水，不至耗损真阴之气，凡湿盛在下身者，最宜用之。"《本草纲目》描述通草："色白而气寒，味淡而体轻，故入太阴肺经，引热下降而利小便。"可见，薏苡仁和通草都是平和之剂，虽能通利，不甚伤阴。

叶老在治疗骨伤科疾病导致的组织肿胀时，往往二者联用作为辅佐药，如：骨折后的肢体水肿，在活血化瘀基础上配合运用；关节扭伤后肿胀明显，在活血通络基础上运用；痛风性关节炎，则在清热泄浊基础上运用。

2. 牛膝、车前子

牛膝，味苦、甘、酸，性平，入肝、肾经，功擅逐瘀通经、利尿通淋、引血下行、补肝肾、强筋骨。车前子，味甘，性寒，入肝、肾、肺、小肠经，功擅清热通淋、渗湿止泻、清肝明目、清肺祛痰。

牛膝、车前子均清利下行，二药配伍，酸甘相合，苦寒相宜，补泻相制。取牛膝之活血行瘀、车前子之清热利湿作用，尤适于治疗下焦湿热瘀结证。

3. 茯苓、泽泻

茯苓，味甘、淡，性平。入心、肺、脾、肾经，功擅利水渗湿、健脾宁心。主治水肿尿少、痰饮眩悸、脾虚食少、便溏泄泻、遗精淋浊、心神不安、惊悸失眠。泽泻，味甘、淡，性寒。入肾、膀胱经，功擅利水渗湿、泄热降浊。主治小便不利、水肿胀满、泄泻尿少、痰饮眩晕、热淋涩痛。

茯苓甘能补，淡能渗，既能扶正，又能祛邪，补而不峻，利而不猛，为健脾利湿之要药；泽泻能泻肾及膀胱之热，《药品化义》称其为"利水第一良品"。茯苓配伍泽泻，有协同作用，一补一泻，使湿无从生，水有出路。二者相合，则脾可健、湿可除、肿可消、饮可化，对于骨伤科软组织损伤后出现的肿胀、关节滑膜炎、痛风性关节炎等，两者常相须为用，以健脾渗湿消肿，对于本虚标实、虚实夹杂者尤为适宜。

4. 大腹皮、桑白皮

大腹皮，味辛，性微温。入脾、胃、大肠、小肠经，为棕榈科植物槟榔的干燥果皮，功擅行气宽中、利水消肿，主治湿阻气滞、脘腹胀闷、大便不爽、水肿胀满、脚气浮肿、小便不利。桑白皮，味甘，性寒。入肺经，为桑科植物桑的根皮，功擅泻肺平喘、行水消肿。主治肺热喘咳、水饮停肺、水肿脚气、小便不利。

两者均具有利水消肿之功，但桑白皮主入肺经，擅消上焦水肿；大腹皮偏行胃与大肠，擅消中下焦之水肿。对于骨伤科软组织损伤、局部组织水肿，抑或关节腔积液，可联用桑白皮和大腹皮，通调水道，促进水液代谢，加速局部水肿消退。

5. 苏木、泽兰

苏木，味甘、咸、微辛，性平，入心、肝、脾经。本品咸入血分，可走可散，为骨伤科行血祛瘀、消肿止痛之常用药。泽兰，味苦、辛，性微温，入肝、脾经。本品性温通达，行而不峻，善疏肝脾之郁，又能活血祛瘀、利水消肿，具有通经散结而不伤正的特点，擅治瘀血阻滞、水瘀互结之证。

二药相伍，活血祛瘀、利水消肿力增，擅治跌打损伤、骨折筋伤、瘀滞肿痛之证，多用于损伤早期。

九、补益类药对

1. 鹿角胶、龟甲胶

鹿角胶，味甘、咸，性温，入肝、肾经，擅补下元、生精血，能治疗早衰、足痿无力、精神呆钝、动作迟缓。现代药理学证实有调节钙磷代谢的功能，从而保持骨骼的正常生长发育，促进骨折端修复。龟甲胶，味甘、咸，性寒，擅滋肾阴、补精血，主治筋骨痿弱、腰酸跗楚、步履艰难、劳热骨蒸。

鹿角胶和龟甲胶同为血肉有情之品，皆能填精益髓。鹿角胶能补阴中之阳、通督脉之血；而龟甲胶补阴中之阴、益任脉之血。二者合用，任督互通，阴阳俱补，药简力宏。

2. 熟地黄、鹿角胶

熟地黄，味甘，性微温，入肝、肾经。本品甘温质润，补阴益精以生血，为养血补虚之要药；又质润入肾，善补肾阴，填精益髓，为补肾阴之要药。古人谓之"大补五脏真阴"。鹿角胶，擅补下元、生精血，治肾气不足、虚劳羸瘦、腰痛、阴疽，男子阳痿、滑精，妇女子宫虚冷、崩漏、带下。

二药皆甘温，入肝、肾经，可益肾填精。熟地黄偏滋阴养血，鹿角胶偏温补下元，二药配伍，阴阳双补，主治久痹骨损、筋挛肉削、屈伸不利、关节畸变。

3. 仙茅、淫羊藿

仙茅，味辛，性热，入肝、肾经，功擅温肾壮阳、祛寒除湿，主治肾阳不足、命门火衰之阳痿精冷、小便频数、腰膝冷痛，筋骨痿软无力。淫羊藿，味辛、甘，性温，入肝、肾经，具有补肾阳、强筋骨、祛风湿的功效，主治阳痿遗精、筋骨痿软、风湿痹痛、麻木拘挛。

二药功能类似，伍用温肾阳、补肾精之力专，又能祛风湿、除痹痛，适用于阳虚痛痹。

4. 女贞子、墨旱莲

女贞子，又名冬青子，味甘、苦，性平，入肝、肾经，能滋养肝肾、强筋健骨、乌须黑发，善治肝肾阴虚诸证。墨旱莲，味甘、酸，性寒，入肝、肾经，能益肾养血、凉血止血、乌须黑发，治疗肝肾阴虚。

女贞子冬至之日采，墨旱莲夏至之日收，二药配伍有交通季节、顺应阴阳之妙用。二药均入肝肾经，相须为用，互相促进，补肝肾、强筋骨、清虚热之力增强。

痹病之本在于肝肾气血亏虚，筋骨失养，关节空虚，风寒湿痰瘀留驻其内，寒热错杂、阴阳失衡、虚实相兼是其主要病理特点。因此在治疗上，痹病晚期均于祛风蠲痹药剂中加入补肝益肾之品。女贞子配伍旱莲草，能起到滋补肝肾之阴的功效，使精血得生、筋骨濡润、痹痛可减。

5. 人参、黄芪

人参，能大补元气、复脉固脱、补脾益肺、生津止渴、安神益智。性禀中和，不寒不燥，凡气虚之证，无论寒热，皆可应用。黄芪，质轻升浮，入表实卫，为升阳补气之圣药。生用入药，能升阳举陷、温分肉、实腠理、补肺气、泻阴火；炙品入药，可补中气、益元气、温三焦、壮脾阳、利水消肿、托毒排脓。

人参补中气，长于止泻；黄芪固卫气，擅长敛汗。人参偏于阴而补中，黄芪偏于阳而实表。二药相合，一里一表，一阴一阳，相互为用，益气力宏，共奏扶正补气之功。

6. 黄芪、当归

黄芪，功擅升阳举陷、补中益气、益肺固表、托毒排脓。当归，味甘、辛，性温，入心、肝、脾经，甘温和血，辛温散寒，为血中气药，既补血养血，又活血止痛，还能润肠通便。

黄芪补脾肺之气，以益气血生化之源，并能固表；当归能养血活血补血。然"有形之血不能自生，生于无形之气故也"，两药配伍，阳生阴长，益气生血，气血双补。

7. 黄芪、牡蛎

黄芪，功擅补气升阳、固表止汗、利水消肿、托毒排脓。牡蛎，味咸、涩，性微寒，入肝、肾经，质重坠，能镇静安神、潜阳固涩、软坚散结；煅后功擅收敛固脱、涩精止带、制酸止痛。

黄芪甘温补中，实腠理，止汗出；牡蛎味咸而涩，潜虚阳，敛汗出。二药伍用，益气敛阴、固表止汗力强，常用于治疗自汗、盗汗。

8. 金樱子、芡实

金樱子，味甘、酸、涩，性平，入肾、膀胱、大肠经。本品气味俱降，以甘补中，以涩止脱，以酸收阴，既能收敛固脱、涩肠止泻、固肾止带，又能收摄精气、固精缩泉。芡实，味甘、涩，性平，入脾、肾经。本品以甘补脾，以涩收敛，能健脾除湿、收敛止泻、固肾涩精。

金樱子酸涩收敛，功专涩精，止小便遗泄；芡实入脾、肾经，健脾利湿功著，又擅益肾固精止带。二药伍用，名曰"水陆二仙丹"，功专益肾固精、补脾止泻、缩小便、止带下。

9. 益智仁、乌药

益智仁，味辛，性温，入脾、肾经。本品辛温气香，既能温补肾阳、固精缩尿，又能温胃逐寒、暖脾止泻、收摄涎唾。乌药，味辛，性温，入脾、肺、肾、膀胱经。本品辛开温通，上走脾肺，顺气降逆，散寒止痛，下达肾与膀胱，以温下元，调下焦冷气，助膀胱气化。其气雄走窜，无处不达，凡三焦寒凝、气滞、血凝等证均可使用。

乌药以行散降逆为主，益智仁以温补收涩为要。二药伍用，一散一收，共奏温下元、散寒邪、补脾肾、缩小便之功。

10. 益智仁、沙苑子

益智仁，辛温气香，功擅温补收涩。沙苑子，味甘，性温，入肝、肾经。本品质体柔润，性降而补，不烈不燥，能滋补肝肾、补肾固精、益精明目。

两药伍用，温补脾肝肾，填精生髓，常用于骨伤科老年退行性疾病。

11. 杜仲、续断

杜仲味甘，性温，入肝、肾经。本品补益肝肾、固经安胎。肝主筋，肾主骨，肝充则筋健，肾充则骨强，故乃治疗肝肾不足、腰膝酸痛之要药。续断，味苦，性温，入肝、肾经。本品补而能宣，行而不泄，能补肝益肾、活络止痛、续筋接骨、固经止带。

杜仲补肝肾、强筋骨，善走经络关节之中；续断通利血脉、续筋接骨，在于筋节气血之间。二药相须为用，名曰"杜仲丸"，补肝肾、壮筋骨、通血脉力强，常用于肝肾不足之腰膝酸软、行走无力等症。

十、和中类药对

1. 枳壳、白术

枳壳，辛散苦降，善走肺胃气分，功擅破气、行痰、消积。临床常用于治胸膈痰滞、胁胀食积、嗳气呕逆、下痢后重、脱肛脱宫等。白术，功擅补脾益胃、燥湿和中、止汗安胎，治疗脾胃气弱、不思饮食、倦怠少气、虚胀水肿、小便不利、表虚自汗。

枳壳辛散苦降，善走肺胃气分，擅长行气消胀、宽胸快膈；白术甘温性缓，守而不走，善于补脾益气，补多于散。二药配伍，枳壳理气行滞，白术健脾益气，可使气机补而不滞、走而不泄。

2. 白术、茯苓

白术，功擅益气生血、和中消滞、固表止汗。临床应用有生、炒之别。生用健脾而少燥气，炒用增强燥湿之力。茯苓，味甘，性平，入心、肺、脾、胃、肾经，功专益心脾、利水湿，且补而不峻、利而不猛，为健脾渗湿之要药。

白术甘温补中，健脾燥湿；茯苓甘淡渗湿，健脾安神。白术以健脾燥湿为主；茯苓以利水渗湿为要。二药配伍，一燥一渗，诸湿皆有出路。风寒湿邪闭阻经络为痹，其中湿盛者为着痹，湿盛则困脾，脾虚则湿无以化。常以白术与茯苓为药对，治疗着痹，以达健脾益气、化湿除痹之效。

3. 神曲、谷芽

神曲，味甘、辛，性温，入脾、胃经，功擅健脾和胃、消食化积，主治饮食停滞、消化不良、脘腹胀满、食欲不振；炒焦后具止泻之功，对食积腹泻可发挥消食与止泻双重作用；又因本品兼解表退热之能，故对食积而兼外感发热者，较之其他消食药物更为适宜。谷芽，味甘，性温，入脾、胃经，功擅消食和中、健脾开胃，主治食积不消、腹胀口臭、脾胃虚弱、不饥食少。炒谷芽偏于消食，而焦谷芽善化积滞。

神曲与谷芽同用，加强健脾开胃、消食化积之功，主治饮食停滞不消、脘腹胀满、食欲不振。

4. 山楂、谷芽

山楂，味酸甘，性微温，入脾、胃、肝经，功擅消食健胃、行气散瘀，主治肉食积滞、胃脘胀满、泻痢腹痛、瘀血经闭、产后瘀阻、心腹刺痛、疝气疼痛，尤擅促进油腻肉食之消化，为治疗油腻肉食积滞的要药。谷芽，主治食积不消、脾胃虚弱。《本经逢原》有云："谷芽，启脾进食，宽中消谷，而能补中，不似麦芽之克削也。"

山楂与谷芽配伍，健脾消食和胃，主治食积停滞、胸闷胀痛。

5. 鸡内金、谷芽

鸡内金，味甘，性平，入脾、胃、小肠、膀胱经，功擅健胃消食、涩精止遗、通淋化石，主治食积不消、呕吐泻痢、小儿疳积、遗尿遗精、石淋涩痛。谷芽，功擅消食和中、健脾开胃。

鸡内金生发胃气，健脾消食；谷芽疏肝解郁，启脾开胃。二药伍用，启脾之力倍增，醒胃消石。主治脾胃虚弱，食欲不振；或久病之后，不饥少纳；或各种癌肿放疗、化疗后食欲不振等。

十一、虫类药对

1. 僵蚕、蜂房

僵蚕，味咸、辛，性平，入肝、肺、胃经，功擅息风止痉、化痰散结，治疗风热引起的头痛、喉痹、目赤肿痛，以及痰热壅盛引起的抽搐、小儿惊风、瘰疬痰核。蜂房，味甘，性平，入胃经，质轻且性善走窜，能祛风止痛、杀虫止痒、解毒疗疮，主治疮疡肿毒、风湿痹痛、牙痛等。

骨伤科诸多疾病都伴有神经传导受阻，临床以麻木症状为著，中医辨为经络凝滞，血脉不通，肌肤不仁。《古今医统大全》曰："今夫麻木之证，正经谓其不痛不仁。病久入深，荣卫之行涩，经络时疏，故不痛。皮肤不荣，故不仁。"叶老总结病机为：血虚不荣、风邪入络。治疗时常用僵蚕、蜂房配对。两药平和轻透，再与养血和络之品配伍，祛风搜剔而无风药辛燥之弊。

2. 僵蚕、蝉蜕

僵蚕，轻浮而升，能疏风去热，可治疗风热引起的头痛、喉痹、目赤肿痛诸症；还能祛风止痒，可治疗风疹瘙痒。蝉蜕，轻浮宣散，长于疏风热，用于治疗外感风热以及麻疹不透、风疹作痒等；利咽喉、开音，用于治疗发热音哑等。

僵蚕得清化之气为最，气味俱薄，轻浮而升；蝉蜕清轻升散，善走皮肤腠理。两者相互为用，升散之力倍增，散风热、利咽、透疹、祛风止痒作用益彰。骨伤科疾病，如果兼见咽喉疼痛等上焦有热症状，二药共奏疏散上焦风热之效。如患者在使用外用药时，出现皮肤瘙痒等情况，也常用此药对祛风止痒。

3. 蝉蜕、全蝎

蝉蜕，为散风、除热透热要药，又能明目退翳、祛风止痉。全蝎，味辛、咸，性平，有毒，入肝经，能疏散肝经风热，平肝息风止痉，又能祛风通络止痛、解毒散结镇静。

蝉蜕轻清升散，既能疏散风热以祛外风，又可定惊止痉以息内风；全蝎辛咸有毒，为足厥阴肝经药，善于走里，直达病所，以息内风。全蝎、蝉蜕二药合用，协同发挥息风解痉的作用。

4. 僵蚕、蜈蚣

僵蚕，能疏风去热、息风止痉、化痰散结、祛风止痒。蜈蚣，味辛，性温，有毒，入肝经，能息风止痉，治疗中风中经络，肢体活动不灵、语言障碍；中风中脏腑，人事不知、痰闭抽搐；高热抽搐、小儿惊厥、破伤风、颜面神经麻痹等症。蜈蚣还能解毒散结，用于疮疡肿毒、瘰疬、结核等症。它又能通经活络，用于顽固性头痛、风湿痹痛之重症。

僵蚕，气味俱薄，轻浮而升；蜈蚣走窜之力最速，内至脏腑，外达经络，气血凝聚之处皆能开之，为息风止痉圣品，力猛性燥，用于角弓反张、痉挛强直者，功力为优。两者配伍，息风解痉之力益彰。

骨伤科疾病中，辨证属于厥阴风证的症状，如顽固性头面部抽掣疼痛、偏正头痛、风湿痹痛、腰椎间盘突出症引起的腰臀部抽掣疼痛、骨质疏松症患者的腿脚抽筋、面瘫引起的口眼㖞斜、口内麻木，以及脊髓损伤或脊髓发炎后引起的上肢或下肢僵直、胸背部紧绑感、肌张力亢进等，均可应用此药对。

5. 全蝎、蜈蚣

全蝎，为治风要药，擅治厥阴诸证。蜈蚣，亦能截风，与全蝎同属厥阴经药，功擅息风镇痉、通络止痛、攻毒散结。

骨伤科疾病中多见厥阴风证，如顽固性头痛、颠顶痛、眩晕、面部掣痛、面瘫、风湿痹痛、腰腿痛、腿脚抽筋，另如脊髓损伤或脊髓发炎后引发的颈背僵直、肌张力亢进等。"诸风掉眩，皆属于肝"，全蝎与蜈蚣常相须为用。两者皆有毒性，用量不宜过大。如恐蜈蚣力峻，叶老常以地龙代之，因同为虫类灵动之品，均能走经络、通血脉、息风止痉。

6. 乌梢蛇、蜈蚣

乌梢蛇，味甘，性平，入肺、脾、肝经，功擅祛风湿、通经络、止痉，主治风湿顽痹、肌肤麻木、筋脉拘挛、肢体瘫痪、风疹疥癣等。蜈蚣，功擅息风止痉、解毒散结、通经活络。

乌梢蛇和蜈蚣同入肝经。乌梢蛇性缓，但内通经络，外达皮肤，治疗内外风湿之邪、内侵筋脉关节之痹痛、顽癣等。蜈蚣性走窜，内至脏腑，外达经络，气血凝聚之处皆能开之。两者相须为用，祛风通络功效倍增。

骨伤科疾病中，脊柱损伤后出现的肢体痉挛、胸腹部捆绑感觉、肌张力增高等症状，坐骨神经痛，顽固性头痛，风湿痹痛，头面部肌肉的抽掣、风湿性关节炎和类风湿性关节炎等引起的疼痛症状都极常见。两药伍用，走窜之力胜，擅通经络，搜邪剔络，使血不凝着，气可宣通，络道畅通；祛邪而不伤正，既能搜风息风，又可定搐止痛。

十二、息风类药对

1. 天麻、钩藤

天麻，味甘、性平，入肝经，为肝经气分药，有息风止痉、平抑肝阳、祛风除湿之效，主治惊风抽搐、头痛眩晕、风湿痹痛、肢体麻木、半身不遂等。钩藤，味甘，微寒，入肝、心包经，功擅息风止痉、清热平肝，主治惊风抽搐、头痛眩晕。

二药均入肝经，都有息风止痉之效，常相伍用于治疗肝阳上亢的头痛眩晕。

2. 龙骨、牡蛎

龙骨味甘、涩，性平，入心、肝经。本品质沉重、性黏涩，生品入药，功专平肝潜阳、镇静安神；煅后入药，功擅收敛固涩、敛疮涩汗、敛汗固精。牡蛎味咸、涩，性寒，入肝、肾经。本品为贝壳之属，质体重坠，能平肝潜阳、软坚散结；煅后入药，功擅收敛固脱、涩精止带、制酸止痛。

龙骨为化石之属，牡蛎为贝壳之类，二者功效相近，生用重镇平肝，煅用收敛固涩。盖龙骨入肝，于益阴之中能潜上越之浮阳；牡蛎入肾，于育阴之中能摄下陷之沉阳，故二药常配伍应用。

十三、通便类药对

1. 肉苁蓉、火麻仁

肉苁蓉，味甘、酸、咸，性温，入肾、大肠经，功擅补肾益精、润燥滑肠，主治男子阳痿、女子不孕、腰膝冷痛、血枯便秘。火麻仁，味甘，性平，入脾、胃、大肠经，多脂体润，滋养润燥，滑利下行，走而不守，偏入大肠血分，为润下之要药，主治血虚津亏、肠燥便秘。

肉苁蓉温肾，火麻仁润下，二者合用，可加强润肠通便之功效，常用于治疗老年人肾气不足、血虚津枯之便秘，补肝肾，通宿便，标本兼治，尤为得当。

2. 郁李仁、火麻仁

郁李仁，味辛、苦、甘，性平，入脾、大肠、小肠经，功擅润燥滑肠、下气行滞、利水消肿，主治津枯肠燥、食积气滞、腹胀便秘、水肿脚气、小便不利。火麻仁，功擅润肠通便。

两者都能润肠通便，郁李仁滑肠通便作用较强；火麻仁偏入血分，甘平滑利，润燥通便，作用缓和，适用于病后体虚及胎前产后的肠燥便秘。郁李仁与火麻仁配伍，气血并调，润肠泻下。

3. 大黄、枳实

大黄，功擅攻积导滞、凉血解毒、活血祛瘀。可直入阳明，荡涤胃肠实热积滞；推陈致新，功效峻烈，治疗瘀阻作痛、跌打损伤等病证。枳实，长于破滞气、行痰湿、消积滞、除痞塞，为脾胃气分药。

大黄峻下实热，荡涤肠胃，走而不守，号称将军；枳实降气除痞，行痰导滞。二药相配，一苦寒，一辛寒，泻下峻烈，攻积破气犹如冲墙倒壁。用于阳明腑实、热结便秘、壮热神昏及湿热泻痢、里急后重、积滞腹胀、大便不爽等病证。

4. 大黄、火麻仁

大黄，泻热毒、破积滞、行瘀血。火麻仁，专于通利大肠气结便闭，凡老年血液枯燥、产后气血不顺、病后元气未复所致便秘，皆可用火麻仁治疗。

大黄味大苦、气大寒，为苦寒攻下之要药；火麻仁多脂体润，偏入大肠血分，为润下之要药。大黄配伍火麻仁，攻润并施，通便泻下力量增强，专治肠胃燥热、津液不足而致大便秘结者。

5. 大黄、桃仁

大黄，功擅荡涤胃肠实热积滞，凉血解毒，活血祛瘀。桃仁，功擅活血祛瘀、润肠通便。

大黄性沉而不浮，走而不守，其力猛而下行；桃仁多脂体润，性质平和，滑利润燥。二药均善活血行瘀，又同入大肠，可攻下通便，刚柔相济，能荡涤胃肠积滞而不伤肠道。用治产后腰痛，高处坠跌导致腰椎、骶椎的损伤等。

十四、安神类药对

1. 酸枣仁、柏子仁

酸枣仁，味甘、酸，性平，入心、脾、肝、胆经，功擅补肝宁心、敛汗生津。柏子仁，味甘、辛，性平，入心、肾、大肠经，质润气香，能通心脾，既能养心安神，又能润肠通便。

酸枣仁，甘酸性平，养心阴、益肝血，兼清肝胆虚热；柏子仁甘辛性平，养心气、润肾燥，安魂定魄，益智宁神。二药伍用，相得益彰，养心安神，疗失眠甚效。

2. 酸枣仁、知母

酸枣仁，功擅养肝宁心、安神敛汗。知母，味苦、甘，性寒，入肺、胃、肾经，质润，苦寒不燥，沉中有浮，降中有升。上行能清肃肺气，以泻肺火，润肺燥、除烦热、止咳嗽；入于中，善清胃火、除烦渴；行于下，则能泻相火，滋肾燥。

酸枣仁补肝宁心，安守神魂；知母清肺滋肾，泻火除烦。二药相伍，补泻得当，适用于心阴不足、虚阳浮动的虚烦不眠。

3. 酸枣仁、茯神

酸枣仁，功擅养肝宁心、安神敛汗。茯神，味甘、淡，性平，入心、脾经，因抱木心而生，故入心者居多，功专导心经之痰湿，以开心益智、安魂养神。

酸枣仁酸平，内补营血、安神志，外敛营血、止虚汗，为宁心安神、固敛虚汗之要药；茯神甘平，善走心经，宁心化痰安神。二药合用，酸甘养营、安神宁心。

第六章　医案举隅

【提要】本章精选叶老治疗的骨折、骨关节退行性病变、筋伤、其他骨病以及易与骨伤科疾病混淆的杂病等各类典型医案，共计 28 则。每则医案均详细记录了患者基本情况、主诉、病史及症状、查体、辅助检查、中西医诊断（含证型）、辨证分析与立法、处方、医嘱、复诊记录（含次数、日期、病情变化、处方变化等），每则医案后均附有整理者的按语，介绍学习体会。

一、骨折医案

1. 左腓骨远端及距骨骨折

谢某，男，19 岁，未婚，学生，居住环境良好。

【初诊日期】2017 年 7 月 2 日。发病节气：小暑前 5 天。

【主诉】左踝关节肿胀、疼痛，活动受限 1 个半月。

【病史及症状】患者 1 个半月前受外伤致左侧腓骨远端及距骨颈骨折，行切开复位内固定术，术后对位好，在小腿及踝关节支具外固定下，可扶拐不负重活动。近仍有患处肿痛，关节活动受限。夜寐欠安，纳可，二便调。舌质淡红，苔薄白，脉细。

【查体】左踝关节肿胀，压痛（＋），主动跖屈角度约 10°，主动背伸约 5°。

【辅助检查】X 线片：左外踝及距骨骨折，下胫腓关节间隙增宽。

【诊断】中医诊断（证型）：左踝骨折（骨断筋离型）。

西医诊断：左腓骨远端及距骨颈骨折。

【辨证分析与立法】患者外伤致腓骨远端及距骨颈骨折，该处骨折影响踝关节稳定性，易并发距骨脱位，并引发距骨缺血性坏死、创伤性踝关节炎、背伸或内翻畸形愈合等后遗症。术后42日，X线片复查显示骨折端对位良好。因有患处肿痛、关节活动受限表现，为骨折中期气滞血瘀、筋骨不连之象。治拟标本兼治，益气养血、接骨续筋以治本，通络利水、消肿止痛以治标。

【处方】苓芍六味汤化裁。

党参15g，炒白芍20g，陈皮5g，炒稻芽30g，生黄芪20g，当归10g，赤芍20g，丹参15g，桑寄生15g，川续断15g，苏木10g，泽兰10g，生薏苡仁20g，猪苓10g，通草5g，清甘草5g。

共7剂，每日1剂，文火煎至300mL，分早晚两次温服。

苓芍六味汤调和气血，加当归、赤芍、丹参养血活血，桑寄生、川续断益肾续骨，苏木、泽兰、生薏苡仁、通草、猪苓利水消肿，以防慢性渗出导致创伤性关节炎。

【医嘱】每服药两煎后，添足量水，再次煎制，将第三煎做足浴熏洗，内服与外洗结合，增强疗效。卧床进行踝关节屈伸旋转运动锻炼，可将足底抵在墙面，用适当的力量去蹬压，以恢复踝关节屈伸幅度。一般8周后可扶拐下地锻炼，10～12周骨折临床愈合后，可以负重行走。定期复查X线片，了解骨折对位对线及愈合情况。

【二诊】（2017年7月9日）：患者局部肿胀略退，踝关节活动稍觉轻松，原方加柴胡10g，升麻15g，升清以降浊，斡旋气机。

【三诊】（2017年7月23日）：局部肿胀好转，踝关节背伸活动欠佳，减利水之品，原方去苏木、泽兰、升麻，加浙贝母10g，生牡蛎^{先煎}20g 软坚散结，仙茅 15g 温肾通阳，使处于骨折中后期的关节得以温养，筋络得以舒缓。

【四诊】（2017 年 8 月 6 日）：左踝关节肿痛好转。复查 X 线片可见骨折线模糊，断端向愈，但距骨骨质稀疏。主要病机已由气滞血瘀转向成骨欠佳，故去活血之赤芍、丹参，加巴戟天 15g，与仙茅相配，以益肾主骨生髓。

【五诊】（2017 年 8 月 13 日）：局部肿痛较前好转，踝关节背伸活动有进步，但觉牵掣感。为风邪入络之象，故去软坚之品，加虫药搜风，原方去生牡蛎、浙贝母，加僵蚕 15g，蜂房 10g。

【六诊】（2017 年 9 月 3 日）：诸症改善，数字化 X 线摄影（CR）示：距骨骨皮质改善。久病入络，痼病必痰，原方去通草、陈皮，加半夏、胆南星各 10g 以化痰散结，预防痰瘀互结之变。

【七诊】（2017 年 10 月 1 日）：复查 CR：左距骨骨折，局部愈合好，骨密度均匀，已达临床愈合标准。原方去温通经络之桂枝，加温补脾肾之芡实 20g，补骨脂 10g，为缓求其本、巩固疗效之举。

【按语】距骨居于胫腓骨与跟骨、舟骨之间，是足部主要负重骨之一，对踝关节的活动具有非常重要的作用。距骨的营养血管供给，主要来自前后关节囊及韧带附着处，在距骨骨折或脱位后，营养血管供给断绝，复位后距骨坏死率极高。

本例患者为风华少年，体型肥硕，属痰湿体质。外力致骨折后，筋断骨离，气机运行不畅，血停则瘀，水停则肿，瘀肿阻滞经络，加重气滞，不通则痛。术后 1 个半月就诊，先后内服汤剂并配合足药浴 3 个月余，几近痊愈，未留任何后遗症。

2. 左足舟状骨、左距骨撕脱性骨折

殷某，女，52 岁，已婚，职工，居住环境良好。

【初诊日期】2016 年 11 月 14 日。发病节气：立冬后 7 天。

【主诉】外伤致左足背疼痛半月。

【病史及症状】患者半月前不慎受外伤，致左足背疼痛，站立及行走时疼痛加重。疼痛呈钝性，不能自行缓解，局部渐起肿胀。遂于当地医院就诊，左足 X 线检查示"左距骨背侧撕脱性骨折"；左足 CT 平扫示"左跗舟状骨可疑骨折"。以石膏托外固定制动并口服药物活血止痛治疗。发病以来无发热，胃纳欠佳，夜寐尚可，大便溏，小便可。舌稍红，苔淡白，脉弦。

【查体】患者左足背疼痛，伴活动痛性受限，局部仍稍有肿胀，压痛明显，远端血运及活动可。

【辅助检查】X 线片示：左距骨背侧撕脱性骨折；CT 示：左跗舟状骨可疑骨折。

【诊断】中医诊断（证型）：骨折病（气滞血瘀证）。

　　　　西医诊断：左足舟状骨骨折，左距骨撕脱性骨折。

【辨证分析与立法】患者中年女性，因外力作用于左足背，致筋骨损伤，气机紊乱，瘀血内停，血行失度，积瘀不散。骨断筋伤，未能固复，致不通则痛，属气滞血瘀之实证。实则泻之，法当行气活血、消肿止痛。

【处方】丹参 20g，赤芍 15g，防风 10g，苏木 10g，泽兰 10g，黄芩 10g，忍冬藤 20g，桑枝 15g，炒白术 15g，佛手 10g，鸡内金 10g，炒谷芽 30g，陈皮 5g，生甘草 5g。

共 7 剂，每日 1 剂，水煎至 300mL，分早晚两次温服。

全方以丹参为君，取其性苦、微寒，具有活血祛瘀、凉血消痛、除烦安神的功效，祛瘀生新，作用平和，活血而不伤正，祛瘀而不助热。配伍黄芩以清内热；赤芍清热凉血、祛瘀止痛；苏木味辛能散，咸入血分，活血疗伤，祛瘀通经，消肿止痛；防风增强行气止痛之效；泽兰活血祛瘀，利水消肿，缓解局部组织肿胀；桑枝与忍冬藤同用，舒筋活络，缓解骨断筋伤恢复过程中的肢体活动不利；陈皮、佛手行气健脾；配伍鸡内金、炒谷芽消食和胃；患者大便溏薄，选用炒白术益气燥湿。

【医嘱】左足继续用石膏托外固定以制动，避免负重，适当进行功能锻炼；每于调整石膏托以前，嘱患者取上药药渣，用8000mL水煎15分钟，待温度适宜时浸泡左足，进行局部熏洗；避风寒，注意左足保暖。

【二诊】（2016年11月28日）：患者左跗部疼痛较前缓解，仍有不适，局部稍肿胀，远端血运及活动可，胃纳较前改善，夜寐尚可，大便溏，小便可，舌稍红，苔薄，脉弦。

处方：生黄芪、丹参、石斛、薏苡仁、芡实、炒谷芽各20g，赤芍、炒白术各15g，黄芩、三棱、莪术、猪苓、防风、鸡内金各10g，陈皮、生甘草各5g。

易君药为黄芪，因其具有补脾升阳、益肺固表、利尿消肿、托毒生肌之功；血的生成及统摄，有赖于脾气的健旺，黄芪能行气生血，消除外伤所致左足局部瘀血停滞及组织肿胀。三棱、莪术二者相须为用，既入血分破血逐瘀，又入气分行气止痛，有较强破血行气止痛之功，药性较为峻猛，配合黄芪、石斛补气养阴，防其耗气伤血之弊。猪苓甘、淡、平，具有利水渗湿功效，消除患者左足局部肿胀之症。

【三诊】（2016年12月5日）：患者左足背疼痛及肿胀减轻，但未净，口唇疮疹作痒，舌稍红，苔薄，脉弦。原方去丹参、赤芍、三棱、莪术，加太子参15g、土茯苓15g、重楼10g、葛根20g。

以"经纬辨证"理论辨病程之经线，此时已属损伤中期，故去除丹参、赤芍、三棱、莪术等活血祛瘀药物，继以和营止痛、接骨续筋、舒筋活络为治。再辨兼证之经线，因唇疮作痒，加太子参补气、养阴，土茯苓、重楼清热解毒、利湿消肿，葛根疏散、退热透疹。

【四诊】（2016年12月12日）：患者左足疼痛减轻，肿胀消退，局部肤色稍暗，舌淡红，苔薄白，脉弦。因患者难耐汤药之苦，煎药之繁，遂改用外洗方局部治疗。

处方：海桐皮、艾叶、透骨草、三棱、莪术、王不留行、制川乌、香白芷、山柰、威灵仙、皂角刺各15g。用8000mL水煎15分钟，待温度适宜时浸泡左足，以祛风除湿，舒经活络，化瘀消肿，以防后遗症。

次年3月，电话随访，病人告知四诊后，于社区医院继续配用外洗方4周，已痊愈如常。

【按语】外力作用伤及经络血脉，血逸脉外，离经妄行，瘀血停积，脉道不通，血液不能循环流注，为"伤血"的基本病理变化。《证治准绳·疡医》："损伤一证，专从血论。但须分其瘀血停积，或亡血过多之证，盖打扑坠堕，皮不破而内损者，必有瘀血；若金刃伤皮出血或亡血过多，二者不可同法而治。"该患者所受外部暴力，间接作用于左足背，致气血损伤，局部出血，气滞血瘀，属于实证。

该患者外伤后半月首诊，属骨折初期，以足部外伤骨折为纬线，按照骨折损伤"三期分治"原则，定病程为经线，首当消瘀退肿。再以左足舟状骨、距骨骨折为纬，体质为经，该患者年逾半百，肝肾不足；大便溏薄，脾气亦虚；舌质稍红，恐体内积瘀化热，故处方以丹参为君，祛瘀而不助热，配伍黄芩、赤芍等药以清热凉血。服药后，取药渣水煎，浸泡患处，可起到局部治疗的作用。并嘱病人避风寒，注意伤处保暖；左足继续以石膏外固定制动，避免负重；循序渐进、持之以恒地进行适当功能锻炼。

3. 右足第三跖骨远端陈旧性疲劳性骨折

周某，女，60岁，已婚，退休，居住环境良好。

【初诊日期】2017年5月29日。发病节气：芒种前7天。

【主诉】右足肿痛1个月余。

【病史及症状】患者1个月前，无明显诱因出现右足疼痛，疼痛呈钝性，触地及活动时疼痛明显，局部逐渐肿胀。自行在家休养，未就诊。近日，患者右足疼痛较前稍有减轻，足背局部肿胀。无发热，胃纳可，夜寐欠佳，大便不畅，小便自调。舌红，苔薄白，脉弦。

【查体】右足背压痛（+），叩击痛（+），足背软组织肿胀，无皮肤破损，未触及骨擦音。可触及足背动脉搏动。远端活动及血运无异常。

【辅助检查】X线片：右足第三跖骨远端陈旧性疲劳性骨折，局部有骨痂形成。

【诊断】中医诊断（证型）：骨折病（气虚血瘀证）。

西医诊断：右第三跖骨远端陈旧性骨折。

【辨证分析与立法】患者为中老年女性，气血亏虚，肌肉筋骨失于濡养，筋骨不坚，在长期、反复外力积累作用下，骨断筋伤，气血凝滞，经脉不通，不通则痛。瘀血内留，未能及时祛除，影响津液运行，而致局部肿胀。证乃本虚标实，以气血亏虚、筋骨失养为本，骨断筋伤、气滞血瘀为标。治应补虚为主，标本兼治，拟益气养血、活血祛瘀通络为法。

【处方】生黄芪10g，太子参15g，炒白术15g，茯苓皮20g，炒白芍15g，赤芍15g，苏木10g，延胡索10g，薏苡仁20g，防风10g，忍冬藤20g，黄芩10g，通草6g，炒谷芽20g，生甘草5g。

共 14 剂，每日 1 剂，文火煎至 300mL，分早晚两次温服。

方中生黄芪、太子参、茯苓皮、炒白术补气健脾，其中的茯苓皮，取其利湿之功效甚于茯苓，与薏苡仁、通草配伍，利水渗湿，针对损伤后局部软组织水肿，有更好的消肿功效。气虚本已行血无力，复加骨折损伤，瘀滞肿痛，气血凝滞，循环不畅，以苏木咸入血分，活血疗伤，祛瘀通络；延胡索、炒白芍、防风、忍冬藤，行气活血祛瘀的同时，有较强的通络止痛功效。

【医嘱】嘱患者抬高患肢，适当功能锻炼，避免剧烈运动。避风寒、注意右足保暖。每剂药两煎后，添足量水，再次煎煮，将第三煎足浴熏洗，使内服与外洗结合，增加疗效。

【二诊】（2017 年 6 月 12 日）：右足疼痛明显减轻，肿胀依然，骨折中期应以调和气血为宜，拟和血通络、软坚消肿，苓芍六味汤化裁。

处方：柴胡 10g，党参 15g，茯苓 20g，陈皮 5g，炒谷芽 30g，苍术 15g，厚朴 10g，防风 10g，生薏苡仁 20g，通草 6g，三棱 10g，莪术 10g，浙贝母 10g，皂角刺 10g，生牡蛎^{先煎}20g，延胡索 10g，灯心草 3g。

方中三棱、莪术、浙贝母、皂角刺、生牡蛎联用，意在活血化瘀、软坚散结，治疗骨折中后期痰瘀互结之肿胀不退。

半年后随访，病人诉久行或久立后，右足时有肿胀，每用首诊方内服并足浴，三五日即可改善，日常生活并无大碍，故未复诊。

【按语】同一纬线"足部骨折"，首先"辨病因"以划分经线。本患者已届老年，为气血渐亏，筋骨羸弱之体。劳损可伤及气血筋骨，《素问·宣明五气篇》说："五劳所伤：久视伤血，久卧伤气，久坐伤肉，久立伤骨，久行伤筋，是谓五劳所伤。"因长时间劳作或姿势不当，形成累积性劳损，偶因力线集中，致骨质变性、脆性断裂，乃本虚标实之证。

其次再以"辨病程"为经线，骨折肿痛一月有余，时间已属中期，治当调和气血。辅以"辨兼证"为经线，患者舌质红，于活血化瘀同时，配伍赤芍、黄芩、忍冬藤清热凉血；佐以炒谷芽顾护胃气，生甘草调和诸药。

关于本病的预后，凡持续劳损致病，多由轻到重、由表及里、由筋及骨、由气血及脏腑，病势缠绵，反复发作。虽或因一时闪挫致急性损伤，而究其内因，仍是慢性劳损。若迁延日久，导致局部气血不足，瘀血内停，经脉受阻，风寒湿等外邪入侵则成痹病，逢阴雨天易发作，缠绵难愈。

4. 右距骨缺血性坏死

张某，男，70岁，已婚，退休，居住环境良好。

【初诊日期】2015年5月31日。发病节气：小满后10天。

【主诉】右踝关节肿胀，活动受限半年。

【病史及症状】半年前，患者因外伤致右距骨骨折伴右踝关节软组织损伤，行小切口切开复位、距骨外侧突克氏针内固定、石膏托制动术。近来右踝关节肿胀依然，去拐杖行走不能，并伴有腰部疼痛。胃纳可，夜寐佳，小便调，大便干结不畅。舌质淡胖，苔薄白，脉细弦。

【查体】右侧踝关节肿胀，压痛（＋）。

【辅助检查】CT：右距骨骨折未愈合，早期缺血性坏死。

【诊断】中医诊断（证型）：骨不连（肝肾亏虚证）。

西医诊断：右距骨陈旧性骨折，右距骨缺血性坏死。

【辨证分析与立法】患者年逾古稀，肝肾亏虚，筋骨失养，又不慎外伤，致距骨骨折。骨断筋伤，气滞血瘀，距骨正常血供受阻，渐致痰瘀互滞，骨失所养，出现坏死趋向，关节肿胀僵硬，活动受限。久病必虚，又行动不便，久坐久卧，脏腑功能失调，大便坚涩。先拟活血化瘀，继以壮筋续骨，辅以健脾润肠。

【处方】苓芍六味汤加味。

柴胡 10g，赤芍 20g，党参 10g，炒白术 20g，炒稻芽 30g，陈皮 10g，延胡索 10g，三棱 10g，莪术 10g，补骨脂 15g，川续断 15g，制大黄 10g，肉苁蓉 15g，火麻仁 20g，清甘草 5g。

共 7 剂，每日 1 剂，文火煎至 300mL，分早晚两次温服。

以理气活血之苓芍六味汤为基本方，以赤芍替换白芍，加延胡索、三棱、莪术祛瘀止痛，补骨脂、川续断强筋接骨，制大黄、肉苁蓉、火麻仁润肠通便，清甘草调和诸药。

【医嘱】嘱患者常抬高患肢，避免关节肿胀，影响血运。加强患肢肌肉静止性收缩舒张运动，防止肌肉萎缩和关节僵硬。

【二诊】（2015 年 6 月 7 日）：服药后患者右踝关节肿胀略有好转，又伴右肩疼痛，活动欠佳，纳可，排尿正常，大便稍润，舌质淡红，苔白，脉细弦。原方去肉苁蓉、川续断，加生薏苡仁 30g，茯苓皮 15g，防风 10g，加大祛风逐水退肿力度，14 剂。

【三诊】（2015 年 6 月 21 日）：患者去除克氏针及石膏托 4 天，关节活动度受限，背伸约 10°，跖屈约 15°，踝关节下内侧压痛，腰痛好转，右肩部活动不利，舌质淡红，苔薄白，脉细。

处方：用苓芍六味汤化裁。

赤芍、白术各 20g，僵蚕、巴戟天、鹿角片^{先煎}各 15g，柴胡、陈皮、防风、延胡索、三棱、莪术、蜂房各 10g，炒稻芽 30g，通草、清甘草各 5g，14 剂。

方中延胡索、三棱、莪术活血祛瘀，僵蚕、蜂房、防风祛风通络，巴戟天、鹿角片温肾接骨，通草、甘草利水退肿。嘱患者服药后，将药渣用 2000mL 水煮沸，待温后足浴，内外治结合。禁忌负重行走。在零重力下加强踝关节背伸、跖屈运动。

【四诊】（2015 年 7 月 5 日）：患者局部肿胀好转，踝关节背伸活动受限，跟部隐痛，舌质红，苔薄，脉细。于原方去利水之通草、陈皮，加全蝎、穿山甲^{先煎}各 3g，活血散结、通利关节，14 剂。

【五诊】（2015 年 7 月 19 日）：局部无明显不适，活动受限依然，舌质红，苔薄，脉细弦。于原方去活血之赤芍、三棱、莪术，加柔筋散结之生牡蛎^{先煎}、炒白芍各 20g，浙贝母 15g，14 剂。

【六诊】（2015 年 8 月 2 日）：右踝关节作胀，伴有僵硬感，背伸功能欠佳，大便不畅，舌质红，苔白，脉细弦。

处方：以苓芍六味汤加味。

炒白芍、炒白术 20g，僵蚕、鹿角片^{先煎}、制大黄各 15g，柴胡、党参、桃仁、蜂房、防风、延胡索、姜半夏、陈皮各 10g，全蝎、穿山甲^{先煎}3g，炒稻芽 30g，清甘草 5g，14 剂。其中大黄、桃仁既活血化瘀，又润肠通便。

【七诊】（2015 年 8 月 16 日）：CR 示：右距骨缺血性坏死病灶已好转、恢复。舌质淡红，苔薄白，脉细弦。现距骨病变向愈，原方去燥湿之半夏，加柔筋之葛根 20g，14 剂。

【按语】距骨与跟骨一起参与足内外翻活动，故距骨的损伤同时影响踝关节和跗中关节，对足踝的正常运动造成巨大破坏。治疗距骨骨折的目标是恢复踝关节与跗中关节的最大运动度，重建解剖形态并防止关节炎的发生。

本患者虽身体素质尚可，但毕竟年逾七旬，外伤后右距骨骨折，经小切口切开复位、距骨外侧突克氏针内固定、石膏托制动术后，距骨已多处损伤；且老年人成骨能力下降，又因距骨的特殊解剖结构，半年后骨折线仍未完全愈合，关节肿胀和活动受限也十分明显。

本病例以病种"骨不愈"为纬，以病位为经，定病位在距骨。距骨的营养血管，主要来自前后关节囊及韧带附着处。骨折或脱位后，营养血管的供给断绝。这样的解剖特征决定了距骨坏死率极高。

《素问·阴阳应象大论》云："形不足者，温之以气；精不足者，补之以味。"《素问·至真要大论》云："结者散之……留者攻之。"本患者距骨骨折术后半年，影像检查显示骨折仍未愈合，且关节僵硬、筋肉萎缩，说明内有肝肾精亏之本虚，外合气滞痰瘀之标实，治当补益肝肾、化瘀散结。因此，骨断不连，填之以精，先后予以补骨脂、巴戟天、鹿角片、肉苁蓉之辈；痰瘀筋结，散之于络，非浙贝母、牡蛎、全蝎、穿山甲之属不效。

5. 左侧肱骨中段骨折不愈合

陈某，女，71 岁，已婚，退休，居住环境良好。

【初诊日期】2017 年 3 月 6 日。发病节气：惊蛰。

【主诉】外伤致左肱骨骨折，术后 5 个月不愈。

【病史及症状】2016 年 10 月 2 日，患者不慎外伤致左肱骨中段横断骨折，于市级医院行切开复位内固定手术治疗，术后给予石膏托外固定制动一周，去石膏后进行适当功能锻炼。2017 年 2 月 15 日，患者上臂仍疼痛明显，伴肿胀、压痛，活动受限，行 X 线片复查示：左肱骨骨折端骨折线明显，内固定在位，对位对线欠佳，骨痂少许。刻诊：患者左上肢仍有疼痛，肿胀，活动受限，活动时疼痛呈钝性，自觉骨折处"咯咯"作响。发病以来无畏寒发热，夜寐及胃纳尚可，小便次数多，大便溏薄。舌质淡红，苔薄白，脉弦。

【查体】左上臂压痛明显，活动受限，左上肢肿胀，未触及异常活动，可触及轻微骨擦感，肢体远端血运及活动可。

【辅助检查】X 线片检查（2017 年 2 月 15 日）示：左肱骨骨折端骨折线明显，内固定在位，对位对线欠佳，骨痂少许。

【诊断】中医诊断（证型）：骨不愈（肝肾亏虚证）。

西医诊断：左侧肱骨中段骨折不愈合。

【辨证分析与立法】患者 5 个月前因外来暴力直击左上臂，致骨断筋离、气血损伤，气机紊乱，瘀血内停，筋肉损伤。恐其不能固复骨骼，故行切开复位内固定手术。术后，因患者年老体弱，肝肾亏虚，气血不足，不能濡养筋骨，久久不见愈合。筋未愈，骨不连，气血通畅受阻，仍见肿胀疼痛、活动受限。舌质淡红，苔薄白，脉弦，证属标实本虚，肝肾气血亏虚为本，气滞血瘀为标。治则应为补虚为主，标本兼治，采用补肝益肾、益气健脾、活血祛瘀、续筋接骨为法。

【处方】生黄芪 20g，党参 15g，茯苓 15g，炒白术 15g，陈皮 5g，防风 10g，葛根 15g，补骨脂 15g，川续断 15g，巴戟天 15g，桑寄生 15g，益智仁 20g，仙茅 15g，桂枝 10g，炒谷芽 20g，清甘草 5g。

共 7 剂，每日 1 剂，水煎至 300mL，分早晚两次温服。

【医嘱】静息，忌食生冷辛辣及饮酒。前臂用三角巾悬挂胸前，上臂以小夹板外固定制动。

【二诊】至五诊（2017 年 3 月 3 至 2017 年 4 月 3 日）：患者左上肢仍觉疼痛，活动受限，时有心悸，夜寐及胃纳可，小便较前可，大便仍溏薄，舌质淡红，苔薄白，脉弦。处方以原方为基本方，酌加骨碎补 15g，丹参 20g，鹿角片 15g。

【六诊至九诊】（2017 年 4 月 10 日至 2017 年 4 月 29 日）：患者局部疼痛减轻，但活动时仍有疼痛，左上肢局部"咯咯"作响症状较前好转，夜寐及胃纳可，小便频多，大便次数减少且成形，舌质略红，苔薄白，脉弦数。处方以原方化裁，加覆盆子15g，通草6g，灯心草3g。

【十诊】（2017年5月8日）：复查肱骨正侧位X线片示：左肱骨中段骨折，骨折端有骨痂形成，骨折线较前明显变钝，对位对线可，内固定在位。患者左上肢疼痛不明显，活动时疼痛减轻，夜寐及胃纳可，小便频多，大便溏，舌质略红，苔薄白，脉弦数。

处方：生黄芪、葛根、丹参、防风各20g，太子参、茯苓、炒白术、巴戟天、川续断、骨碎补、补骨脂、炙龟甲^{先煎}、自然铜^{先煎}各15g，薏苡仁30g，炒谷芽、芡实各20g，陈皮5g，灯心草3g，7剂。

【十一诊至十二诊】（2017年5月15日至2017年5月22日）：患者近期又不慎外伤，导致面部肿痛，脸部及四肢皮下多处瘀血。左上肢仅活动时稍有疼痛，夜寐及胃纳可，小便频多，大便尚可，舌质略红，苔薄白，脉弦数。于原方去巴戟天、补骨脂、骨碎补，加赤芍20g，锁阳、淫羊藿、怀山药各15g，泽兰、荆芥、黄芩各10g。

【十三诊以后】（2017年5月25至2017年8月28日）：患者前症均有所好转，左上肢活动功能日渐进步，夜寐及胃纳可，二便可，舌质淡红，苔薄白，脉弦。5月25日复查左肱骨正侧位X线片示：骨折端对位对线可，骨折线模糊，周围骨痂生长，内固定在位。

处方：生黄芪、葛根、姜半夏、炒谷芽各20g，党参、茯苓、炒白术、桑寄生、仙茅、鹿角片^{先煎}、炙龟甲^{先煎}、续断、鸡内金各15g，防风10g，佛手、清甘草各5g。

2017年9月6日，复查X线片检查，报告骨折端周围骨痂生长，断端愈合。

在整个疗程中，始终重用黄芪以益气消肿、健脾生血，使气充则行血去瘀，通而不痛；血充则骨得濡养，骨折得愈，荣而不痛。配伍党参以增补气之效，补脾益气，补血生津；茯苓、白术益气健脾，燥湿止泻，患者脾虚便溏，气血化生乏源，通过补后天之本，化水谷精微，以促进骨折愈合；陈皮、防风、葛根理气止痛；桂枝温通经脉，化气消肿；仙茅、桑寄生、巴戟天、川续断补肝肾，强筋骨，肾精足则髓充，肝血充则筋坚；补骨脂、益智仁补肾壮阳，固精缩尿，暖脾止泻；炒谷芽、甘草健脾护胃。

【按语】以"骨不愈"为纬，辨病因、病位为经：患者因外伤致肱骨中段横断骨折，骨折端横截面接触面小，骨折端血供不良。再以辨兼夹病机为经：手术内固定时剥离损伤骨膜，不利于骨折愈合；又因患者为老年女性，肾精竭，骨不坚，不能抵抗外力，易发生损伤；肾虚则髓弱，髓弱则骨枯，骨枯而骨不连，不能促进骨折愈合，断骨重建缓慢。最后，以辨病程为经：初诊时已是损伤后5月有余，已值骨折后期，筋骨濡养不足，骨折端久未愈合，证属肝肾气血亏虚为本，气滞血瘀为标。治应补虚为主，标本兼治。

骨折的中医治疗原则是注重筋骨并重、动静结合、内外兼治。肝血不足，筋肉不坚，荣养乏源，既无力保护骨骼，充养骨髓，又不能约束诸骨，而使骨易受损，损后缺乏荣养，不易愈合。治疗重在益气养血，滋肝补肾，续筋接骨。

在治疗骨不愈的经验用药中，骨碎补活血续伤、补肾强骨，与散瘀止痛、接骨疗伤之自然铜同用，为叶老常用药对；鹿角片乃血肉有情之品，补肝肾而生新骨；丹参性苦、微寒，活血祛瘀，凉血消痈，除烦安神，祛瘀生新，活血不伤正，作用平和，前人有"一味丹参，功同四物"之说；锁阳、淫羊藿补肾阳，益精血，强筋健骨；薏苡仁、怀山药益气健脾，利湿消肿，缓解患肢肿胀。在给予患者小夹板外固定制动保护的同时，嘱患者平日应避风寒，要进行适当功能锻炼，有利于促进骨折愈合，防止骨折端移位。

第十一诊治疗是病情的转折点。此前的 5 月上旬，复查 X 线片检查示，骨折线变钝，骨痂较前增多，本拟用补益肝肾、强筋健骨之治则以收功，但患者不慎再次外伤，导致面部皮下瘀血，随即调整用药，在补气血、益肝肾的同时，配伍行气祛瘀药物，另增赤芍、泽兰活血祛瘀，荆芥止痛。待患者局部瘀血消除后，才继以补肝肾，益气血，强筋骨，促愈合为主的治疗。

6. 腰 3 椎体爆裂性骨折伴马尾神经损伤

陈某，男，40 岁，已婚，工人，居住环境良好。

【初诊日期】2017 年 8 月 6 日。发病节气：立秋前 1 天。

【主诉】从高处坠落致双下肢感觉障碍、活动受限 5 个月。

【病史及症状】5 个月前病人从高处坠落，致腰 3 椎体爆裂性骨折伴马尾神经损伤、右侧胫腓骨下端骨折。行钢板螺钉内固定术后，双下肢感觉障碍，肌力下降，仅能扶拐站立，步履困难，偶有右小腿以下针刺感。夜寐欠安，纳可，二便欠利，但能自行排出。舌质红，苔薄白，脉细弦。

【查体】右胫前肌、蹞长伸肌、趾伸肌肌力 0 级，左侧胫前肌、蹞长伸肌、趾伸肌肌力 Ⅱ 级；右股四头肌肌力 Ⅱ 级 +，左股四头肌肌力 Ⅲ 级。

【辅助检查】磁共振（MRI）：腰 3 椎体爆裂性骨折伴马尾神经损伤。

【诊断】中医诊断（证型）：痿病（气滞血瘀证）。

西医诊断：腰 3 椎体爆裂性骨折伴马尾神经损伤。

【辨证分析与立法】患者腰 3 椎体爆裂性骨折，椎管狭窄，压迫马尾神经引起损伤，产生一系列神经功能障碍，表现为腰 3 节段以下感觉障碍，伴有自发痛，并向下肢放射，下肢运动无力，大小便欠畅。中医病机为：因高处坠落损伤脏腑筋骨，经络气血瘀滞停留，阻遏气机，妨碍血运，久则气血运行不利，筋脉肌肉失却濡养，故而弛纵不收，发为痿病。治拟逐瘀通络、益气活血、濡养筋脉。

【处方】生黄芪 30g，党参 15g，茯苓 15g，赤芍 20g，苏木 10g，泽兰 10g，川芎 15g，地龙 10g，桂枝 10g，乌梢蛇 12g，炒稻芽 20g，防风 10g，仙茅 15g，薏苡仁 30g，通草 6g，清甘草 5g。

共 14 剂，每日 1 剂，文火煎至 300mL，分早晚两次温服。

本方以生黄芪、党参、茯苓、赤芍、苏木、泽兰、川芎益气活血，桂枝、仙茅、乌梢蛇、地龙、防风温经搜风，薏苡仁、通草、炒稻芽、清甘草利水消肿。

【医嘱】嘱患者每剂药服两煎后，添足量水，再次煎煮，将第三煎足浴熏洗，内服与外洗结合，增加疗效。平时进行下肢主、被动活动，使气血流通、关节通利、筋骨强健、肌肉荣达，调畅肢体气血，恢复肢体活动能力。

【二诊】（2017 年 8 月 20 日）：患者双下肢肌力有所提高，能主动抬伸，双膝以下麻木作胀依然，乏力，多痰，为"久坐伤肉"、脾虚痰浊之象。予苓芍六味汤加味。

处方：生黄芪 30g，炒白芍、茯苓各 20g，党参、仙茅、僵蚕各 15g，防风、延胡索、蜂房、地龙、半夏、胆南星各 10g，全蝎 3g，陈皮、清甘草各 5g，7 剂。

本方中，生黄芪、党参、茯苓、炒白芍益气和血，仙茅、防风、延胡索、清甘草温经止痛，僵蚕、蜂房、全蝎、地龙搜风通

络，陈皮、半夏、胆南星化痰降浊，

【三诊】（2017年8月27日）：双膝以下时有麻木不适，咳痰已除，纳谷转佳，原方去化痰之半夏、胆南星，加温经填髓之桂枝 10g，鹿角片^先煎15g，7剂。

【四诊】（2017年9月3日）：腰肌力量改善，双侧抬腿有进步，小腿麻木，站立乏力，纳可，有痰，二便调，夜寐安。予苓芍六味汤加味。

处方：生黄芪 30g，炒白芍、茯苓各 20g，党参、鹿角片^先煎、怀牛膝、巴戟天、僵蚕各 15g，桂枝、地龙、蜂房、半夏、胆南星各 10g，全蝎 3g，炒稻芽 30g，清甘草 5g，7剂。

其中，生黄芪、鹿角片、怀牛膝、桂枝、巴戟天温肾填髓，地龙、蜂房、僵蚕、全蝎搜风通络，半夏、胆南星、清甘草豁痰除陈，体现了标本兼顾，防治"久病必虚""久病痰瘀"的辨证思路。

【五诊】（2017年9月17日）：腰酸好转，左小腿下半段及右跗部仍有麻木，原方去燥痰之半夏、胆南星，加助阳散寒之附子^先煎10g，仙茅 15g，7剂。

【六诊】（2017年10月1日）：双小腿下段皮肤感觉迟钝，踝关节背伸活动受限，予苓芍六味汤加味。

处方：生黄芪 30g，炒白芍、茯苓各 20g，党参、鹿角片^先煎、仙茅、僵蚕各 15g，柴胡、附子^先煎、桂枝、地龙、蜂房各 10g，全蝎 3g，炒稻芽 30g，陈皮、清甘草各 5g，7剂。

此后，不间断服用补益气血、温肾填髓、搜风通络中药汤剂 1年余。至截稿时，患者扶拐行走已较顺利。

【按语】患者从高处坠落，致腰 3 椎体爆裂性骨折伴马尾神经损伤、右侧胫腓骨下端骨折，属骨骼、神经复合损伤。在行钢板螺钉内固定术后 5 个月，骨折向愈，而促进马尾神经功能恢复成为治疗重点目标。马尾神经损伤的恢复较骨折愈合缓慢许多，有些患者甚至在运动功能逐渐恢复后，仍遗留下肢感觉异常和二便困难、性功能障碍等。按照骨折分期，术后 5 个月应属骨折后期，治疗拟补益肝肾、强筋健骨。

本患者双下肢感觉障碍、肌力下降，仅能扶拐站立，不能行走，偶有右小腿以下针刺样麻痛感，证属痿躄不用，病机乃气血瘀滞，停留经络，阻遏气机，筋脉失养，肢体痿废。治当标本兼顾。初期应"急则治标"，行气活血，利水退肿，减轻神经受损程度，对恢复马尾神经功能取得了一定效果。后期应"缓则治本"，补益气血，温肾填髓，乃治痿之大法。采用诸多虫药搜风，半夏、胆南星涤痰，是治疗肢体麻木不仁（风痰阻络）之经验用药。

7. 肋骨骨折

虞某，男，59 岁，已婚，自由职业，居住环境良好。

【初诊日期】2018 年 1 月 8 日。发病节气：小寒后 3 天。

【主诉】外伤致左胸壁疼痛 4 天。

【病史及症状】患者 4 天前不慎外伤，致左胸壁疼痛，转侧活动时疼痛明显，活动受限，无咳嗽咳痰，无胸闷气促。发病以来夜寐欠佳，胃纳尚可，小便可，大便调。舌淡红，苔薄白，脉弦。

【查体】左胸壁压痛及叩击痛（+），胸廓挤压征（+），左侧胸壁见皮下瘀血，未见皮损，未见连枷胸及反常呼吸。

【辅助检查】肋骨 CT 平扫加三维重建示：两侧胸腔少量积液，左侧第 8 肋骨腋缘骨折线可见，对位对线好，余肋骨未见明显错位骨折。

【诊断】中医诊断（证型）：骨折病、胁痛（气滞血瘀证）。

西医诊断：肋骨骨折。

【辨证分析与立法】患者为中老年男性，外来直接暴力作用于胸胁侧，使得肋骨的完整性及连续性遭到破坏，脉络损伤，血溢脉外，流注于筋骨腠理之间，阻滞经络，不通则痛，故出现左胸壁疼痛。骨断筋伤，断骨失去支撑胸廓的作用，出现转侧活动受限。舌淡红，苔薄白，为瘀血尚未化热之象；脉弦主痛，为急证、实证。应以理气行血、通络止痛为法。

【处方】血府逐瘀汤化裁。

柴胡 10g，当归 10g，赤芍 15g，红花 10g，泽兰 10g，苏木 10g，陈皮 5g，丹参 15g，防风 10g，延胡索 10g，制川乌先煎9g，乌药 10g，川续断 15g，炒谷芽 20g，清甘草 15g。

共 7 剂，每日 1 剂，文火煎至 300mL，分早晚两次温服。

处方中柴胡、当归、赤芍、红花、泽兰、苏木皆归肝经，疏肝经之气，畅瘀滞之血，祛瘀生新，活血而不伤正；陈皮、乌药温经理气，气行则血行；防风、延胡索、制川乌祛风活血止痛；丹参活血祛瘀生新；川续断行血疗伤、续筋接骨；炒谷芽、清甘草固护胃气、健脾和中。

【医嘱】嘱患者裹胸带以固定制动。避风寒，防咳嗽，避免剧烈活动。

【二诊】（2018 年 1 月 22 日）：患者因行动不便，将前方连服 14 剂，局部疼痛明显好转，大便日二行。原方去苏木、乌药，加仙茅 15g，怀山药 15g，健脾温肾，14 剂。

【三诊】（2018 年 2 月 5 日）：局部疼痛减轻，大便次数仍多。病程向骨折中期发展，经胸片复查显示：左第 8 肋骨骨折线模糊，两胸腔积液已吸收。处方改为苓芍六味汤加味。方中减少活血止痛药，增加健脾益肾之品，以促进骨折愈合。

处方：党参、炒白术、桑寄生、补骨脂、仙茅各 15g，茯苓、芡实各 20g，柴胡、防风、延胡索、鸡内金各 10g，陈皮、清甘草各 5g，炒稻芽 30g，制川乌^{先煎}9g，细辛 3g。

一月后电话随访，诸症皆除。

【按语】按照叶老经纬辨证分析法，定病位"胁痛"为纬线，分别辨病因、病程作为经线，病因经线上有"外伤""内病"之分，病程经线上有骨折"早期""中期""后期"之分。本患者以"外伤"之病因经线、骨折"早期"之病程经线交于"胁痛"之纬线，辨为气滞血瘀证，骨折早期。

对于骨折病，局部骨断筋伤，脉络受损，气滞而血不行，早期应当予以理气行血、通络止痛之法。临床诊治可结合不同骨折部位与经络走行，选择相应归经药物，使药效直达病所。中药归经即是中药的功效定位，提示中药对人体脏腑、经络有选择性作用，是临床精准选择药物的重要依据。因此，经络既是病位所在，也是药物作用的靶位，疾病的经络定位成为选用中药的重要依据之一。

《灵枢·五邪》在"血涩脉急"病机的基础上，强调"恶血在内"，即说明瘀血既为病理产物，也为致病因素，停留于胸胁之间。根据《素问·缪刺论》"邪气客于足少阳之络，令人胁痛不得息"进行经络辨证分析，考虑患者的病损处为足厥阴肝经与足少阳胆经之走行处，叶老在选用活血化瘀、消肿止痛药物的基础上，采用循经治疗，即运用归经属肝经、胆经之药物，更好地引导药效直达病所，使局部气滞得畅，瘀血得去，增强疗效。后期应重视气血调和，通过补肾健脾，培补先后天，达到促进骨折愈合之目的。

二、颈腰椎、膝关节退行性病变医案

1. 颈椎病

案一：

楼某，女，50岁，已婚，自由职业，居住环境良好。

【初诊日期】2016年11月21日。发病节气：小雪前2天。

【主诉】右肩胛部酸楚疼痛1个月余。

【病史及症状】患者于1个月前，无外伤及其他诱因下，出现右肩胛部酸楚疼痛，每遇劳累及受凉后疼痛加重。颈部亦有酸胀疼痛感，无明显双上肢麻木及双下肢踩棉花感，无出汗，无头晕头痛。患者发病以来无发热，胃纳尚可，夜寐欠佳，二便调。舌红，苔淡白，脉稍弦。

【查体】颈部生理曲度变直，无明显压痛及叩击痛，无纵轴叩击痛。颈肩部肌肉较为紧张，以右侧为甚。右肩部活动可，活动时稍有疼痛，无明显压痛。臂丛神经牵拉试验：左侧（－），右侧（＋），双侧椎间孔挤压试验（－）。双侧肱二头肌肌腱、肱三头肌肌腱及桡骨膜反射（＋＋），四肢肌力Ⅴ级。双侧霍夫曼征（－）。

【辅助检查】颈椎X线片检查示：颈椎生理曲度变直，C3、C5、C6椎体后缘骨赘增生性改变。

【诊断】中医诊断（证型）：痹病（气血亏虚证）。

西医诊断：颈椎病。

【辨证分析与立法】患者系中年女性，届七七之年，天癸将竭，肝肾不足，气血渐虚。遇劳损及外邪时，更易损伤气血，导致气机紊乱，瘀血内停，瘀而生痹，不通则痛；又因肝肾亏损，气血不足，筋骨失荣，筋肉不坚，荣养乏源，不荣则痛。病性属虚实夹杂，肝肾不足、气血亏虚为本，气滞血瘀为标。治拟标本兼治，滋肾健脾，通络止痛。

【处方】荆芥止痛汤加味。

熟地黄20g，荆芥10g，防风10g，细辛3g，太子参15g，茯苓10g，炒白芍20g，延胡索10g，葛根20g，黄芩15g，桑寄生15g，酸枣仁15g，山茱萸10g，炒谷芽30g，生甘草5g。

共7剂，每日1剂，文火煎至300mL，分早晚两次温服。

方中以熟地黄、太子参、茯苓、炒白芍疏肝益气补血，柔肝缓急止痛，其中选用清补生津之太子参，系因患者舌红，提示体内有热，不耐峻补或温补；配伍黄芩，尤善清肺、胃之火；桑寄生归肝、肾经，祛风湿、补肝肾、强筋骨，对于痹病日久、伤及肝肾者尤宜；山茱萸酸温质润，温而不燥，平补阴阳。结合病史，患者易感受风寒湿邪而引起颈肩疼痛，故配伍荆芥、防风、细辛，长于祛风散寒止痛。方中延胡索行气活血，通滞止痛，缓解患者肩颈及右肩胛部疼痛。患者夜寐欠佳，配伍酸枣仁养血安神，以助睡眠。为防药物伤胃，佐以炒谷芽以护胃。

【医嘱】建议行颈椎MRI平扫检查；嘱患者服药后，将药渣加热后用纱布包裹，外敷于患处，进行局部治疗；避风寒，注意颈肩部保暖；避免长时间低头，适当进行功能锻炼。

【二诊】（2016年11月28日）：患者颈部作痛仍存在，右肩胛部酸楚疼痛较前好转。肩关节活动可，无头晕头痛。胃纳可，夜寐欠佳，二便调，舌淡红，苔淡白，脉稍弦。颈椎MRI平扫检查显示：C3/4、C4/5、C5/6椎间盘突出，以C3/4、C5/6为甚，硬膜囊受压，颈椎退行性改变。患者舌淡红苔淡白，提示体内热消，故去黄芩、山茱萸，改生甘草为清甘草5g，加通利经脉、祛风活血之桂枝、川芎以及善清上半身风寒湿痹、肩背肢节疼痛之羌活，各 10g，7 剂，着力治疗局部疼痛之标证。

【三诊】（2016 年 12 月 5 日）：患者颈项酸胀及右侧肩胛部疼痛较前缓解，近日腰部亦稍有酸胀不适感，胃纳可，夜寐较前稍有改善，二便调。舌淡红，苔淡白，脉稍弦。原方去羌活、桂枝，加炙龟甲、杜仲、巴戟天各 15g，7 剂，重在继续补益肝肾。

【四诊】（2016 年 12 月 12 日）：近日患者右侧颈项及肩胛部酸楚复发并加重，胃纳及夜寐尚可，二便调，舌红，苔淡白，脉稍弦。治疗以补肝肾、益气血为主，组方上配伍祛风止痛药物，标本兼治。治疗用荆芥止痛方化裁。

处方：熟地黄、葛根、炒白芍各 20g，太子参、黄芩、茯苓、僵蚕各 15g，荆芥、防风、延胡索、蜂房、桂枝、姜半夏各 10g，细辛 3g，炒谷芽 30g，清甘草 5g，7 剂。

告知患者生活中禁忌动作过度，以防症状反复。

【五诊】（2016 年 12 月 19 日）：右侧颈项部及肩胛部疼痛较前改善，但仍有胀感，偶有疼痛。胃纳及夜寐可，小便调，大便稍溏。舌淡红，苔淡白，脉稍弦。前方去黄芩、姜半夏、炒白芍，加制川乌^{先煎}9g，巴戟天、炒白术各 15g 以温补脾肾、祛风止痛，7 剂。

【六诊】（2016 年 12 月 26 日）：患者颈部及右肩胛部不适感较前明显缓解，胃纳及夜寐可，小便调，大便改善。舌淡红，苔淡白，脉稍缓。守原方化裁，去巴戟天，加炒白芍 15g，巩固疗效，7 剂。

半年后电话随访，患者诉劳累后颈肩部酸胀偶有反复，症状较前轻浅，因惧服中药之苦涩，每经推拿理疗即可缓解。

【按语】颈椎病是以颈部脊柱退行性改变为基础的临床综合征，属于中医痹病、肩颈痛的范畴。对其发病机制，中医学多从整体角度考虑，根据脏腑理论和气血学说，认为与肝和肾的关系最为密切。

本患者系中老年女性，肝肾亏虚，偶受外伤或略感风寒湿邪，便引起颈肩疼痛，其痛势可急可缓，但病情发展缓慢而持续，经休息后可缓解，日久又可发作。疾病之本为肾元亏虚，筋脉失养，标为肩颈部疼痛及局部疼痛。治以补肝肾为主，行气化瘀为辅，标本兼治。首诊处方以荆芥止痛汤加味。服药后，嘱患者将药渣用纱布包裹后，局部温敷，可舒缓颈项酸胀及肩胛部疼痛症状。

案二：

王某，男，48岁，已婚，职员，居住环境良好。

【初诊日期】2018年3月12日。发病节气：惊蛰后7天。

【主诉】头晕，伴颈项僵硬、活动不利2个月。

【病史及症状】有颈椎病病史3年余，近2个月无明显诱因出现头晕泛恶，颈项僵硬，活动不利。发病以来，无视物旋转及黑矇，无双上肢麻木疼痛，无脚踩棉花样感，无头痛，无呕吐，无腹痛腹胀腹泻，夜寐欠佳，胃纳尚可，小便频多，大便可。舌质略红，苔白微腻，脉濡。

【查体】颈椎生理曲度变直，C4、C5及C6棘突下及棘突旁压痛（+），无叩击痛，颈部活动痛性受限，双侧椎间孔挤压试验（-），双侧臂丛神经牵拉试验（-），四肢肌力Ⅴ级，皮肤感觉未见明显异常，生理反射（++），霍夫曼征（-）。双上肢远端血运及活动可。

【辅助检查】颈椎MRI示：C3/4、C4/5、C5/6椎间盘突出，颈椎退行性改变，颈曲变直。

【诊断】中医诊断（证型）：痹病（脾虚痰湿证）。

西医诊断：颈椎间盘突出症。

【辨证分析与立法】患者中年男性，有颈椎病病史，筋骨劳损，外受风寒湿邪，日久不愈，气血运行不畅，瘀血痰浊痹阻经络，不通则痛，而致颈项僵硬疼痛，活动不利。又因素体脾虚，健运失司，水谷不能化为精微，聚湿成痰，痰浊中阻，则清阳不升，浊阴不降，导致头晕泛恶。舌质略红，苔白微腻，脉濡，为中虚痰浊之外候。治应标本兼治，行健脾化湿、升清降浊之法。

【处方】苓芍六味汤合半夏白术天麻汤化裁。

姜半夏 10g，茯苓 15g，陈皮 5g，厚朴 10g，炒白术 15g，天麻 9g，钩藤^{后下}20g，龙齿^{先煎}20g，藿香 10g，炒枳壳 10g，防风 10g，葛根 20g，僵蚕 15g，蜂房 10g，川芎 10g，鸡内金 10g，灯心草 3g。

共 7 剂，每日 1 剂，文火煎至 300mL，分早晚两次温服。

方中用半夏白术天麻汤健脾化湿，升清降浊。其中，天麻为治眩晕、头痛之要药，配藿香芳香化湿；姜半夏、炒白术祛中焦湿阻；炒枳壳疏理气机，使清阳得升，浊阴得降。防风、葛根、蜂房、川芎、僵蚕行气止痛，通络祛痰，通则不痛；配伍茯苓、鸡内金健脾开胃。灯心草为使，清心火、调和诸药。

【医嘱】嘱患者服药后，将药渣加热，用纱布包裹，外敷于颈肩部，进行局部治疗；避风寒，注意保暖；避免长时间低头及卧高枕；保持良好的生理姿势，适当进行功能锻炼。

【二诊】（2018 年 3 月 19 日）：患者颈项已无明显不适，头晕较前有所好转，近期泛恶仍存在，夜寐较前有所改善。舌质略红，苔白微腻，脉濡。前方去祛痰化湿之藿香、僵蚕、蜂房，加涤痰平肝、养心安神之胆南星 10g，酸枣仁 15g，石决明 20g，7 剂，以调整阴阳，缓解头晕症状。

【三诊】（2018 年 3 月 26 日）：患者自觉泛恶感及头晕程度较前减轻，颈项无明显不适，活动较前改善，夜寐好转，近日胃脘稍有满闷，胃纳欠佳，舌质略红，苔薄白，脉细弦。治拟原方加减。

处方：党参、茯苓各 15g，柴胡、姜半夏、苍术、厚朴、川芎、鸡内金各 10g，钩藤、龙齿^{先煎}、石决明^{先煎}、炒谷芽各 20g，天麻 9g，降香、通草各 6g，陈皮 5g，7 剂。

方中柴胡、党参补气行气，疏理气机；苍术、厚朴燥湿平胃，并有健脾之效；降香调理气机，标本同治。

【四诊】（2018 年 4 月 9 日）：患者头晕、泛恶较前好转，偶有发作，颈部无不适，无双上肢麻木。近期夜寐欠佳，胃纳欠佳，大便溏薄，小便可。舌质略红，苔微腻，脉濡。治疗继续用健脾化湿、升清降浊之法。

处方：茯苓、炒白术、怀山药、酸枣仁各 15g，姜半夏、厚朴、防风、胆南星、鸡内金各 10g，天麻 9g，钩藤^{后下}、龙齿^{先煎}、葛根、芡实各 20g，通草 6g，陈皮 5g，灯心草 3g，7 剂。

【五诊】（2018 年 4 月 23 日）：患者偶有头晕，泛恶已除，夜寐欠佳，大便转佳，小便可，余无不适。舌质略红，苔微腻，脉濡。原方去葛根、通草、怀山药，加首乌藤、僵蚕、蒲公英各 15g，蜂房 6g，7 剂。

【按语】患者既往有颈椎病病史，属于中医"痹病"范畴；以头晕泛恶为主症就诊，又属"眩晕病"范畴。历代医家对眩晕病的病机有不同认识：张仲景认为痰饮是眩晕的发病原因之一；朱丹溪在此理论基础上提出"无痰不作眩"；张景岳谓眩晕"虚者居其八九，而兼火兼痰者，不过十中一二耳"，认为眩晕病以虚者居多，《景岳全书·杂证谟·眩晕》说："头眩虽属上虚，然不能无涉于下。盖上虚者，阳中之阳虚也；下虚者，阴中之阳虚也。"概言之，眩晕的病机有因气血亏虚，肾精不足，脑髓失养所致；有因肝肾阴虚，肝阳偏亢，风阳上扰清窍所致；有因痰浊、瘀血痹阻脑络所致；亦有外感风邪，扰动清窍所致。

患者既往感受风寒湿邪，气血运行不畅，日久不愈，生痰聚瘀，瘀血痰浊痹阻经络，不通则痛，出现颈项部反复疼痛不适；气机阻滞，痰浊上蒙清窍则头晕，中阻脾胃则泛恶，故以"痰浊阻遏，升降失常"为"经线1"。素体脾虚，脾失健运，则不能升清阳以养脑髓，浊阴不降而蒙蔽清窍，故以"脾虚失运"为"经线2"。

运用"经纬辨证法"分析，以"眩晕"之"纬线"，交集于"经线1"，辨即时病机为感受风寒湿邪，日久不愈，气血运行不畅，日久瘀血痰浊化生；交集于"经线2"，辨基本病机为脾虚为本，健运失司，水谷不化精微，聚湿成痰，痰浊中阻。

痰浊阻遏与脾虚失运皆有之，当标本兼治。叶老采用祛邪固本法，初诊时即用半夏白术天麻汤以健脾化湿，升清降浊，取得满意疗效。

2. 腰椎间盘突出症

案一：

张某，男，77岁，丧偶，退休，居住环境良好。

【初诊日期】2015年7月19日。发病节气：小暑后12天。

【主诉】右臀区疼痛十天。

【病史及症状】十天前出现右臀区疼痛，放射至右下肢，时有麻木。夜寐欠安，纳可，二便调。舌质红，苔薄黄腻，脉弦滑。

【查体】右侧直腿抬高试验（+），双下肢皮肤感觉无异常，肌力Ⅴ级，肌张力无异常。生理反射存在，病理征未引出。

【辅助检查】MRI：L4/5、L5/S1椎间盘突出，L1–L4椎体及椎间盘退行性改变，L4椎体血管瘤，S5椎管囊肿。

【诊断】中医诊断（证型）：腰腿痛（风湿痹阻证）。

西医诊断：腰椎间盘突出症。

【辨证分析与立法】患者年逾古稀，体形肥胖，属于湿热内盛体质。近来无明显诱因出现右臀区及下肢麻痛，时值暑湿当令，以肝肾渐亏、筋骨失养之体，兼湿热内盛，而暑湿外夹，两邪相感，侵袭经络，阻滞气血运行，血不濡筋则麻，气不通行则痛。治拟养血搜风、益气除湿、蠲痹止痛。

【处方】荆芥止痛汤加味。

荆芥 10g，细辛 3g，熟地黄 15g，炒白芍 20g，太子参 15g，炒稻芽 30g，陈皮 5g，怀牛膝 15g，制川乌^{先煎}9g，延胡索 10g，防风 10g，苍术 10g，桑寄生 15g，黄芩 10g，僵蚕 15g，蜂房 10g，灯心草 3g。

共 7 剂，每日 1 剂，文火煎至 300mL，分早晚两次温服。

荆芥止痛汤是叶老治疗风湿痹痛的代表方，功擅养血搜风、解痉止痛。本方加防风、僵蚕、蜂房祛风搜剔，苍术、黄芩清热利湿，桑寄生、熟地黄、怀牛膝补益肝肾。因患处麻痛影响睡眠，故加灯心草清心安神。

【医嘱】嘱患者服药后，将药渣加热，用纱布包裹，外敷患侧腰腿，内外治结合；平时注意身姿挺拔，避免久坐久蹲及弯腰搬抬重物；患处勿受风寒。

【二诊】（2015 年 8 月 2 日）：患者右臀区及下肢牵痛作胀明显。处方选用荆芥止痛汤去怀牛膝，加独活 10g，全蝎 3g，土茯苓、重楼、酸枣仁各 15g，祛风止痛、清热利湿，7 剂。

【三诊】（2015 年 8 月 9 日）：右臀区疼痛，膝关节以下麻木依然，且大便干结，恐祛风燥湿之品过用伤阴，于原方去陈皮、独活、土茯苓、重楼，加咸寒通络之地龙、活血润肠之制大黄各

10g，14剂。

【四诊】（2015年8月30日）：腰酸仍存，下肢麻木好转，原方去祛风通络之地龙、制川乌，加补益肝肾之怀牛膝、杜仲各15g，14剂。

【五诊】（2015年11月17日）：腰部仍有酸楚感，右足背偶尔麻木，为肝肾亏虚、筋脉失养，本虚之证占据病机主位，基础方由祛风止痛之荆芥止痛汤，改用调和气血之苓芍六味汤加味，填补肾精，强筋健骨。

处方：炒白芍、茯苓、葛根各20g，党参、炒白术、延胡索、各15g，柴胡、姜半夏、枳壳、防风10g，炒稻芽30g，清甘草5g，杜仲、巴戟天、怀牛膝、鹿角片各15g，14剂。

【六诊】（2015年12月4日）：近来出现左下肢牵掣感。原方去燥湿之姜半夏、枳壳，稍加温肾之桂枝10g，锁阳15g，14剂。

【七诊】（2015年12月18日）：症状减轻，局部无明显不适。原方去桂枝、锁阳，改用温肾之经典药对仙茅、淫羊藿各15g，14剂。

【按语】"审证求因"是中医学认识病因的主要方法。腰腿痛患者多以腰部酸麻胀痛，放射至一侧或双侧下肢为主要症状，正如《济生方》所说："皆因体虚，腠理空疏，受风寒湿气而成痹也。"经脉痹阻不利，气血瘀阻不通，多属本虚标实、虚实夹杂之证，病机以肝肾亏虚为本，风寒湿热痰瘀为标。

本例患者肝肾亏虚、素体湿热，外挟暑湿，两邪相感，痹阻经络，治疗过程充分体现了方随证转的灵活思路。初期"急则治标"，重在祛风、除湿、止痛。患者体形肥胖，臀腿麻痛，舌质红，苔薄黄腻，脉弦滑，为湿热之证显露，以叶老治疗风湿痹痛的代表方"荆芥止痛汤"加味以养血搜风、解痉止痛；中期逐渐加大补益肝肾用药，标本兼治；后期改用调和气血、温肾填精之剂，"缓则治本"，顾护真元。

案二：

施某，女，49岁，已婚，公务员，居住环境良好。

【初诊日期】2016年3月6日。发病节气：惊蛰后1天。

【主诉】腰部隐痛沉重伴右下肢牵掣痛5个月。

【病史及症状】患者5个月前，无明显诱因出现腰部隐痛，沉沉然不舒，时有右下肢牵掣痛。夜不安寐，时有多汗，纳可，二便调。舌质红，苔薄白，脉细弦。

【查体】右侧直腿抬高试验（＋），双下肢皮肤感觉无异常，肌力Ⅴ级，肌张力无异常。生理反射存在，病理征未引出。

【辅助检查】腰椎MRI：L4/5、L5/S1椎间盘突出。

【诊断】中医诊断（证型）：腰腿痛（气血亏虚证）。

西医诊断：腰椎间盘突出症。

【辨证分析与立法】患者女性，正值七七，天癸将竭。气血亏虚，筋骨失荣，伏案久坐，气血壅滞，不通则痛，乃本虚标实之证。近期不寐、多汗，为心肝血虚、阴不敛阳所致。治拟补肾益气、养血搜风、通络止痛，标本兼顾。

【处方】治腰第四方加味。

柴胡10g，炒白芍20g，茯苓20g，炒稻芽30g，陈皮5g，制川乌^{先煎}9g，延胡索10g，防风10g，太子参15g，黄芩10g，杜仲15g，穿山甲^{先煎}3g，酸枣仁20g，首乌藤20g，龙齿^{先煎}20g，灯心草3g。

共7剂，每日1剂，文火煎至300mL，分早晚两次温服。

选用治腰第四方，恐党参扶助虚阳，代以太子参以益气生津；黄芩、酸枣仁、首乌藤、龙齿、灯心草柔肝养阴、宁心安神；制川乌、防风、延胡索祛风止痛；杜仲益肾强腰；穿山甲活血散瘀。全方兼顾心、肝、脾、肾四脏，共奏补虚泻实之功。

【医嘱】嘱患者服药后，将药渣加热，用纱布包裹，外敷患侧腰腿，内外治结合；平时工作、生活中注意身姿挺拔，避免久坐久蹲及弯腰搬抬重物；患处勿受风寒。

【二诊】（2016年3月13日）：患者腰痛减，夜寐转佳，心烦多汗亦减，右下肢牵掣痛依然，舌苔、脉象同前。原方去祛风燥湿之陈皮、制川乌，加巴戟天15g，葛根20g以阴中求阳，温通解肌，7剂。

【三诊】（2016年3月27日）：前症见瘥，右侧耳鸣，疑为外感后风邪阻络，故去温补恋邪之巴戟天，加祛风通窍之僵蚕、川芎各15g，蝉蜕、通草各6g，7剂。

【四诊】（2016年4月3日）：耳鸣已除，余症亦瘥。方药改为苓芍六味汤加味，养血柔筋、宁心安神、散结止痛。

处方：葛根、炒白芍、党参、龙齿^{先煎}各20g，茯苓、杜仲、酸枣仁、合欢皮各15g，柴胡、防风、延胡索、陈皮、半夏各10g，穿山甲^{先煎}4g，淮小麦、炒稻芽各30g，灯心草3g，7剂。

【五诊】（2016年4月24日）：右侧腰腿偶有不适，胃脘部饱闷不舒。方药仍用苓芍六味汤加味，健脾降逆、补益安神、活血散结。

处方：葛根、炒白芍、党参各20g，茯苓、炒白术、巴戟天、酸枣仁、合欢皮各15g，柴胡、半夏、枳壳、延胡索、防风各10g，穿山甲^{先煎}4g，炒稻芽30g，灯心草3g，7剂。

【六诊】（2016年12月4日）：症状好转，偶有头晕，加养血平肝之钩藤20g，川芎10g，7剂。

【七诊】（2016年12月11日）：偶有右侧腰部牵掣不适，余症皆除。原方去活血止痛之川芎，加滋阴填精之炙龟甲^{先煎}15g，7 剂。

【按语】《素问》曰："（女子）七七，任脉虚，太冲脉衰少，天癸竭，地道不通，故形坏而无子也。"患者年近半百，气血衰少，天癸枯竭，肝肾精亏，筋骨失养，阴阳失调，除腰腿酸痛的主症外，还反复出现失眠、多汗、心烦、耳鸣、头晕、脘痞、便溏等脏腑功能失调的症状，需要医者辨别标本，据证析机，随证加减。

叶老根据患者腰腿酸痛的主症及阴虚不寐、多汗伤津等证候，辨为肾气不足、肝阴亏虚、阴阳失调为本，外邪入络、气滞血瘀、不通则痛为标。治疗上标本兼顾，扶正祛邪，以补肾益气、养血搜风、通络止痛为法。

3. 半月板损伤、腰椎间盘突出症

蔡某，女，71 岁，已婚，工人，居住环境良好。

【初诊日期】2016 年 9 月 5 日。发病节气：白露后 5 天。

【主诉】左侧膝关节反复疼痛不适 1 年余。

【病史及症状】1 年多来，患者从坐位变为站位或上下楼梯时，左膝关节疼痛明显，稍加活动后疼痛略有减轻，而活动过多则疼痛加重。腰部疼痛反复发作已 10 年余，向左下肢放射。去年外伤后行腰 1 椎体骨折内固定术，术后腰部仍有不适。胃纳尚可，夜寐欠佳，夜尿频，3 ~ 4 次 / 夜，大便可。舌质淡，苔淡白，脉稍弦。

【查体】膝关节屈伸活动尚可，膝关节无明显肿胀，未见局部红肿。左侧膝关节麦氏征及研磨提拉试验（+），直腿抬高试验：左侧 55°（+），右侧 75°（-）。

【辅助检查】MRI：左膝关节半月板损伤伴少量积液；左膝关节退行性改变；L1 椎体骨折经手术内固定；L5/S1 椎间盘突出；腰椎退行性改变。

【诊断】中医诊断（证型）：痹病；腰腿痛（气滞血瘀证）。

西医诊断：左膝半月板损伤；腰椎间盘突出症。

【辨证分析与立法】患者为老年女性，已有肝肾亏损、筋骨失荣，又经劳损及外伤后，气血壅滞，疼痛发作；筋肉不坚，荣养乏源，骨骼松脆，兼之关节频繁活动，磨损严重，致气血循行失常，气滞则血瘀，不通则痛，且不荣则痛。证属本虚标实，肝肾亏虚为本，气滞血瘀为标。治疗原则为实则泻之，虚则补之，标本兼治。治法：活血化瘀，行气止痛，补肝益肾，强筋健骨。

【处方】苓芍六味汤加味。

柴胡10g，党参15g，茯苓15g，炒白芍20g，川芎15g，防风10g，葛根20g，延胡索10g，制川乌^{先煎}9g，益智仁20g，沙苑子15g，仙茅15g，酸枣仁20g，首乌藤15g，炒谷芽30g，清甘草5g。

共7剂，每日1剂，文火煎至300mL，分早晚两次温服。

苓芍六味汤功擅疏肝理气、健脾和血，加防风、制川乌、葛根以祛风舒筋通络；睡眠欠佳，以酸枣仁、首乌藤养心安神，辅助睡眠；夜尿频多，乃年老体衰，肾气亏虚而不固摄，以沙苑子、益智仁、仙茅温肾固精；用炒谷芽、甘草和中护胃。

【医嘱】嘱患者服药后，将药渣加热，用纱布包裹，外敷于患处，进行局部治疗；避风寒，避免爬楼梯、爬山及剧烈运动；避免搬抬重物。

【二诊】（2016年9月12日）：左膝关节疼痛较前好转，时有"咯咯"作响，腰部亦感不适，较前程度减轻。夜寐仍欠佳，夜尿频，便溏，舌质淡，苔稍黄腻，脉稍弦。原方去党参、川芎、沙苑子，加太子参、覆盆子各15g，黄芩10g，7剂。

改党参为太子参，取其作用平和、力量较缓，善于补养心之气阴，与酸枣仁配伍，养心安神；患者舌苔稍黄腻，恐温肾而引动肝火，加以黄芩燥湿而平肝；以覆盆子替代沙苑子，取其固精缩尿之力更胜一筹，应对夜尿频多之症。

一月后电话随访，诉腰膝几无不适，夜尿2次，寐可。

【按语】患者为老年女性，肝肾亏虚。肾主骨生髓，通利关节；肝主筋，濡养筋膜。肾精亏虚，母虚及子，肝亦不足，导致腰膝关节韧带失荣而痛。故本证以腰膝劳损之气滞血瘀为标，年老之肝肾不足为本。治疗当标本兼治，不可治标而舍本。服汤药后，将药渣用纱布包裹后局部温敷，可舒缓腰膝疼痛。

4. 右膝关节滑膜炎

孙某，男，31岁，已婚，工人，居住环境良好。

【初诊日期】2018年2月3日。发病节气：立春前一天。

【主诉】右膝关节疼痛2天。

【病史及症状】2天来，出现右膝关节疼痛，跛行。无外伤史，素有痛风病史。易早醒，纳可，排尿正常，大便稍溏。舌质干红，苔薄黄，脉细弦。

【查体】右膝关节稍有肿胀，局部肤温升高，屈伸不利，内侧膝眼压痛（＋）。

【辅助检查】血尿酸：530μmol/L。

【诊断】中医诊断（证型）：痹病（湿热痹阻型）。

西医诊断：右膝关节滑膜炎。

【辨证分析与立法】湿热流注膝关节，气血凝滞，脉络痹阻，不通则痛。治拟祛风散湿，清热消肿。

【处方】三妙散合苍术白虎汤加味。

苍术10g，怀牛膝15g，黄柏10g，知母10g，生石膏^{先煎}20g，土茯苓15g，重楼10g，炒稻芽20g，厚朴10g，通草6g，防风

10g，防己 10g，车前草 15g，紫花地丁 15g，金银花 15g，蒲公英 20g，煅牡蛎^{先煎}20g，水牛角^{先煎}20g，生甘草 5g。

共 5 剂，每日 1 剂，文火煎至 300mL，分早晚两次温服。

方中用苍术白虎汤清气分之热，三妙散燥湿清热、消肿止痛。土茯苓、车前草、通草、防己利水退肿，重楼、紫花地丁、金银花、蒲公英清热解毒，煅牡蛎、水牛角凉血软坚，先治其标；防风、厚朴、炒稻芽、生甘草祛风实脾，知母、石膏清气分实热，兼治其本。诸药合用，使阳明之热透表而去，阴分之浊清利而消。

【医嘱】嘱患者在服中药的同时，口服美洛昔康片 7.5mg，每日 1 片；患处外搽雪山金罗汉搽剂；注意改变生活方式和运动方式，减轻体重，避免进食高嘌呤食物；必要时使用步行辅助工具，穿戴支具等以减轻临床症状。

【二诊】（2018 年 2 月 7 日）：患处肿胀已消退，屈膝仍时有痛感，触诊肤温转正常，原方去大寒之水牛角、生石膏，加僵蚕 15g，蝉蜕 6g 以祛风通络，7 剂。

【三诊】（2017 年 2 月 14 日）：局部肿痛见瘥，膝关节外观转正常，压痛未净，屈膝不利，原方去清热解毒之紫花地丁、蒲公英，加延胡索 10g，制川乌 9g 温经止痛，7 剂。

三月后电话随访，病人因工作原因无法复诊，自行反复服用 2 月 14 日汤方共 35 剂后，膝痛未再复发。

【按语】膝关节痛风性滑膜炎是因尿酸盐结晶沉积在关节滑膜及周围软组织内而形成。患者为青年，体胖，素有痛风病史，血尿酸持续高于 500μmol/L。关节红肿热痛 2 天，问诊无外伤史，检测血尿酸超标，提示膝关节痛风性滑膜炎诊断成立。平素大便溏薄，基本病机为脾肾气虚，气化不利，分清泌浊功能失司，痰湿浊瘀内生，阻滞关节经络，郁而生热。湿热痹阻经络，脉气不畅，故脉不洪，反细弦。

急则治其标，首当消除痹痛。初拟苍术白虎汤合三妙散化裁，清气分之热；燥湿消肿止痛，使阳明之热透表而去，阴分之浊清利而消。待肿痛渐消，遂减去清利寒凉之品，加入僵蚕、蝉蜕、延胡索、制川乌，祛风通络、温经止痛。诊疗中温清并用，补泻兼施，以通为补，推陈致新，可应用于痛风发作早期。

三、筋伤医案

1. 冈上肌肌腱炎

张某，女，52岁，已婚，工人，居住环境良好。

【初诊日期】2017年6月18日。发病节气：夏至前3天。

【主诉】左侧肩胛冈、肩后侧及背部疼痛2月余。

【病史及症状】左侧肩胛冈、肩后侧及背部疼痛2月有余，无明显外伤史。左肩关节外展、外旋及上举活动功能欠佳，偶有夜间手麻。易早醒，纳可，排尿正常，大便稍溏。舌质干，舌苔薄黄，脉细弦。

【查体】上臂外展60°～120°时肩部疼痛，肱骨大结节处压痛（＋）。

【辅助检查】MRI：颈椎退行性变；左肩冈上肌腱损伤变性，左肩关节少量积液。

【诊断】中医诊断（证型）：颈肩痛（气血亏虚证）。

西医诊断：冈上肌肌腱炎，颈椎退行性变。

【辨证分析与立法】颈肩背痛多由劳损、外伤、感受风寒湿邪所致，关节气血凝滞，脉络痹阻，不通则痛。本患者为绝经后妇女，天癸已竭而肝肾渐亏，水不涵木，筋失所养。2个月前发病时，正值初春，寒湿所凑，气血凝滞，关节痹阻，发为痹痛。问诊中发现患者有肢麻、寐差、大便溏薄诸症，乃心肝血虚、脾不健运之象，而以痹痛为重。故治法为健脾柔肝、调和气血、祛风止痛。

【处方】苓芍六味汤化裁。

太子参15g，炒白术15g，陈皮5g，炒稻芽30g，鸡内金10g，柴胡10g，炒白芍20g，酸枣仁12g，首乌藤15g，黄芩10g，灯心草3g，制川乌^{先煎}9g，僵蚕15g，蝉蜕6g，防风10g，延胡索10g。

共7剂，每日1剂，文火煎至300mL，分早晚两次温服。

方中用苓芍六味汤健脾柔肝、调和气血，酌加酸枣仁、首乌藤、黄芩、灯心草以宁心安神，制川乌、僵蚕、蝉蜕、防风、延胡索以祛风止痛。

【医嘱】嘱患者服药后，将药渣加热，用纱布包裹，外敷患侧肩颈；患侧平时避免提携重物；注意肩部保暖，勿受风寒；配合康复功能锻炼，恢复肩关节功能。

【二诊】（2017年7月2日）：患处疼痛同前，而脾运渐复，大便转常。于前方去助脾胃健运之鸡内金、炒白术，加荆芥10g，细辛3g以除痹止痛，7剂。

【三诊】（2017年7月9日）：局部疼痛见瘥，左髋部疼痛1天，夜不安寐，周身灼热，为肝血不足、阴虚火旺之象。原方去首乌藤，改用淡竹叶10g，白茅根20g，川石斛12g清心柔肝，7剂。

【四诊】（2017年7月16日）：左肩胛部疼痛，大便2日1行，夜寐欠佳。处方仍以苓芍六味汤加味，解肌祛风、养血润肠、宁心安神。

处方：炒白芍、茯苓、葛根、火麻仁各20g，党参、肉苁蓉、仙茅、酸枣仁、首乌藤各15g，柴胡、防风各10g，制川乌9g，灯心草 3g，炒稻芽 30g，陈皮 5g，7 剂。

【五诊】（2017 年 7 月 23 日）：局部疼痛好转，肩关节活动有进步，胃脘部饱闷，纳谷不馨，大便 2 日 1 行。原方去温燥之陈皮、首乌藤、党参、仙茅，加太子参、龟甲^{先煎}各 15g，佛手、鸡内金、黄芩各 10g，理气和胃、滋水涵木，7 剂。

半年后电话随访，病人诉颈腰部偶有酸胀疼痛，肩部已活动自如。

【按语】肩袖肌腱随着年龄增长出现组织退化，是肩袖损伤的内因。中医认为，肝主筋，年老天癸已竭，水不涵木，肝阴不足，筋失所养；遇创伤与劳损之外因，加速肩袖退化，甚至可发生肌腱断裂。本患者具备冈上肌肌腱炎的典型体征"疼痛弧"和肱骨大结节压痛，结合影像学资料，可确诊为"冈上肌肌腱炎"。冈上肌肌腱炎是上肢外展、上举运动过程中，冈上肌腱在肩峰—喙突形成的肩喙穹与肱骨头之间隙中滑动，受到肩峰、喙突的摩擦，肱骨头、肩峰的撞击夹挤，而形成冈上肌腱的损伤和退行性变。患者还有肩背疼痛、夜间手麻，考虑诊断为"颈椎退行性变"。

叶老的两张自拟经验方"苓芍六味汤"和"荆芥止痛汤"，对筋伤疼痛都有较好疗效，分别对应于气血亏虚、筋络失养之"虚证"和气血不和、寒湿痹阻之"虚实夹杂证"。如有其他兼证，则随证加减，如：风痛之证，加用僵蚕、蝉蜕、防风、延胡索；虚烦之证，加用酸枣仁、首乌藤、竹叶、灯心草；虚秘之证，加用肉苁蓉、火麻仁、当归、牛膝。

2.肩袖损伤

周某，女，83 岁，已婚，退休，居住环境良好。

【初诊日期】2016 年 9 月 26 日。发病节气：秋分后 5 天。

【主诉】左肩部反复疼痛 4 个月。

【病史及症状】患者半年前因外伤致左肱骨外科颈骨折，予手法复位及石膏外固定制动，未行手术治疗。近4个月来，左肱骨外科颈骨折已愈合，去除外固定后，左肩关节活动受限，疼痛呈钝性，放射至上臂。天气变冷时，疼痛时有加重。近日无发热，胃纳尚可，夜寐欠佳，大便不畅，小便自调。舌质淡，苔薄白，脉濡。

【查体】左肩部广泛压痛，左肩外展50°、上举45°及中立位外旋活动时痛性障碍显著，梳头及穿衣困难。

【辅助检查】MRI：左肩袖损伤伴少量积液，左肱骨外科颈骨折后。

【诊断】中医诊断（证型）：肩痛（气血痹阻型）。

西医诊断：左侧肩袖损伤伴积液，左肱骨外科颈陈旧性骨折。

【辨证分析与立法】患者半年前因外伤导致左肱骨外科颈骨折，引起局部经脉不通，气血凝滞，不通则痛；外固定制动后，活动受限，筋肉挛缩；又因年老精亏，肝肾虚损，荣养乏源，筋骨不坚，不荣则痛。证属本虚标实，肝肾亏虚为本，气血痹阻为标。治拟补虚为主，标本兼治，以补肝益肾、养血柔筋、祛风活络为法。

【处方】苓芍六味汤加味。

柴胡10g，党参15g，茯苓15g，炒白芍15g，延胡索10g，制川乌^{先煎}9g，肉苁蓉15g，火麻仁15g，防风10g，葛根20g，川芎10g，枳壳10g，炒谷芽30g，酸枣仁20g，清甘草5g。

共7剂，每日1剂，文火煎至300mL，分早晚两次温服。

西药：美洛昔康片，0.75mg，口服1次/日。

中药处方以柴胡、党参、茯苓、白芍疏肝、和血、柔筋；制川乌、防风、葛根、川芎、枳壳行滞、通络、止痛，以缓解肩关节疼痛，通利关节；肉苁蓉、火麻仁补肾阳、益精血、润肠通便；酸枣仁养心安神，助睡眠；炒谷芽、甘草和中护胃。

【医嘱】嘱患者服药后，将药渣加热，用纱布包裹，外敷患侧肩周，进行局部治疗；避风寒，注意肩关节保暖，避免拎重物及剧烈运动；循序渐进地进行左肩关节的外展、上举、内旋、外旋及"爬墙"等功能锻炼。

【二诊】（2016年10月3日）：患者左肩部疼痛及活动受限较前减轻，疼痛放射至肘关节。夜寐改善，大便干结，排出困难，小便调。舌质淡，苔薄白，脉沉。原方去酸枣仁，加荆芥、桂枝各10g，细辛3g，温经散寒、通痹止痛，7剂。

【三诊】（2016年10月10日）：左肩关节疼痛较前缓解，功能活动稍有改善，睡眠可，二便调。舌质淡，苔薄白，脉稍沉。

处方：生黄芪、葛根各20g，党参、茯苓、炒白芍、巴戟天各15g，防风、延胡索、川芎、桂枝、荆芥、枳壳各10g，制川乌^{先煎}9g，细辛3g，炒谷芽20g，清甘草5g，7剂。

方中改柴胡为生黄芪，以增强益气生血之功效，使局部组织得到濡养；加巴戟天以补肾阳、益精血、强筋骨。

半年后电话随访，病人诉三诊后肩痛显著减轻，因年老、交通不便而未来复诊，遵医嘱进行肩部保暖，适当功能锻炼，目前穿衣、梳头都能自理。

【按语】根据《素问·五脏生成篇》"故人卧血归于肝……足受血而能步，掌受血而能握，指受血而能摄"之旨，肝血充盈才能使筋脉得到充分濡养，以维持正常的生理功能。若肝血虚衰，筋失荣养，则成为筋伤的内因。《医宗金鉴·正骨心法要旨》主张外伤从肝论治，"凡跌打损伤、坠堕之证，恶血内留，则不分何经，皆以肝为主"。患者因外伤导致筋骨离断，而筋附于骨，故筋骨当并治。

患者为八旬女性，肝肾日衰，气血不足，脉络筋骨空虚，不荣则痛；半年前受外伤致骨折后，左肩部经脉不通，气滞血瘀，凝于关节，活动受限，筋脉挛缩，且气虚不能行血，又加重血瘀，故不通则痛。治拟补益肝肾、调和气血为主，行气化瘀、通痹止痛为辅，标本兼治。

遵循叶老分期治疗骨折之原则，本患者骨折后已有半年，治当补益肝肾、强筋健骨。患者的肩关节局部疼痛及活动障碍症状，乃诊疗之所急。"急则治其标，缓则治其本"，似当以解决肩关节痹痛之标为先，而患者年老，肝肾气血不足，作为基本病机贯穿全程，又不可治标而舍本，立法处方需兼顾。

3. 左小腿后侧软组织损伤

余某，女，29岁，已婚，职工，居住环境良好。

【初诊日期】2016年12月26日。发病节气：冬至后5天。

【主诉】外伤后左小腿后侧中段疼痛半年。

【病史及症状】半年前被人踢伤，致左小腿后侧中段肿痛，站立及行走时疼痛加重，伤后于当地医院就诊，行左小腿MRI平扫检查（2016年6月14日）示"考虑左小腿比目鱼肌挫伤"，给予药物口服（具体用药不详），在家休养，疼痛症状逐渐缓解，并于近4个月后再行左小腿MRI平扫（2016年10月6日），示"对比前MRI，原左小腿比目鱼肌挫伤已吸收消失，目前左小腿未见明显异常信号"。2016年11月18日由于过劳，再发左小腿后中段疼痛，步行后局部逐渐肿胀，站立及活动痛性受限，自行在家休养数日后，疼痛不能缓解。现患者左小腿后侧中段疼痛明显，影响站立，行走受限，发病以来无发热，胃纳及夜寐尚可，二便调。

舌质略红，苔薄白，脉弦数。

【查体】左小腿后侧局部软组织较健侧稍肿胀，压痛明显，皮肤浅感觉及肤色无明显异常，远端血运及活动可。

【辅助检查】彩超示：左侧小腿肌肉局部回声增强；双下肢深静脉、动脉所见段内血流通畅；MRI 平扫：左小腿未见明显异常信号。

【诊断】中医诊断（证型）：伤筋病（气虚血瘀证）。

西医诊断：左小腿后侧软组织损伤。

【辨证分析与立法】患者为青年女性，因外伤致左小腿后侧中段疼痛，局部筋伤，气血运行失常，气滞血凝，瘀血内停，不通则痛；血逸脉外，渗入筋膜，故局部筋肉肿胀。如在损伤急性期，多属气滞血瘀之实证。在发病 5 个月后，为慢性损伤期，患者因过劳而再发小腿后侧中段疼痛，属于因劳致损，气血亏虚，不能濡养筋肉。筋肉失养，气血运行受阻，二者互为因果。既不荣又不通，属于本虚标实，气血亏虚为本，瘀血阻滞为标，宜标本兼治。

【处方】生黄芪 20g，太子参 15g，茯苓 15g，炒白术 15g，赤芍 15g，三棱 10g，莪术 10g，防风 10g，荆芥 10g，延胡索 10g，制川乌^{先煎}9g，细辛 3g，怀牛膝 15g，桑寄生 15g，炒谷芽 20g，清甘草 5g。

共 7 剂，每日 1 剂，水煎至 300mL，分早晚两次温服。

方中生黄芪、太子参、茯苓、炒白术健脾益气，利湿消肿；舌红，恐体内瘀久化热，以赤芍清热凉血，祛瘀止痛；桑寄生、怀牛膝补肝肾，强筋骨；延胡索通滞止痛；三棱、莪术相须为用，入血分破血逐瘀，入气分行气止痛；荆芥、防风、细辛、制川乌，祛风力强，缓解局部疼痛症状；佐以炒谷芽和中护胃。

【医嘱】嘱患者服药两煎后，将药渣加热，用纱布包裹，外敷于患处，进行局部治疗；避风寒，注意左小腿保暖；抬高患肢，避免劳累负重，适当进行邻近关节功能锻炼。

【二诊】（2017年1月2日）：局部疼痛较前有所减轻，仍较健侧稍肿胀，胃纳及夜寐可，二便调，舌质略红，苔薄白，脉弦。原方去太子参、桑寄生、荆芥，加党参15g，川芎10g，独活10g，7剂。

病证为本虚标实，宜补益气血，循序渐进，改太子参为党参，加川芎活血行气，祛风止痛，与独活配伍，增强通筋、活络、止痛之功效。

【三诊】（2017年1月9日）：患者左小腿后侧疼痛、肿胀渐有减轻，余无不适，胃纳及夜寐可，二便调，舌淡红，苔薄白，脉弦。

处方：生黄芪20g，党参、茯苓、炒白芍、桑寄生、怀牛膝、僵蚕各15g，延胡索、防风、荆芥、桂枝各10g，制川乌^{先煎}9g，蜂房6g，细辛3g，炒谷芽20g，陈皮、清甘草各5g，7剂。

《灵枢·本脏》曰："经脉者，所以行血气而营阴阳，濡筋骨，利关节者也。"僵蚕、蜂房为药对，止痛散结以通经络，经络通则气血运，筋骨得濡，关节滑利；伍以桂枝，温通经脉，升发阳气，活血化瘀；伍以陈皮健脾理气，以助血行。

【四诊】（2017年1月16日）：患者近日久动后症状稍有反复，但不适症状可忍受，胃纳可，夜寐欠佳，二便调，舌略红，苔薄白，脉弦数。

处方：生黄芪、炒谷芽各20g，党参、茯苓、赤芍、桑寄生、怀牛膝、酸枣仁各15g，三棱、莪术、延胡索、荆芥各10g、制川乌^{先煎}9g，通草、清甘草各5g，细辛、穿山甲各3g，7剂。

方中仍以黄芪、党参、茯苓、赤芍益气养血为主；配伍三棱、莪术、桑寄生、怀牛膝、延胡索、制川乌、荆芥、细辛活血止痛、补肝柔筋；穿山甲活血消癥，通草利水退肿；夜寐欠佳，配伍酸枣仁养血安神，以助睡眠。

半月后病人来院咨询，自诉左小腿肿痛皆除，唯近来夜寐出现左小腿局部抽筋一次。嘱局部保暖，睡前足浴，随诊。

【按语】《灵枢·天年》曰："人生十岁，五脏始定，气血已通，其气在下，故好走。二十岁，气血始盛，肌肉方长，故好趋。三十岁，五脏大定，肌肉坚固，血脉盛满，故好步……六十岁，心气始衰，苦忧悲，血气懈惰，故好卧。七十岁，脾气虚，皮肤枯。"由于年龄的差异，脏腑气血的盛衰各不同，造成筋伤程度不一。

患者年近三十，正值青壮年，四肢活动能力强，因被人踢到左小腿后侧中段而致疼痛、局部软组织肿胀，活动功能痛性受限。在急骤的暴力作用下，左小腿后侧筋肉损伤，气血运行失常，局部血逸脉外，阻塞经络，气血之道不得宣通，气滞血瘀为肿为痛。《圣济总录·伤折门》曰："若因伤折，内动经络，血行之道不得宣通，瘀积不散，则为肿为痛，治宜除去恶瘀，使气血流通，则可以复原也。"急性筋伤期以气滞血瘀为标，正气未损，属实证。患者在当地医院就医后，给予口服药物治疗（具体用药不祥）及充分休息。因患者正气未损，正邪相争，正气祛邪外出，故局部疼痛明显缓解。

受伤后5个月，患者因不注意调养，过度活动，导致正气损耗，筋肉失养，气血运行阻滞，再次复发疼痛。正如《洞天奥旨》所说："气血旺则外邪不能感，气血衰则内正不能拒。"患者来诊时已属慢性筋伤期，证属本虚标实，气血亏虚为本，瘀血阻滞为标，应标本兼治。

4. 跟腱炎

王某，男，56 岁，已婚，工人，居住环境良好。

【初诊日期】2017 年 4 月 30 日。发病节气：谷雨后 10 天。

【主诉】外伤致左足跟部疼痛 1 月余。

【病史及症状】1 月前，患者猛力踢踏致左足跟部肿痛。用四黄散外敷后，肿消痛减，唯左足跟着地则痛作。夜寐欠安，纳可，二便调。舌质红，苔薄黄，脉弦。

【查体】左足跟部压痛（＋）。

【辅助检查】MRI：左跟腱周围积液。

【诊断】中医诊断（证型）：跟痛症（气滞血瘀证）。

西医诊断：左跟腱炎。

【辨证分析与立法】筋络外伤初期，血瘀为肿，气滞而痛。四黄散外敷后，瘀肿虽退，受伤局部气血津液运行仍有不畅，阻滞关节，故足跟着地则痛。治拟舒筋通络，行气散结，以防久聚成痰。

【处方】苓芍六味汤化裁。

柴胡 10g，党参 15g，炒白术 15g，茯苓 20g，陈皮 5g，炒稻芽 30g，皂角刺 10g，浙贝母 10g，生牡蛎^{先煎}20g，怀牛膝 15g，苏木 10g，泽兰 10g，防风 10g，延胡索 10g，通草 6g，清甘草 5g。

共 7 剂，每日 1 剂，文火煎至 300mL，分早晚两次温服。

选用苓芍六味汤以调和气血，加牛膝、苏木、泽兰、通草活血退肿，防风、延胡索祛风止痛，皂角刺、浙贝母、生牡蛎软坚散结，以防慢性炎症导致跟腱结节和钙化，是为治未病。

【医嘱】嘱患者每服药两煎后，添足量水再次煎制，将第三煎足浴熏洗，内服与外洗结合，增加疗效；平时减少负重行走，避免久立，患处注意保暖；在零负荷下作踝关节背伸跖曲的跟腱功能锻炼。

【二诊】（2017年5月8日）：患者左侧足跟着地疼痛稍减，自觉左小腿肿胀酸楚，并于左小腿内下侧近足跟处扪及一1.5×2.5cm肿块，质软。

处方：生黄芪、生牡蛎^{先煎}各20g，党参、茯苓、炒白术、浙贝母、怀牛膝、桑寄生各15g，三棱、莪术、皂角刺、防风、延胡索各10g，炒稻芽20g，清甘草5g，7剂。

方中三棱、莪术活血破结；黄芪、桑寄生配伍怀牛膝，破中有补，以防伤正。

【三诊】（2017年5月14日）：局部肿块缩小变软，步行后小腿酸楚，寐差多梦，原方去补益之怀牛膝、桑寄生、清甘草，加赤芍、玄参、首乌藤各15g，灯心草3g，养血活血，宁心安神，7剂。

【四诊】（2017年6月4日）：局部酸痛不明显，肿块已消，原方去三棱、莪术、首乌藤，加仙茅、淫羊藿、鹿角片^{先煎}各15g，桂枝10g，温肾填精、强筋健骨，7剂。

【五诊】（2017年7月9日）：现唯有步行后双小腿酸楚不适，左小腿下内侧肿块已消除，余无所苦，予苓芍六味汤加味收功。

处方：葛根、茯苓各20g，党参、炒白术、怀牛膝、鹿角片^{先煎}、桑寄生、仙茅各15g，柴胡、防风、桂枝、延胡索、半夏、胆南星各10g，炒稻芽30g，陈皮、清甘草各5g，7剂。

方中用半夏、胆南星化痰散结，以防痰瘀互结之患。

一月后随访，诸症皆除。

【按语】凡谈施治，首在辨证。中医骨伤科需要通过"望、闻、问、切、动、量"六诊和一些特殊查体方法，收集症状、体征等临床资料，经过综合分析后，辨清病损的原因、部位、性质、程度以及局部病损与整体气血脏腑经络盛衰的关系，再确定相应的治则治法。叶老将这套独具骨伤科特色的辨证方法归纳为"经纬辨证法"。

患者因猛烈的踢踏动作使跟腱在短时间内承受较大拉力，出现局部疼痛。经磁共振扫描，首先排除了跟腱断裂与跟骨骨折，但不能排除跟腱细微挫伤或撕裂。早期外敷四黄散起到了较好的凉血止血、消肿止痛作用。但是，跟腱的横断面与相应肌肉组织的横断面之比约为1:60，特殊的解剖结构使跟腱的单位张力远高于肌肉。即便是轻微的提踵动作，受伤后的跟腱也需承受由肌肉收缩传递到跟腱的较大张力。所以虽经1月有余，跟腱的旧伤并未痊愈，转而形成跟腱的无菌性炎症，MRI检查示"跟腱周围积液"（纬线1，病位病性）。

患者年逾半百，体型略胖，舌质红，苔薄黄，为痰湿体质（经线1，体质）。首诊时局部受伤已月余，仍有足跟着地疼痛，为气滞血瘀未清（经线2，证型）。综合考虑体质特点，通过辨证辨体，经纬结合，选用苓芍六味汤加味以调和气血为治。

一周后，患者的跟腱内侧触及肿块，肿块小且柔软（纬线2，兼症肿块），所幸用药及时，活血破结治法效如桴鼓。然而破结法易伤正（经线3，预后），故加黄芪、桑寄生、怀牛膝，做到破中有补，扶正祛邪。

其后，局部症状减轻，却以寐差多梦为主症。故仍从整体入手，辨其因久病少动，气血生化无源，又多用活血祛瘀药，有耗血动血之虞，致血不养心、心神不宁（经线3，预后），遂投以养血宁心之赤芍、玄参、首乌藤、灯心草。考虑患者年过半百，肝肾渐亏（经线3，预后），腿酸跟痛恐有反复，故加仙茅、淫羊藿、桂枝、鹿角片温肾填精、强筋健骨。恐患处遗留顽痰（纬线 2，兼症肿块），最后加半夏、胆南星化痰散结以收功。经纬交织，繁而有序。

5. 双侧腕管综合征

戴某，女，47 岁，已婚，职工，居住环境良好。

【初诊日期】2016 年 10 月 17 日。发病节气：霜降前 6 天。

【主诉】双手桡侧 3 指麻木半年。

【病史及症状】患者自述半年前无明显诱因出现双手麻木，以桡侧 3 个手指为甚，双手握拳不利，夜间及持续用手劳动后，手指麻木加重，无明显活动障碍，做手指精细动作时稍有不灵活感觉。发作严重时，疼痛麻木可影响睡眠。时有颈项牵痛、头痛、头晕，但双下肢无踩棉花样感觉。在当地医院就诊，行双上肢肌电图检查，诊断为"双侧腕管综合征"。患者有糖尿病病史 10 年余，口服降糖药控制血糖，现血糖值稳定。患者发病以来夜寐不安，胃纳尚可，小便调，大便溏。舌红，苔淡白，脉弦。

【查体】双侧鱼际肌无萎缩，双侧拇指外展、对掌肌力 V 级减。双侧第一、二、三指感觉减退。双侧屈腕试验（+）。颈肩部压痛不明显，颈肩部肌肉较紧张，双侧椎间孔挤压试验（-），双侧臂丛神经牵拉试验（-）。双上肢远端血运及活动可，生理反射存在，病理征未引出。

【辅助检查】双上肢肌电图示：双正中神经远端潜伏期延长；左尺、双正中神经感觉电位波幅降低；双正中神经 sq 域慢。

【诊断】中医诊断（证型）：伤筋病（气虚血瘀证）。

西医诊断：双侧腕管综合征；颈椎病；糖尿病。

【辨证分析与立法】患者为中年女性，长期劳作，反复手部用力，腕关节发生慢性劳损，局部荣养乏源，筋肉失养，易受风寒湿热之外邪侵袭。因邪阻气滞，血运瘀阻，又形成气滞血瘀。因此，气血亏虚，不荣则痛；气血瘀阻，不通则痛。证属标实本虚，气血亏虚为本，气滞血瘀为标。治应补虚为主，标本兼治，采用益气养血、祛瘀通络法。

【处方】生黄芪 20g，太子参 15g，炒白术 15g，茯苓 15g，葛根 20g，桂枝 10g，川芎 10g，防风 10g，制川乌^{先煎}9g，黄芩 10g，钩藤 20g，龙齿^{先煎}20g，首乌藤 15g，芡实 20g，炒谷芽 20g，生甘草 5g。

共 7 剂，每日 1 剂，水煎至 300mL，分早晚两次温服。

处方中，用生黄芪、太子参、茯苓、炒白术益气健脾，改善脾虚导致的乏力、便溏；筋骨关节过用，疲劳损伤，易导致关节津液代谢失调，屈伸不利，而生黄芪又可补气生津，促进津液输布，濡养筋肉关节，荣则不痛。川芎、防风、制川乌活血行气止痛；葛根解肌透邪，疏通经气；桂枝温通经脉，助气血运行；太子参养阴补气，黄芩清热凉血，防止辛燥伤阴；钩藤、龙齿、首乌藤镇静安神、清热除烦、治疗头晕头痛、夜寐不安；首乌藤又能祛风通络，缓解血虚肢痛，肌肤麻木不仁；芡实补脾止泻；谷芽、甘草和中护胃。

【医嘱】嘱患者服药后，将药渣再用水煎，外洗患处，进行局部治疗；每日按压、揉捏外关、阳溪、鱼际、合谷、劳宫等穴位及痛点；将患手在轻度拔伸下，旋转、屈伸桡腕关节；每日适当进行各指的屈伸活动以及腕屈伸及前臂旋转功能锻炼，防止失用性肌萎缩和粘连。

【二诊】（2016 年 10 月 24 日）：患者双手麻木、握拳不利较前缓解，颈项牵痛也明显减轻，头晕、头痛、寐差均有改善，胃纳可，小便调，大便溏，舌淡红，苔薄白，脉弦。原方去平肝潜阳之首乌藤、龙齿、黄芩，加荆芥 10g，细辛 3g，乌梢蛇 12g 以祛风通络，进一步改善双手麻痛、颈项牵痛等症状，7 剂。

因工厂请假困难，患者自行断续配用二诊处方半年。2017 年 5 月，患者因头痛配药，偶遇医者，告知双手麻木已除。

【按语】腕管综合征是因掌指和腕部活动，造成屈指肌腱长期与腕横韧带来回摩擦，引起肌腱、滑膜慢性损伤，腕管内容积减少或压力增高，致使正中神经在管内受压而形成的综合征，表现为桡侧 3 ~ 4 个手指麻木疼痛，鱼际肌萎缩，拇指外展、对掌无力，正中神经分布区感觉迟钝。因女性更易长期反复用力进行手部活动，使手和腕发生慢性损伤，所以患病多以中年女性居多。

中医认为，经络是运行气血、联系脏腑、沟通表里上下、调节各部功能的通路。《灵枢·海论》曰："夫十二经脉者，内属于脏腑，外络于肢节。"《灵枢·本脏》曰："经脉者，所以行血气而营阴阳，濡筋骨，利关节者也。"经络通畅，则气血调和，筋骨强健，关节通利。如经络受损，影响循行部位的正常功能，就会出现麻木疼痛等相应症状。如果荣养乏源，肌肉失养，最终发展为血虚筋挛、关节僵硬。

患者初诊时双手麻木，颈项牵痛，时有头晕头痛，为经络运行气血不畅，阻滞不通，属于本虚标实，气血亏虚为本，瘀血阻滞为标。此病起于手腕长期反复用力，故嘱患者避免腕部劳损，平日自行进行穴位按摩，服药后将药渣水煎外洗患处，适当进行功能锻炼。

四、其他骨病医案

1. 左胫骨、股骨骨髓炎

李某，男，53 岁，已婚，工人，居住环境良好。

【初诊日期】2017 年 3 月 27 日。发病节气：春分后 7 天。

【主诉】左下肢反复红肿 12 年，腘窝破溃流脓 4 月余。

【病史及症状】患者 12 年前因外伤致左侧股骨下段骨折，于当地医院行骨折切开复位髓内钉内固定术，术后左侧大腿局部红肿，考虑局部感染，经治疗后好转，后左侧大腿反复红肿，局部皮温稍高，自服药物可缓解（具体药物不详，估计是抗生素治疗）。于 2016 年 9 月 30 日到宁波市第二医院就诊，拍摄左大腿 X 片示"左侧股骨下端内固定术后改变，左侧股骨中下段骨质异常，骨折后改变？感染性病变？"，遂住院行骨折内固定物取出术，术后好转出院。术后 1 月复查 X 片示"左侧股骨中下段骨皮质明显增厚，膨胀性生长，其内密度不均匀增高，周围软组织内可见多个斑片状、结节状高密度影，边缘清晰"，诊断为"化脓性骨髓炎"，给予抗感染治疗，经治疗后左大腿仍偶发红肿。4 个月前，患者左小腿出现轻度肿胀，伴有腘窝皮肤破溃，窦道形成，反复流脓，于宁波市第二医院门诊换药，效果欠佳，遂来我院门诊就诊，拍摄左小腿 X 片回报"左胫骨近端骨质破坏伴有轻度骨膜反应，周围软组织影肿胀模糊"，考虑"胫骨骨髓炎"。发病以来，患者时有发热，夜寐及胃纳可，小便叫，大便溏。舌质红，苔薄黄，脉细。

【查体】左大腿下段及小腿稍肿胀，腘横纹下缘可见一约 1cm×2cm 破溃，破口处有淡黄色液体渗出，挤压后可排出白色脓性黏稠物。

【辅助检查】本院 X 片报告：左胫骨近端骨质破坏伴有轻度骨膜反应，周围软组织影肿胀模糊。外院 X 片报告：左侧股骨中下段骨皮质明显增厚，膨胀性生长，其内密度不均匀增高，周围软组织内可见多个斑片状、结节状高密度影，边缘清晰。

【诊断】中医诊断（证型）：附骨痈（热毒内壅证）。

西医诊断：左胫骨、股骨骨髓炎。

【辨证分析与立法】患者 12 年前因外伤致骨折后，经手术内固定，虽断骨已续，然气滞血瘀日久，壅积发热，成为骨痈阳毒。邪热内壅，浸淫血脉，化而为脓，流注筋骨。又因久病，正气虚弱，不足以抗御外邪，毒邪留聚为害。综上，热毒为致病因素，正虚为发病基础，损伤为起病诱因，虚实夹杂，治当扶正祛邪，内外同治，以清热解毒、托脓散结为先，益气扶正、祛腐生新继后。

【处方】苍术 10g，黄柏 10g，知母 10g，金银花 15g，赤芍 15g，蒲公英 20g，紫花地丁 20g，炒稻芽 20g，穿山甲^{先煎}3g，皂角刺 10g，枳壳 10g，茯苓皮 15g，通草 6g，炒白术 15g，防风 10g，生甘草 5g。

共 7 剂，每日 1 剂，文火煎至 300mL，分早晚两次温服。

方中用黄柏、金银花、蒲公英、紫花地丁清热解毒；知母、赤芍凉血活血；穿山甲、皂角刺托毒排脓；茯苓皮、通草利水消肿；防风、枳壳行气散结；苍术、炒白术、炒稻芽、生甘草健脾化痰，调和诸药。

【医嘱】避免剧烈活动，抬高患肢；在当地医院及时创面换药；积极预防各种感染性疾病；忌辛辣生冷食物，宜高蛋白、高营养饮食。

【二诊】（2017年4月3日）：患者无明显发热，左侧腘窝窦道渗出物较前减少，夜寐及胃纳可，二便调，舌红，苔淡白，脉弦。原方去炒白术，加土茯苓15g，清热解毒，利湿，通利关节，治疗疮痈红肿溃烂，7剂。

【三诊】（2017年4月10日）：患者症状较前好转，左侧大腿下段肿胀消退，腘窝窦道渗出物较前有所减少，局部压痛及叩击痛较前减轻，胃脘部有饱满感。原方去茯苓皮、通草，加炒白术15g，炒鸡内金10g，益气健脾，消食健胃，7剂。

【四诊】（2017年4月17日）：患者腘窝窦道渗出物逐渐减少，胃脘部饱满感亦减，局部压痛及叩击痛减轻。夜寐及胃纳可，二便调，舌略红，苔白，脉弦。原方去紫花地丁、炒白术，加鹿角霜15g，通草6g，去腐生肌，利水消肿，促进愈合，7剂。

【五诊】（2017年4月24日）：患者症状较前好转，胃脘部饱满感已消除，夜寐及胃纳可，二便调，舌苔、脉象同前。原方去通草、鸡内金，加玄参20g，川牛膝15g，凉血解毒，逐瘀通经，通利关节，缓解疼痛，7剂。

【六诊】（2017年4月30日）：患者腘窝窦道脓性分泌物继续较前减少，夜寐及胃纳可，二便调，舌苔、脉象同前。以二妙散合仙方活命饮化裁，清热解毒，托毒生肌，去腐生新。

处方：金银花、玄参、蒲公英、鹿角霜各15g，苍术、黄柏、知母、重楼、白芷、防风各10g，土茯苓、炒稻芽20g，穿山甲^{先煎}3g，红花3g，通草6g，生甘草5g，7剂。

【七诊】（2017年5月7日）：患者腘窝窦道创口已愈合，无脓性分泌物渗出，夜寐及胃纳可，小便黄而且不利，大便调。原方去玄参、红花、白芷，加赤芍20g，紫花地丁15g，车前子10g，清热解毒，活血通络，利尿渗湿，7剂。

【八诊】（2017年5月14日）：患者小便黄涩改善，无明显不适，局部无明显压痛及叩击痛，夜寐及胃纳可，二便调，舌略红，苔白，脉弦。原方去车前子、赤芍，加玄参20g，川牛膝15g，将穿山甲改为2g，以清热解毒，消痈软坚，顾护阴液，7剂。

【九诊】（2017年5月21日）：患者腘窝窦道创口愈合，无破溃流脓，余无所苦，夜寐及胃纳可，小便可，大便日两三次，舌略红，苔淡白，脉弦。原方去川牛膝、苍术、黄柏、知母，加生黄芪20g，炒白术、太子参各15g，黄芩10g，以健脾益气、养血滋阴为法，恢复人体正气，使气血充足，脾胃健运，助养新骨生长，7剂。

【按语】《灵枢·刺节真邪论》说："有所结，深中骨，气因于骨，骨与气并，日以益大，则为骨疽。"说明骨骼的化脓性感染，病变深沉，初起皮色不变，漫肿无头，损害以骨骼为主。《备急千金要方》《外科精义》《疮疡经验全书》《疡医准绳》《外科正宗》《医宗金鉴·外科心法要诀》等历代医籍，对本病的病因、病理、症状、治疗都有具体论述，罗列了余毒流注、外感六淫、筋骨损伤、七情内伤、饮食不当、房室劳损等多种致病原因。此外，单纯附骨痈，时有侵犯关节，并发关节流注；单纯关节流注，有时亦可累及骨骼而并发附骨痈。

附骨痈的发生及其病理变化，与机体气血、脏腑、经络等的功能强弱有密切关系。《外科正宗·附骨疽》说："夫附骨疽者，乃阴寒入骨之病也。但人之气血生平壮实，虽遇寒冷则邪不入骨，凡入者，皆由体虚之人，夏秋露卧，寒湿内袭，或房欲之后，盖覆单薄，寒气乘虚入里，遂有斯疾也。"自身气血充足，脏腑壮实，经络通畅，则抗病力强，即使发病，其病理损害也较轻浅；反之，则损害严重，变化迅速。在病理演变过程中，始终存在着机体正气与病理损害之间的抗争，即"正邪相搏"，正气的强弱主导着整个病理过程的走向。

治疗应从整体观念出发，局部与全身兼顾，标本同治，内外结合，祛邪与扶正兼施。附骨痈的分期治疗原则是：初期脓未成者，以消为主，宜清热解毒、活血通络，代表方为仙方活命饮合五味消毒饮。若脓已成而未溃，应以托为主，宜托里透脓，代表方为托里消毒饮化裁，处理局部可切开排脓。若见疮内有死骨形成游离者，应立即用手术钳钳去死骨；若有窦道形成，治宜手术扩创，剔除窦道之硬壁。若脓水将尽，疮口红润，应以补为主，予以补血益气、生肌收口之法，代表方为八珍汤。

本患者在12年前因外伤导致左侧股骨下段骨折，邪毒乘虚而入，深窜入骨，留聚为害。首诊时左腘下有破溃，破口处有淡黄色液体渗出，挤压后排出白色脓性黏稠物，属附骨痈中期，治拟清热解毒、托脓散结。在随后的复诊期间，三诊时因脾运欠佳，药后脘腹饱闷，随证予益气健脾、消食健胃药物加减为治。治疗近1个月后，局部分泌物渐少，疮口向愈，乃保留清热解毒与软坚散结之药对组合。从六诊起酌加鹿角霜、白芷温肾通阳，托脓生肌，以防久用寒凉而伤阳留瘀。治疗近2个月，左腘窝下疮口已愈，大便日两三行，遂去清利湿热之川牛膝、苍术、黄柏、知母，加健脾益气之炒白术、生黄芪、太子参。

总之，本病的急性期，多为邪实正盛，治疗以祛邪为主；慢性期，局部症状突出，虚中夹实，以虚为本，治当扶正祛邪。应根据毒热、血瘀、脓腐及气血的盛衰，采取相应治疗措施。

2. 股骨头缺血性坏死

案一：

曾某，女，41岁，已婚，工人，居住环境良好。

【初诊日期】2016 年 9 月 5 日。发病节气：白露前 2 天。

【主诉】双髋反复疼痛 1 年余。

【病史及症状】近 1 年来，双髋反复疼痛，间歇性发作，呈进行性加重，劳累及受凉后疼痛易发作及加重，服用消炎止痛药可稍缓解疼痛。有双侧股骨头缺血性坏死病史，否认有外伤史。无发热，胃纳及夜寐尚可，大便可，小便频数。舌红，苔薄白，脉濡稍弦。

【查体】髋关节活动受限，轻度跛行。双髋关节局部深压痛，关节活动内旋（25°）及外展（15°）活动受限。双侧骶髂关节分离试验（4 字试验）（＋）。

【辅助检查】MRI：双侧股骨头缺血性坏死。

【诊断】中医诊断（证型）：痹病（气血亏虚证）。

　　　　西医诊断：双侧股骨头缺血性坏死。

【辨证分析与立法】患者为中年女性，遇劳累或遇外邪侵袭，导致气机紊乱，邪阻血运，血行失度，积血内瘀不散，瘀而生痹。又年近"六七"，荣养乏源，筋骨失荣，筋肉不坚。舌质红，苔薄白，脉濡稍弦，证属本虚标实，肝肾气血亏虚为本，气滞血瘀为标。当以补虚为主，标本兼治。治法：理气养荣，活血通络，补益肝肾。

【处方】苓芍六味汤化裁。

柴胡 10g，太子参 15g，茯苓 15g，炒白术 15g，黄芩 15g，延胡索 10g，制川乌^{先煎}9g，防风 10g，三棱 10g，莪术 10g，炒谷芽 30g，丹参 15g，益智仁 15g，沙苑子 15g，怀牛膝 15g，生甘草 5g。

共 7 剂，每日 1 剂，文火煎至 300mL，分早晚两次温服。

处方以柴胡、太子参、茯苓、炒白术疏肝健脾益气；丹参凉血活血，祛瘀生新；三棱、莪术破血行气，消积止痛；制川乌、防风、延胡索祛风行气，通滞止痛；黄芩清热凉血；怀牛膝活血祛瘀，补益肝肾；因肾气不固，气不能固摄津液，导致小便频多，以益智仁、沙苑子温肾助阳，益肾固精缩尿，补涩兼顾；为防药物伤胃，佐以炒谷芽以护胃。

【医嘱】嘱患者服药后，将药渣加热，用纱布包裹，外敷于患处，进行局部治疗；避风寒，注意双髋关节保暖；避免长时间负重，适当进行功能锻炼。

【二诊】（2016年9月12日）：患者步行时双髋局部疼痛较明显，关节活动仍受限，小便频数，夜寐及胃纳可，大便可，舌稍红，苔淡白，脉稍弦。因三棱、莪术药性峻猛，久用易耗气动血，损伤正气，故于原方中减去，加仙茅、巴戟天各15g，温肾散寒，强筋健骨，治肝肾不足之久痹，步履艰难，7剂。

【三诊】（2016年9月26日）：患者双髋疼痛较前好转，时有发作，小便仍频多，但较前有所改善，舌稍红，苔淡白，脉稍弦。内热较前减轻，原方去黄芩、怀牛膝，加炒白芍15g、葛根20g，疏风养血，敛阴止痛，7剂。

【四诊】（2016年10月3日）：患者双髋疼痛较前明显减轻，步行时偶有隐痛，休息时疼痛不明显，小便频多，舌稍红，苔淡白，脉稍弦。疼痛逐步好转，说明上方有效，继续标本兼治，以补肝肾、益气血为主，改沙苑子为覆盆子15g，增强固精缩尿、补益肝肾之功效。

【五诊】（2016年10月24日）：患者局部疼痛好转，近日夜寐易醒，胃脘部时而作胀，小便频多，舌质红，苔淡白，脉稍数。

处方：太子参、茯苓、炒白术、覆盆子、仙茅各15g，柴胡、黄芩、枳壳、防风、延胡索各10g，制川乌^{先煎}9g，益智仁、葛根、炒谷芽、炒麦芽各 20g、生甘草 5g，7 剂。

全方疏肝行气止痛，健脾益气生津，并配伍固精缩尿、缓和护胃之品。

【六诊】（2016 年 11 月 7 日）：患者双髋疼痛明显缓解，每逢月经期有双腿疼痛感。胃脘部不适缓解，小便频多，舌稍红，苔淡白，脉稍濡弦。因胃脘痞胀缓解，故原方去炒谷芽，加芡实 20g，与益智仁、覆盆子相须为用，增强固精缩尿功效，治疗小便频多，7 剂。

【七诊】（2016 年 11 月 14 日）：患者双髋疼痛已瘥，唯小便频数，时有尿失禁，查尿常规示：尿潜血（＋），余指标无异常，舌质红，苔淡白，脉稍数，法当疏肝健脾，益肾固摄。

处方：太子参、茯苓、赤芍、益智仁、桑寄生、沙苑子各 15g，柴胡、姜半夏、黄芩、延胡索各 10g，丹参、芡实、炒谷芽、炒麦芽各 20g，陈皮、生甘草各 5g，7 剂。

【按语】《灵枢·刺节真邪》说："虚邪之入于身也深，寒与热相搏，久留而内著。寒胜其热，则骨疼肉枯；热胜其寒，则烂肉腐肌为脓，内伤骨为骨蚀。"说明虚邪侵犯并深入机体后，可导致不同的结果，如伤及骨骼，可出现骨蚀。股骨头坏死的发生、发展及证候特征，属于中医"痹病"范畴，其固定性疼痛、关节功能障碍、肌肉萎缩等临床表现，与"痹病"皮肤、肌肉、关节等处的疼痛、重着、酸麻、强直等主要症状相对应。

患者为中年女性，肝肾亏损，荣养乏源，筋骨失荣，筋肉不坚，复因劳损日久，引起筋骨损伤，营卫运行受阻，筋骨不荣则痛；外邪侵袭，阻滞血运，瘀而生痹，不通则痛。本证以肝肾不足不能濡养筋骨、气虚不能固摄津液为本，经络血运瘀阻之局部疼痛为标。治疗以补肝肾、益气血为主，辅以疏经通络止痛、固精缩尿以治标。服药后，将药渣用纱布包裹，局部温敷。嘱患者平日避风寒，注意双髋关节保暖，进行适当功能锻炼。

案二：

韦某，女，35岁，已婚，职员，居住环境良好。

【初诊日期】2017年10月30日。发病节气：霜降后7天。

【主诉】右髋部疼痛伴活动受限26天。

【病史及症状】患者因成人斯蒂尔病长期服用糖皮质激素类药物。26天前，无明显诱因出现右髋部疼痛，伴活动受限，行走及活动时疼痛明显，疼痛呈钝性、间歇性，且进行性加重，局部无红肿，疼痛未向下肢放射，未见明显跛行。在当地医院就诊，诊断为"右侧股骨头缺血性坏死"。发病以来，无畏寒发热，夜寐及胃纳尚可，二便调。舌红，苔薄白，脉细弦。

【查体】右髋关节局部深部压痛，关节内旋活动及外展活动受限。双侧4字试验（+）。双下肢肌力Ⅴ级，皮肤感觉未见明显异常，患肢远端血运及活动可。

【辅助检查】MRI：右侧股骨头缺血性坏死。

【诊断】中医诊断（证型）：骨痹（痰湿蕴结证）。

西医诊断：右侧股骨头缺血性坏死；成人斯蒂尔病。

【辨证分析与立法】患者为中年女性，素有成人斯蒂尔病病史，该病以阴虚血热证多见。患者身体既已内伏郁热，又长期服用糖皮质激素类药物，造成卫外不固，外邪乘虚而入，内外相搏，卫气不得宣通，气机紊乱，阻碍津液运行，血行失度，瘀血内停，热入营血，虚毒内生。痰湿瘀毒互结而生痹，阻滞经络筋骨，不通则痛，导致关节疼痛。证属气阴两虚为本，湿热痹阻为标，治拟扶正祛邪，标本兼顾，以健脾化湿、宣痹止痛为法。

【处方】平胃散合二陈汤加味。

苍术 10g，陈皮 10g，厚朴 10g，姜半夏 10g，防风 10g，僵蚕 15g，蜂房 10g，全蝎 3g，猪苓 15g，桑寄生 15g，延胡索 10g，土茯苓 15g，忍冬藤 15g，炒谷芽 20g，通草 6g，灯心草 3g。

共 14 剂，每日 1 剂，水煎至 300mL，分早晚两次温服。

处方以平胃散为基础进行加减。湿邪阻碍气机，苍术辛香苦温，入中焦能燥湿健脾，使湿去脾运有权，脾健湿邪得化；厚朴芳香苦燥，长于行气除满化湿，与苍术相伍，使气滞得行，湿浊尽去；陈皮理气和胃醒脾，助苍术、厚朴燥湿之力；猪苓利水渗湿，土茯苓清热解毒利湿，两药同用，使热邪随小便而去；姜半夏燥湿化痰、消痞散结；僵蚕、全蝎祛风通络止痛，化痰攻毒散结；桑寄生祛风湿、补肝肾、强筋骨，治疗筋骨疼痛无力；通草、忍冬藤舒筋通络；延胡索、防风、蜂房祛风行气止痛，缓解右髋部疼痛症状；为防药物伤胃，佐以炒谷芽以护胃；使以灯心草，清心降火，并调和诸药。

【医嘱】嘱患者服药后，将药渣加热，用纱布包裹，外敷于患处，进行局部治疗；避风寒，避免长时间负重，适当进行髋关节功能锻炼。

【二诊】（2017 年 11 月 14 日）：右髋疼痛稍减，行走及活动已无疼痛，活动稍受限，舌红，苔薄，脉细，法当理气和血，舒筋通络。

处方：太子参、丹参、炒白术、怀牛膝、忍冬藤各 15g，柴胡、茯苓、赤芍、当归、防风、延胡索、玄参、苏木、陈皮各 10g，炒谷芽 20g，清甘草 6g，共 7 剂，每日 1 剂。

1 个月后随访，右髋已无不适。

【按语】成人斯蒂尔病以发热、关节疼痛、肌肉疼痛、皮疹、咽痛、淋巴结肿大为主要临床表现，并伴有血液白细胞总数、中性粒细胞及血小板数目升高，是多系统受累的临床综合征。好发于 16~35 岁，目前病因尚不明确，临床多用非甾体抗炎类、糖皮质激素类及免疫抑制剂类药物进行治疗。

中医对此病无单独记载，众多医家根据其症状及体征，将其归属为"温病"范畴，认为机体内伏郁热，外受温邪，同气相感而发病。初起常见恶寒发热，头身疼痛，脉浮数，为外感温热之邪，正邪相争于表，卫气不得宣通。如果正气不能祛邪外出，温邪深入气分，热极化火，侵入营血，则出现皮疹、关节肿痛等症。日久蕴热内伏，痰湿瘀毒互结，瘀滞经络筋骨关节，导致骨蚀筋萎。

患者为中年女性，有成人斯蒂尔病病史，长期服用激素类药物控制病情。本次发病表现为右髋部疼痛，活动受限，在当地医院行 MRI 检查后，诊断为"右侧股骨头缺血性坏死"，属中医"痹病"范畴。按照叶老"经纬辨证法"进行分析，可以正确理解和把握"局部症状为纬，整体辨证为经"的诊断原则。

本患者以右髋部疼痛、活动受限为"纬线"，贯穿整个疾病诊治过程。以证候为"经线 1"，右髋关节局部深压痛，无红肿，舌质红，苔薄白，属痰湿证；以病理基础为"经线 2"，患者素有斯蒂尔病，阴虚血热，虚毒内生，属痰虚瘀毒互结证。

立足于"经线 1"的痰湿证候，以"健脾化湿，宣痹止痛"为法，治当燥湿运脾，行气和胃，使气机条畅，经络疏通，痹阻得宣；日久病情进展，立足于痰虚瘀毒互结为病理基础的"经线 2"，以祛瘀涤痰、软坚散结为法。

"经纬辨证法"体现了中医"同病异治"的辨病辨证思维，不同于凡是股骨头缺血性坏死必从肝肾气血亏虚论治的惯性思维。

3. 强直性脊柱炎

朱某，男，24 岁，未婚，职员，居住环境良好。

【初诊日期】2017 年 6 月 12 日。发病节气：芒种后 7 天。

【主诉】骶髂部反复疼痛 2 年余。

【病史及症状】2 年来，骶髂部反复疼痛，活动时加重，疼痛性质为酸痛，兼有疲劳感。晨起腰部有晨僵，活动后稍有缓解，每遇劳累后复发或加重，无双下肢放射麻木疼痛，无间歇性跛行。后于当地医院就诊，查 HLA-B27（+），诊断为"强直性脊柱炎"，并给予西药治疗（具体用药不详），症状较前缓解。现患者右骶髂部仍有隐痛，拟进一步诊疗。患者此次发病以来，无畏寒发热，夜寐及胃纳尚可，二便调。舌质淡红，苔薄，脉弦。

【查体】右骶髂关节压痛，稍有叩击痛。局部皮肤无红肿，皮肤温度未见异常。右侧 4 字试验（+），双侧直腿抬高试验（-），加强试验（-），屈髋伸膝试验（-）。双下肢肌力 V 级，肌张力未见异常，双膝反射及跟腱反射（++），病理征未引出，双下肢活动及远端血运可。

【辅助检查】HLA-B27（+）。

【诊断】中医诊断（证型）：痹病（肝肾亏虚证）。

西医诊断：强直性脊柱炎（非炎性活动期）。

【辨证分析与立法】患者为青年男性，依据骶髂部反复酸痛兼有疲劳感、腰部有晨僵、 HLA-B27（+），诊断为"强直性脊柱炎"。该病多有家族史，具有遗传倾向。因肝肾禀赋不足，督脉空虚，易感风、寒、湿等邪气，日久不愈，气血运行不畅，瘀血痰浊痹阻经络，出现局部关节疼痛不利，甚至强直粘连。病久气血伤耗，不同程度地显露气血亏虚、肝肾不足之证候。证属标实本虚，以肝肾不足为本，局部气滞血瘀、痰浊痹阻为标。治疗应以补虚为主，标本兼治，以补肝益肾、行气活血、止痛除痹为法。

【处方】苓芍六味汤加味。

柴胡 10g，党参 15g，茯苓 15g，炒白芍 15g，防风 10g，延胡索 10g，制川乌^{先煎}9g，葛根 20g，桑寄生 15g，杜仲 15g，巴戟天 15g，怀牛膝 15g，僵蚕 15g，蜂房 10g，炒谷芽 20g，清甘草 5g。

共 7 剂，每日 1 剂，水煎至 300mL，分早晚两次温服。

方中以柴胡、党参、茯苓、炒白芍疏肝理气，益气健脾，使气血化生有源，气血得行，筋肉得以濡养；防风、延胡索、制川乌、葛根行气止痛，缓解局部疼痛等不适症状；痹病日久，瘀阻于络，配伍僵蚕、蜂房疏经通络，使通则不痛；桑寄生、杜仲、怀牛膝重在补肝肾、强筋骨；为防药物伤胃，佐以炒谷芽以护胃。

【医嘱】嘱患者服药后，将药渣加热，用纱布包裹，外敷于患处，进行局部治疗；避风寒，注意保暖；避免长期弯腰工作，保持良好的生理姿势，卧硬板床；适当进行功能锻炼，如脊柱和髋关节伸肌锻炼等。

【二诊】（2017 年 7 月 10 日）：患者右骶髂部疼痛较前好转，偶有痛感，鼻部昨起出现少许疖子，夜寐及胃纳可，二便调，舌质淡红，苔薄白，脉弦。原方去温补之党参、巴戟天、清甘草，改用太子参 15g，黄芩 10g，生甘草 5g，14 剂。

【三诊】（2017 年 8 月 14 日）：上方断续服用 1 个月，患者右骶髂部偶有不适，近日夜寐欠佳，胃纳可，二便调，舌质略红，苔薄，脉弦，法当健脾化痰，祛风通络。

处方：党参、茯苓、炒白芍、仙茅、僵蚕、桑寄生、酸枣仁各 15g，柴胡、防风、延胡索、姜半夏、胆南星、蜂房各 10g，葛根、炒谷芽各 20g，灯心草 3g，共 7 剂。

【四诊】（2017 年 10 月 9 日）：右骶髂部疼痛缓解，夜寐欠佳，胃纳可，二便调，舌质略红，苔薄，脉弦。原方去胆南星、葛根，加温肾通络之鹿角片^{先煎}15g，桂枝 10g，14 剂。

半年后电话随访，病人诉服药时症状显著改善，停药期症状时轻时重。

【按语】强直性脊柱炎是一种原因不明的慢性炎症性骨病，是以侵犯脊柱关节为主的进展性免疫疾病。病变多始于骶髂关节，逐渐上犯腰、胸、颈椎。其病理变化的开始是以增殖性肉芽组织为特点的滑膜炎，浆细胞和淋巴细胞浸润，附近骨质也可发生慢性炎性病灶，关节囊和韧带的钙化，关节软骨面的骨化，骨赘形成，最终导致关节骨性强直。

强直性脊柱炎属中医学"痹病"之"骨痹"范畴。《素问·痹论》曰："风寒湿三气杂至，合而为痹。"痹病的发生主要是由于正气不足，复感风、寒、湿、热等外邪所致。只有存在素体虚弱、正气不足、腠理不密、卫外不固等内在因素，外邪才能乘虚而入，使肌肉、关节、经络、气血痹阻而形成痹病。

根据"经纬辨证"理论辨治，本例强直性脊柱炎患者，以骶髂部隐痛为"纬线"。根据现代医学实验室检查及辅助检查结果，按疾病分期划分"经线"为活动期及非活动期，则本例患者处于"疾病非活动期"；根据其发病的症状、体征划分证候"经线"，在湿热痹阻证、邪郁化热证、痰浊瘀阻证、肝肾亏虚证四种证型中寻找交集。

其中，湿热痹阻证以腰骶或脊背疼痛，关节灼热，身体沉重困乏，大便干结，舌质红或赤，苔黄或腻，脉滑数为辨证要点；邪郁化热证以腰骶或腰背剧痛，遇阴雨天疼痛加重，急躁易怒，小便短黄，舌红苔黄，脉浮或弦为辨证要点；痰浊瘀阻证以腰背沉痛、刺痛，入夜痛甚，舌质暗或瘀斑、瘀点，苔厚，脉濡弦或涩为辨证要点；肝肾亏虚证以腰骶疼痛，腰膝酸软，俯仰活动受限，肌腱附着点疼痛，头晕，耳鸣，舌质淡红，苔少，脉沉细弱无力为辨证要点。临床上湿热痹阻证、邪郁化热证、痰浊瘀阻证多处于疾病的活动期，而肝肾亏虚证则多处于疾病的非活动期。由此分析，本患者属于"肝肾亏虚证"。

中医强调未病先防，既病防变。叶老认为，强直性脊柱炎为免疫系统疾病，目前还无法彻底治愈，活动期应及时治疗，以控制炎症；而处于非活动期，则应注重定期进行中药调理，以预防疾病进一步发展或活动期炎症复发。

本患者就诊前已在当地医院进行系统治疗，来诊时右骶髂部隐痛，无发热，无关节灼热，俯仰活动受限，舌质淡红，苔薄，脉弦，属于痹病日久，局部气血不足，肝肾亏虚。治疗应以补虚为主，标本兼治，以补肝益肾、行气活血、止痛除痹为法。此后定期复诊，经过临床四诊合参，"经纬"主线基本没有改变，系痹病日久，血瘀痰凝，相互胶着，故继续以补虚为主，同时注重祛痰化瘀，采取既病防变的辨证思路。

五、杂病医案

1. 急性淋巴管炎

沈某，男，56岁，已婚，职工，居住环境良好。

【初诊日期】2016年11月21日。发病节气：小雪前2天。

【主诉】无明显诱因出现右侧小腿疼痛、肿胀10天。

【病史及症状】患者既往有"丹毒"病史，反复发作。10天前无明显诱因出现右侧小腿疼痛、肿胀，右小腿皮肤出现红斑，边界清楚，迅速扩大，局部皮肤温度较高。自发病以来有发热，无寒战。遂到当地医院就诊，经诊治（具体方法及用药不详）后，右小腿皮肤红斑及灼热感消退，仍有肿胀、疼痛。患者既往有外伤致"左侧跟腱断裂"病史，经手术修复治疗，现左小腿近跟腱处仍有不适，遇天气变化及劳累时疼痛发作。患者发病以来胃纳欠佳，夜寐尚可，小便调，大便黏。舌质红，苔黄腻，脉弦滑数。

【查体】右小腿局部皮肤温度升高，活动功能及远端血运无异常。左小腿近跟腱处局部压痛不明显，踝关节活动可。

【辅助检查】无。

【诊断】中医诊断（证型）：丹毒（湿热蕴结证）；伤筋病（气虚血瘀证）。

西医诊断：急性淋巴管炎；左侧跟腱断裂修补术后。

【辨证分析与立法】患者既往有"丹毒"病史，反复发作，正不胜邪，乃气虚之象。本次起病突然，右侧小腿皮肤突发片状红斑，边界清楚，焮热肿胀，病势迅速扩大，乃湿热之邪入侵，郁阻肌肤，化生火毒。外伤致左侧跟腱断裂，虽经手术修补，但局部筋肉断离，损及气血，导致气滞血瘀，经络瘀阻，不通则痛；久病筋肉失养，不耐疲劳，故遇劳即发。总属虚实夹杂之证，以气虚为本，湿热毒蕴血瘀为标。应当急则先治其标，清热利湿、解毒化瘀。

【处方】清热三妙汤化裁。

苍术10g，黄柏10g，薏苡仁30g，土茯苓15g，猪苓10g，重楼10g，金银花15g，蒲公英20g，知母10g，玄参15g，防风10g，延胡索10g，制川乌^{先煎}9g，红花3g，炒谷芽20g，通草5g，生甘草5g。

共7剂，每日1剂，水煎至300mL，分早晚两次温服。

全方以三妙散加减。苍术、黄柏两药专治湿热下注，足膝红肿，或为脚气，其中以黄柏为君，苦以燥湿，寒以清热，其性沉降，作用于下焦；臣以苍术，辛散苦燥，长于燥湿。两药相伍，清热燥湿之力加强。薏苡仁、猪苓、土茯苓、重楼、通草，清热、利水、消肿；红花活血祛瘀以治热郁血瘀，配伍金银花、蒲公英清热解毒，增强凉血解毒之效；玄参清热凉血、滋阴、解毒；知母清热泻火，滋阴润燥，防诸药苦寒伤阴。因左侧小腿亦有旧伤，气血不畅，不通则痛，故以防风、延胡索、制川乌行气止痛；炒谷芽、薏苡仁健脾护胃。

【医嘱】嘱患者卧床休息，多饮水，忌辛辣食物；抬高右侧下肢30°～40°；嘱患者服药后，将药渣再用水煎，外洗患处，进行局部治疗。

【二诊】（2016年11月28日）：患者右侧小腿局部肿痛好转，左侧小腿后侧疼痛明显缓解，左足底稍有不适，胃纳欠佳，夜寐可，大便黏，舌质略红，苔黄，脉滑数。原方去玄参、红花、通草，加厚朴、枳壳各10g，怀牛膝15g，行气导滞燥湿，7剂。

【按语】中医对"丹毒"早有认识，《黄帝内经》中有"丹胗""丹熛"等病名。《诸病源候论》曰："丹毒，人身体忽然焮赤，如丹涂之状，故谓之丹。或发于手足，或发腹上，如手掌大。"因发病部位的不同而有着不同的病名，其中发于小腿或足部者，在《外科大成》中名为"腿游风"，在《疡医大全》中则称为"流火"。

依据经纬辨证，定丹毒之病为纬，病因为经。经线1：素体血分有热；经线2：肌肤破损，毒邪侵入，如鼻腔黏膜、耳道皮肤或头皮等破伤，脚气糜烂，毒虫咬伤，臁疮等；经线3：湿热火毒之邪乘虚侵入，郁阻肌肤而发。本患者既往因外伤致跟腱断裂，局部筋肉损伤，损及气血，日久转为慢性筋伤，气虚血瘀，为本虚；湿热火毒之邪乘虚入侵，郁阻肌肤而发，为标实。经纬交集，定位于"经线3"之湿热蕴结、邪毒未净型丹毒。

以病位为经再辨，经线1'：发于头面部者，多挟风热；经线2'：发于胸腹腰胯部者，多挟肝脾郁火；经线3'：发于下肢者，多挟湿热；经线4'：发于全身者，多见于新生儿，由胎热火毒所致。本患者右侧小腿红肿热痛，交集于"经线3'"，辨证为下肢湿热毒蕴之流火。

叶老经验总结：丹毒急性感染期，多属热毒炽盛，以"热"象为主，治宜清热解毒；恢复期肿胀不退，多属湿热蕴结，以"湿"象为主，治宜利湿消肿。急则先治其标，拟清热利湿解毒，消其肿痛，而后缓治其本，益气化瘀导滞，柔筋散结，最终标本兼治，病退体安。

2. 皮下血肿

欧某，男，30岁，已婚，工人，居住环境良好。

【初诊日期】2017年5月28日。发病节气：小满前3天。

【主诉】外伤致左侧腰部肿块伴疼痛10天。

【病史及症状】10天前不慎外伤致左侧腰部疼痛，活动受限，疼痛呈钝性，不能自行缓解，逐渐出现皮下肿块，呈鹅蛋大小，触之疼痛明显，无皮肤破溃，无皮肤瘀斑，无胸闷气促。遂到当地医院行左侧腰部肿块彩超检查示"左侧腰部皮下血肿"，口服活血化瘀中成药（具体药名不详）。现患者皮下肿块压痛明显，腰部疼痛稍减。发病以来无畏寒发热，夜寐及胃纳尚可，二便调。舌质暗红，苔腻，脉弦。

【查体】左侧腰部一6cm×6cm肿块，质稍硬，边界不清，活动度差，局部皮温稍高，压痛明显。

【辅助检查】彩超检查：左侧腰部皮下血肿。

【诊断】中医诊断（证型）：血肿（气滞血瘀证）。

西医诊断：皮下血肿。

【辨证分析与立法】患者为中青年男性，因外伤致血逸脉外皮内，瘀结于肌肤成积，气滞血凝，局部肿痛，痛点不移。经气不得通行，故腰部活动功能受限。舌质暗红，苔薄白，脉弦，属实证，为血瘀证，未化热。实则泻之，治以活血化瘀、消肿散积为法。

【处方】当归 10g、炒白芍 15g、桃仁 10g、苏木 10g、延胡索 10g、丹参 20g、泽兰 10g、皂角刺 15g、浙贝母 15g、煅牡蛎^{先煎} 20g、木瓜 10g、防风 10g、炒谷芽 30g、清甘草 6g。

共 7 剂，每日 1 剂，水煎至 300mL，分早晚两次温服。

全方以当归、桃仁、丹参活血化瘀；防风、延胡索行气止痛；对于皮下瘀血肿块，按之质硬疼痛，配伍煅牡蛎、浙贝母、皂角刺软坚散结；苏木、泽泻活血消肿；木瓜舒筋通络；炒白芍缓急止痛；炒谷芽、清甘草健脾和中。

【医嘱】注意休息，忌剧烈扭转腰胁；忌食生冷辛辣及饮酒；嘱患者服药后，将药渣加热，用纱布包裹，外敷于患处，进行局部治疗。

【二诊】（2017 年 6 月 5 日）：腰部疼痛较前明显缓解，左腰部皮下血肿缩小，约 4cm×4cm，压痛减轻，皮温正常，夜寐及胃纳可，二便调，舌淡红，苔薄白，脉弦，法当益气活血，益肾健腰。

处方：党参、茯苓、赤芍、浙贝母、桑寄生、杜仲、焦山楂各 15g、三棱、莪术、皂角刺、柴胡、防风、延胡索各 10g、煅牡蛎^{先煎} 20g、炒谷芽 30g、清甘草 5g，共 7 剂。

方中用柴胡、赤芍、党参、茯苓调和气血；桑寄生、杜仲补肝肾，强筋骨；三棱、莪术破血行气，消积止痛；浙贝母、煅牡蛎、皂角刺软坚散结；防风、延胡索行气止痛；炒谷芽、焦山楂顾护胃气。

1个月后随访，病人诉因工厂请假困难，继用前方又服14剂，血肿已缩小至一元硬币大小，无疼痛。

【按语】腰部损伤在骨伤科临床中极为多见。定腰部损伤为纬线；以急性损伤和慢性损伤分经线。本患者有明确外伤史，因跌仆闪挫之外力所致，引起气血、经络功能紊乱，经纬结合，诊断为"急性腰部损伤"。

再以病情轻重为经线，经线1：腰部损伤轻者，气血不和，经络阻滞，仅腰痛和轻微功能障碍；经线2：腰部损伤稍重者，内动于肾，致肾脏功能失调，即如《素问·脉要精微论》所说"腰者，肾之府，转摇不能，肾将惫矣"；经线3：腰部损伤严重者，肾脏破裂，属于危重证候。本患者外伤腰痛，仅活动受限，局部皮下血肿，B超检查排除脏器损伤，应属经线1（腰部损伤轻者）。

又以腰痛为纬，病因病机为经，采用《丹溪心法·腰痛》"腰痛主湿热、瘀血、闪挫、有痰积"之4条经线。本患者局部疼痛血肿，经纬相交属于"外伤瘀血腰痛"。

综上，经过3种经纬相交的"定位"，描绘出患者病情的初步轮廓：外伤所致急性轻微腰部损伤，血肿为患，乃气滞血瘀之实证。宜疏邪滞，通经隧，活血化瘀，消肿止痛。复诊时，腰部疼痛、皮下血肿均有减轻，宜补益真元、调和气血，以苓芍六味汤为基本方，从整体观念出发，标本兼治，依据辨证分期用药，内外兼施。

3. 变应性血管炎

史某，男，70岁，已婚，退休，居住环境良好。

【初诊日期】2017年7月1日。发病节气：小暑前6天。

【主诉】右侧踝关节内侧溃疡半年。

【病史及症状】1997年，患者因持续发热伴膝关节、踝关节红肿热痛，在当地医院诊治后（具体诊断、治疗不详），症状得以缓解。此后，膝踝关节肿痛反复发作，手足皮肤色素沉着，继到上海某医院就诊，诊断为"类风湿性关节炎"及"变应性血管炎"，住院治疗后，发热及四肢关节红肿热痛症状得到缓解。曾因双侧手足皮肤变薄、色素沉着，时常有皮肤破损，并伴渗液呈透明黏液状，在当地医院就诊，给予白色药粉（不详）外敷后，创面则无渗液，停药则渗液复出。半年前，无明显诱因出现右侧踝关节内侧两处红色皮疹，米粒大小，无瘙痒疼痛，无渗出。后逐渐增大到蚕豆大小，局部疼痛，出现脓头，自行破溃后出现白色渗出物。到当地医院就诊，给予同种药粉外敷后，渗出物减少，但溃疡面久未收口。现溃疡面无疼痛及瘙痒，周围皮肤色暗。患者发病以来无恶寒发热，夜寐及胃纳尚可，二便调。舌质红，苔腻，脉弦数。

【查体】右踝内侧两处 1cm×1cm 溃疡面，创面见白色药粉，无明显渗出物，创面周围及双手足皮肤色素沉着，皮温无异常，局部稍肿胀，四肢活动及远端血运可。

【诊断】中医诊断（证型）：疖（热胜肉腐证）。

西医诊断：变应性血管炎；类风湿性关节炎。

【辨证分析与立法】患者为老年男性，正气不足，外感六淫邪毒，内因脏腑湿热痰瘀，挟外毒阻塞脉络，入内化热生火，致气血凝滞，热胜成腐，初始局部肿痛，久则破溃，舌质红，苔腻，脉弦数，为热毒实证。实则泻之，治以清热解毒，收湿敛疮，继以扶正固本，攻补并施。

【处方】金银花20g，玄参20g，丹参20g，赤芍20g，茯苓15g，怀牛膝15g，土茯苓15g，苏木10g，煅牡蛎^{先煎}15g，防风10g，桂枝10g，延胡索10g，通草6g，生甘草5g。

共 7 剂，每日 1 剂，水煎至 300mL，分早晚两次温服。

处方以金银花为君药，性味甘寒，最善清热解毒疗疮；玄参凉血滋阴，苦咸而寒，善清营分血热；赤芍、丹参、苏木、怀牛膝、延胡索活血通络，消肿止痛；防风辛散，通滞散结；土茯苓、桂枝、通草利水通络消肿；煅牡蛎收敛固涩，软坚散结；茯苓益气健脾生肌；甘草清热解毒，调和诸药。

【医嘱】注意休息，抬高患肢，减少行走；忌食生冷辛辣及饮酒；创面继续外敷药粉及定期创面换药，保持创面干燥，防止感染加重。

【二诊】（2017 年 7 月 10 日）：右踝部疮面较前减小，表面有药粉覆盖，干燥，无渗出物，夜寐及胃纳可，二便调，舌质红，苔腻，脉弦数。有血热之象，上方去桂枝以防助热，加重楼 10g，蒲公英 20g 以清热解毒，消痈散结，7 剂。

【三诊】（2017 年 7 月 17 日）：症状较前改善，疮面缩小，无渗出，皮肤色素沉着变浅，夜寐及胃纳可，小便调，大便不成形，日 3～4 次。恐过用寒凉，损及脾阳，去重楼、蒲公英、苏木、赤芍，加太子参 15g 益气生津，固护正气，健脾生新，姜半夏 10g 辛热散结，胆南星 10g，炒白术 15g 燥湿消肿，健脾止泻，7 剂。

【四诊】（2017 年 7 月 24 日）：局部症状见瘥，疮面缩小如米粒大小，无渗出，色素沉着变浅。夜寐及胃纳可，小便调，大便成形，日 2 次，舌质红，苔腻，脉弦数。原方去活血化瘀之丹参、怀牛膝，加桑寄生 15g，炙龟甲^{先煎}15g 益肝肾，强筋骨，生肌长肉，7 剂。

【五诊】（2017 年 7 月 29 日）：右踝部疮面已收口，皮肤色素沉着明显变浅，肤温稍低于健侧。近日夜寐不安，胃纳可，小便可，大便日 1 次，舌略红，苔白，脉弦数。原方去桑寄生，加丹参 20g，酸枣仁 15g，灯心草 3g，清热除烦，养心安神，7 剂。

半年后随访，上症已愈，未复发。

【按语】疖是发生在身体浅表部位，范围较小的急性化脓性疾病，其特点是肿势限局，多小于 3cm，突起，根浅，色红，灼热，疼痛，易脓易溃，反复发生。《外科启玄》曰："凡疮疡，皆由五脏不和，六腑壅滞，则令经脉不通而生焉。"疖病常因内郁湿火，外感风邪，两相搏结，蕴阻肌肤所致；或夏秋季节感受暑毒而生；或因天气闷热，汗出不畅，暑湿内蕴肌肤，引起痱子，复经搔抓，破伤染毒而成。

患者为老年男性，既往有类风湿性关节炎及变应性血管炎病史，正气不足、腠理不密、卫外不固为内因，感风寒湿热之邪为外因。正气不足，则脏腑功能失调，六淫邪毒乘虚而入，以致正邪交争于局部，热毒壅塞，营卫郁滞，故见右踝局部皮肤红肿热痛。邪毒阻络，气血运行受阻，不能荣养四末，导致手足皮肤变薄，色素沉着，时有皮损渗液，形成局部疮疖等病灶。

疖病多属虚实夹杂之证，必扶正固本与清热解毒并施。扶正者，或养阴清热，或健脾和胃，当坚持治疗以减少复发。对伴有消渴等慢性病者，必须积极治疗相关基础疾病。

4. 带状疱疹

屈某，男，41 岁，已婚，工人，居住环境一般。

【初诊日期】2018 年 7 月 9 日。发病节气：小暑后 2 天。

【主诉】胸背部右侧出现丛簇状疱疹伴牵掣痛 4 天。

【病史及症状】患者因颈部不适，手麻，腰部疼痛，右踇趾麻木，于一周前就诊，经 MRI 检查，确诊为 C3–C7、L4–S1 椎间盘突出，予疏肝益肾、通络蠲痹法治疗，用治腰第四方加味调治一周，腰部疼痛较前好转，麻木有所减轻。近 4 天来，发现胸背部右侧出现丛簇状疱疹伴牵掣痛，夜不安寐。舌质红，苔薄，脉细数。

【查体】前胸右侧第 2 至 4 肋间、背部右肩胛冈及内上角区域，见丛簇状疱疹 6 处，间有痂斑，触痛明显。

【辅助检查】血常规检查：各项指标无异常。

【诊断】中医诊断（证型）：蛇串疮（湿热阻络证）。

西医诊断：带状疱疹。

【辨证分析与立法】患者正值壮年，颈腰椎已有退行性改变，颈腰及肢体时有痹痛麻木。适逢仲夏小暑节气，湿热当令，外邪得以乘虚入于经络，不得透散，蕴郁肌肤，发为疱疹。治法：清泻湿热以祛邪，凉血透营以扶正，和络止痛以治标。

【处方】清热消风汤加味。

荆芥 10g，当归 10g，生地黄 15g，防风 10g，苍术 10g，知母 10g，生石膏^{先煎}20g，通草 6g，蝉蜕 5g，胡麻仁 15g，苦参 10g，牛蒡子 15g，紫草 15g，首乌藤 15g，夏枯草 15g，制大黄 10g，大青叶 15g，延胡索 10g，炒稻芽 20g。

共 7 剂，每日 1 剂，文火煎至 300mL，分早晚两次温服。

方中荆芥、防风、牛蒡子、蝉蜕疏风透表，以祛除表邪；苍术、苦参燥湿，通草渗湿；知母、石膏清气分之热，紫草、制大黄、大青叶、夏枯草清营分之热；当归、生地黄、胡麻仁、首乌藤、延胡索养血安神止痛。

【医嘱】忌食辛辣、鱼腥发物，饮食宜清淡；保持心情舒畅；保持局部干燥、清洁，忌用刺激性强的外用药物；劳逸结合，适当锻炼，增强体质。

【二诊】（2018 年 7 月 16 日）：带状疱疹已结痂，疼痛亦除，夜寐欠佳，右足麻木，舌质红，苔微黄腻，脉濡。治拟原方出入，去清热凉血之大青叶、紫草、制大黄，加僵蚕 15g，厚朴 10g，祛风通络，理气燥湿，7剂。

【三诊】（2018年7月23日）：带状疱疹结痂已脱落，胸壁隐痛未消，夜寐欠佳，颈项牵痛不明显，午后腰部仍有疼痛，舌质红，苔薄腻，脉濡。治拟疏肝健脾、益肾安神，方用苓芍六味汤化裁。

处方：党参15g，柴胡10g，茯苓15g，陈皮5g，炒稻芽20g，炒白术15g，厚朴10g，防风10g，葛根20g，延胡索10g，桑寄生15g，狗脊15g，半夏10g，酸枣仁15g，首乌藤15g，灯心草3g，7剂。

一月后随访，胸背部疱疹及疼痛皆除。

【按语】带状疱疹是由水痘带状疱疹病毒引起，特征为神经痛和沿周围神经呈带状分布的成簇疱疹。叶老认为，本病多因情志内伤，肝气郁结，久而化火生毒，循肝胆经外发而成；或饮食不节，脾失健运，湿热内生，外溢肌肤，感受外邪，搏结化毒而发。正气不足，湿毒蕴蒸，壅阻肌肤，经络失疏，致使气滞血瘀，则常遗留疼痛或刺痛不止。

本例患者起初因颈腰部不适，双手及右足趾麻木就诊。因病症困扰日久，寝食难安，引起抵抗力下降，即中医所说"久病必虚"。以正虚之体，感受湿热外邪，正虚邪盛，湿热留恋，蕴积肌肤，发为疱疹。

治拟标本同治，扶正祛邪，予清热消风汤加味治之。纵观全方，叶老并未死搬硬套带状疱疹的常见病机和证型，而是紧随病情，见招拆招，以清透外邪为法，配伍祛湿、清热、养血、柔肝之品，使湿去热退，血脉调和，肝经得养，疼痛自除。在治疗全程中，体现出叶老诊疗思维之缜密，牢牢把握病机的主次缓急，证随机出，治随证转。

5. 成人斯蒂尔病

案一：

黄某，女，61 岁，离异，退休，居住环境一般。

【初诊日期】2015 年 10 月 14 日。发病节气：寒露后 6 天。

【主诉】间歇性发热伴四肢关节反复交替性疼痛 3 个月。

【病史及症状】患者自述近 3 个月来间歇性发热，体温最高可达 39℃以上，午后热退。伴随发热，出现颈部散在性皮疹、咽干、咽痛，左腋下淋巴结肿大，四肢关节反复交替性疼痛。曾于市级医院住院治疗，检查血液白细胞、中性粒细胞计数及铁蛋白升高，被诊断为"成人斯蒂尔病"，予以抗生素、非甾体类药物及糖皮质激素治疗，症状一度缓解。近日因左腕、右膝关节疼痛，活动欠自如，神疲乏力，纳谷乏味，大便干结，夜难成寐，寻求中医治疗。舌质红绛少津，苔光，脉弦数。

【查体】咽部充血，双颌下、左腋下及右侧腹股沟淋巴结肿大可及，有轻压痛。

【辅助检查】血白细胞、中性粒细胞计数及铁蛋白升高。

【诊断】中医诊断（证型）：温病（热入营血证）。

西医诊断：成人斯蒂尔病。

【辨证分析与立法】患者初期咽干、咽痛、发热，为邪热在表，正气祛邪，表里相争则热盛；至午后，体内阳气随天时而衰，则热势渐退。患者年过六旬，正虚不能胜邪，病情反复近百日，邪热入营，燔灼营阴，真阴被劫，脉见细数，舌绛少津，甚则高热，大便秘结；营阴有热，累及血分，则红疹隐现；血热瘀结，则多发瘰疬；经络痹阻，则四肢关节交替疼痛；营气通心，营分有热，扰乱心神，故而夜不安寐。证属正虚邪盛、热入营血，治拟扶正祛邪、清营和血。

【处方】清营汤化裁。

水牛角^{先煎}30g，北沙参 20g，麦冬 15g，生地黄 15g，金银花 15g，炒白芍 15g，川楝子^杵10g，黄芩 10g，淡竹叶 10g，白茅根 20g，炒谷芽 30g，僵蚕 15g，蝉蜕 6g，生大黄^{后入}10g，延胡索 10，炙鳖甲^{先煎}15g，生甘草 5g。

共 3 剂，每日 1 剂，水煎至 200mL，早晚两次温服，同时半粒安宫牛黄丸（同仁堂）含化。

方中以水牛角（代犀角）清营分之热毒；生地黄、麦冬、北沙参、炒白芍清热养阴，降火解毒；金银花、淡竹叶、白茅根、黄芩、僵蚕、蝉蜕、炙鳖甲清热生津，解营分之热毒，并有透疹、软坚散结之功效；生大黄泻实热，下积滞；川楝子辛凉，配延胡索以疏肝解热，行气止痛；炒谷芽助胃气而健脾运，降浊气以宽中；生甘草和胃、清热、解毒。煎汤送服安宫牛黄丸以清邪火，除热毒，安心神，能阻断邪热深入血分。

【医嘱】低盐、低脂饮食，饮食均衡，加强营养，忌辛辣；预防过敏。

【二诊】（2015 年 10 月 17 日）：患者体温退至 37.3 ～ 37.5℃，咽干、咽痛及关节疼痛均有所改善，大便转畅，夜寐欠安，脉象、舌象如前。原方去生大黄，加瓜蒌仁 15g，柏子仁 15g，4 剂。

【三诊】（2015 年 10 月 21 日）：患者发热已退，神疲乏力改善，纳谷转馨，颈部皮疹及颌下淋巴结消失，但关节仍有疼痛不适，夜寐易醒多梦，时有汗出，舌质红绛，舌面有少量津液，脉弦数。原方去水牛角、瓜蒌仁、僵蚕、蝉蜕、柏子仁，停服安宫牛黄丸，加浮小麦 20g，五味子 10g，生龙骨^{先煎}20g，生牡蛎^{先煎}20g，酸枣仁 15g，养阴和营，21 剂，水煎服。嘱逐步减用激素类药物，乃至完全停用。

【四诊】（2015 年 12 月 23 日）：患者症状渐趋改善，上方经对证加减，断续服用已两个月，诸症基本消失，舌质红润，苔薄，脉弦。经实验室检查，各项指标恢复正常，用参苓白术散合生脉散加减，以健脾益气，固本培元。

半年后随访，未见复发。

案二：

袁某，男，38 岁。已婚，职工，居住环境良好。

【初诊日期】2016 年 7 月 27 日。发病节气：大暑后 5 天。

【主诉】反复发热伴右侧膝、踝关节痛 40 余天。

【病史及症状】患者因发热、无汗伴关节痛，于外院住院治疗 1 个月，予以抗生素及非甾体抗炎药治疗，症状略有改善，停药后症状复发。因患者拒绝糖皮质激素治疗，以"发热待查、关节炎"诊断出院，于当日选择我院行中医治疗。患者神疲倦怠，纳谷不馨，大便溏薄，日行 2 ～ 3 次，小便量少色黄。

【查体】体温 38.9℃，右侧膝关节及踝关节压痛，局部红肿不明显，活动自如。上胸壁及颈部有少量散在红疹，无瘙痒感，腋下淋巴结节可及。舌质胖，苔厚腻，微黄，脉濡数。

【辅助检查】血白细胞 $15.9×10^9$/L，中性粒细胞 84.8%，血清铁蛋白 750μg/L，血沉 104mm/h，C 反应蛋白、抗核抗体、类风湿因子处于正常范围，血清丙氨酸氨基转移酶 76U/L。

【诊断】中医诊断（证型）：温病（气分湿热证）。

西医诊断：成人斯蒂尔病？

【辨证分析与立法】患者发病于长夏，暑湿侵袭，内郁化热，气机闭塞，故神疲发热，纳谷不馨，大便溏薄，关节重痛。治拟清热化湿，宣畅气机，祛风化浊，透疹散结。

【处方】三仁汤化裁。

生薏苡仁 30g，杏仁 10g，白豆蔻^{研细末分冲}5g，防风 10g，荆芥穗 10g，藿香 10g，厚朴 10g，姜半夏 10g，淡竹叶 10g，通草 5g，青黛^{包煎}3g，滑石^{先煎}20g，白僵蚕 15g，蝉蜕 6g，延胡索 10g，炒白术 15g，茯苓 15g，炒谷芽 20g，生甘草 5g。

共 7 剂，每日 1 剂，水煎至 200ml，早晚各一次温服。

方中杏仁宣通上焦肺气，白豆蔻开中焦湿滞，薏苡仁引湿热从下焦而去；半夏、厚朴行气散满，除湿消痞；通草、滑石、竹叶清利湿热；白僵蚕、蝉蜕、荆芥穗、防风、藿香、青黛清热祛风，凉血解毒，透疹散结；炒白术、茯苓、炒谷芽健脾和胃；延胡索理气止痛。

【医嘱】低盐、低脂、易消化饮食，注意饮食均衡；忌寒凉，防过敏。

【二诊】（2016 年 8 月 3 日）：首诊时西医诊断不明确，以中医湿温病机论治后，体温逐日下降，午后体温退至正常。经风湿免疫科院内会诊，确诊为"成人斯蒂尔病"。刻诊：体温 37.3℃，关节疼痛有所减轻，上胸壁仍有少量散在皮疹，腋下淋巴结未及，纳谷、大便均有好转，苔白稍腻，脉濡。原方去荆芥穗，加灯心草 3g，继服 14 剂。

【三诊】（2016 年 8 月 17 日）：发热已退，关节疼痛缓解，皮疹消失，纳谷、大便转佳，苔薄白，脉细弦。上方去白僵蚕、蝉蜕、藿香、青黛，加太子参 15g，炒白芍 15g，片姜黄 15g，枳壳 6g，服用 14 剂。

【四诊】（2016 年 10 月 21 日）：近两月来诸证消失，病人自行以原方断续服用，前恙均未反复，神清气爽，关节疼痛消失，夜寐、二便均正常。经实验室检查，各项指标均恢复到正常范围，继以参苓白术散加减以善其后。

【按语】成人斯蒂尔病是一种自身免疫性疾病，目前对该病的原因尚不明了。其临床表现复杂多变，缺乏特异性诊断方法，容易被漏诊误诊，临床上应与感染、疟疾、结核病、血管炎、淋巴瘤、系统性红斑狼疮和其他风湿免疫性疾病相鉴别。

近代中医医家多把该病归于"痹病""历节病"范畴，也有人认为属于"温病"。叶老根据本病的临床症状及其发生、发展规律，认为其主要表现为发热、皮疹、淋巴结肿大等，归属"温病"范畴较为妥当。

根据"经纬辨证"理论，以"温病"为纬线，可以贯穿"卫""气""营""血"四条经线；再分别以卫、气、营、血各自的主证为纬线，又分别有卫分兼证、气分兼证、营分兼证、血分兼证等经线。由于该病早期难以明确诊断，容易漏诊误诊，故单纯的卫分证十分少见，且本病预后较好，经系统治疗后症状多可缓解，也很难见到单纯的血分证，更多见的是处于气分与营分的中间阶段的证型。

案一，热入营分，灼损营阴，又兼及血分，热窜血络，扰乱心神。以营分证为纬线，初兼血证，燔灼营阴，有动血之势，故用清营汤化裁，可清除营分之邪热，养阴降火，生津润燥，解毒透疹，软坚散结，煎汤送服安宫牛黄丸以阻断邪热深入血分。经治后如釜底抽薪，邪热俱退，叶老遂选择参苓白术散合生脉散以善其后。

案二，暑湿热毒驻留气分，上则肺气不宣，无汗发热；中则脾气不畅，纳呆肢重；下则肾与膀胱气化失常，尿少而便溏。以气分证为纬线，湿重于热，郁而不达，选用三仁汤清利气分。经治后，湿散热消，乃渐去透发之品，酌加健脾化湿之味以治其本。